"一病一优"
优质护理服务规范

主 编 王宝珠 孙建民 杨 辉
副主编 高凯霞 王 嵘 李颖芬

U0363110

人民卫生出版社

图书在版编目（CIP）数据

"一病一优"优质护理服务规范 / 王宝珠，孙建民，杨辉主编 . —北京：人民卫生出版社，2015

ISBN 978-7-117-21783-5

Ⅰ. ①一… Ⅱ. ①王… ②孙… ③杨… Ⅲ. ①护理 – 规范 Ⅳ. ①R472–65

中国版本图书馆 CIP 数据核字（2016）第 012770 号

| 人卫社官网 | www.pmph.com | 出版物查询，在线购书 |
| 人卫医学网 | www.ipmph.com | 医学考试辅导，医学数据库服务，医学教育资源，大众健康资讯 |

"一病一优"优质护理服务规范

主　　编：王宝珠　孙建民　杨　辉
出版发行：人民卫生出版社（中继线 010-59780011）
地　　址：北京市朝阳区潘家园南里 19 号
邮　　编：100021
E - mail：pmph @ pmph.com
购书热线：010-59787592　010-59787584　010-65264830
印　　刷：北京汇林印务有限公司
经　　销：新华书店
开　　本：710×1000　1/16　印张：19　插页：2
字　　数：486 千字
版　　次：2016 年 3 月第 1 版　2016 年 3 月第 1 版第 1 次印刷
标准书号：ISBN 978-7-117-21783-5/R · 21784
定　　价：42.00 元

打击盗版举报电话：010-59787491　E-mail：WQ @ pmph.com
（凡属印装质量问题请与本社市场营销中心联系退换）

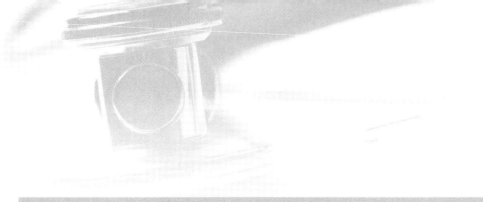

编　委（以姓氏汉语拼音为序）

崔丽娟	康凤英	付　瑜	贾彦彦	金　玲	高俊平	葛秀春
何淑珍	李　涛	李建萍	李秀芳	李颖芬	蔺彦丽	刘翠明
刘瑞云	马春花	庞贵凤	宋秋香	史丽荣	石美霞	卫丹丹
王丽芳	王　培	王增苏	解仙萍	燕美琴	杨丽萍	袁丽荣
张瑞红	张文光	周淑芳	朱　红			

参编人员（以姓氏汉语拼音为序）

安俊红	白丽莉	毕红梅	崔映琴	董丽媛	董人荣	范慧芳
付秀荣	高芸茹	高翠萍	高月林	郜玉珍	葛珊珊	黄亚玲
胡青萍	李育玲	李　涛	李素萍	栗晓坤	刘晓娟	刘　芳
吕慧颐	吕心伟	梁　芳	凌晓燕	麻文萍	马桂芳	马涛洪
孟效红	宁卓慧	裴丽萍	彭菊意	秦素芳	任玉珍	任梅惠
任　莉	苏　艳	童宇萍	唐　珊	吴绘美	许仲燕	薛继莲
尹建红	杨丽洁	闫　虹	于　静	杨素云	张彩虹	张月明
张计兰	张　娜	张　敏	张淑青	张红梅	张晓静	张　光
翟晓梅	赵玉梅	赵爱玲	赵秀兰			

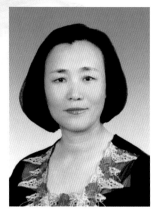

王宝珠简介

　　山西医科大学第一医院护理部副主任,主任护师,从事妇产科护理 30 余年,山西医科大学护理学院硕士研究生导师,中华医学会 PDULA 培训师,ISO 9001—2000 质量管理体系审核员,山西省医学会医疗事故技术鉴定专家,山西省围产医学会委员、山西省优生优育委员会委员、山西省护理学会妇儿专业委员会副主任委员,国家级护理期刊《护理研究》杂志编委,长治医学院成人自学考试护理学论文专家,山西省护理学会重症监护专业委员会主任委员,山西省社区卫生服务协会专家委员,山西省区专业委员会副主任委员,山西省优生优育协会第四届常务理事委员、专家理事委员。

前　言

　　山西医科大学第一医院开展优质护理服务示范工程以来，坚持"强化管理、优化服务、提升内涵、树立形象"的服务理念，大胆改革，严格规范护理管理，在护理模式、人员管理和工作流程上不断创新，以专业化和标准化来应对繁重的工作和快速变化的医疗环境，以病人为中心，走出了一条适应医学发展、满足患者需求的新路。随着优质护理服务示范工程工作的不断深入，我院在实践中摸索出一套能体现护士专业价值和护士职业内涵的优质护理服务工作方案——"一病一优"优质护理服务。

　　"一病一优"即一种疾病，一种优质护理的体现。精细地规范一种疾病的入院、病情观察、自理能力评估、基础护理、专科护理、健康教育、心理护理、康复指导、出院指导、出院随访等每一项护理服务的具体内容与质量标准，把优质护理服务落到实处，使每种疾病的特色护理常规系统化、体系化、标准化，就是把专科疾病护理常规按照系统化的要求进行递进式设计，并结合患者的个性化特征，将护理服务贯穿于整个治疗过程当中，充分体现全程护理、专科护理、延续护理。"一病一优"的中心思想是将优质护理服务体现在两个方面，一方面是"把人做优"，根据病人整体情况制定个性化护理措施，让病人感到护理服务的优质；另一方面是"把病做优"，通过系统化、整体化的护理评估（自理能力评估、专科疾病评估）、健康教育、病情观察、治疗配合、康复指导和出院指导等，将护理措施贯穿于整个治疗过程中。

　　在医院层面成立"一病一优"临床护理促进小组的基础上，依据优质护理服务评价指标，制定"一病一优"个性化临床护理方案。护理人员运用这一规范的个性化临床护理方案，为患者提供优质护理服务。在此基础上，制订了考核细则与自评量表、实施方案与执行流程，发现临床护理工作中的细节问题，查找原因，进一步将护理工作做精做细。护理部在整个过程中进行培训指导、监督评审和持续质量改进，并对实施"一病一优"优质护理服务工作进行了全方位评价，患者对护理服务的满意度达到98.68%，医生对护理工作的满意度达到99.12%，护士对自身工作满意度达到98.75%，充分证明开展"一病一优"这项工作，推进了优质护理服务的纵向发展。

　　"一病一优"护理模式与传统护理模式相比，服务流程上体现了整体性和连续性;服务理念上更加人性化,加强了对患者的健康教育和心理支持,有效缓解患者的住院压力;在服务品质上更加精细化,充分满足患者在疾病治疗、康复各个阶段的护理要求。经过“一病一优”护理工作各阶段的顺利开展,取得了预期的效果。各病区护士的主动服务意识明显增强,护理观念有所改变,对护理工作有了新的认识,病人对护理工作的满意度提高,同时促进了护患和谐,减少了护患矛盾,也是未来护理事业发展的方向。当然,由于所实施的病种有限,“一病一优”护理模式只是初见成效,护理工作还任重而道远,我们相信只要广大护理人员齐心协力,努力把“一病一优”护理工作落到实处,将工作做精做细,在护理服务真正体现优质,就可将护理工作的效率和质量提升到一个新的高度。

开展优质护理服务工作关系医院发展及民生问题,我们要立足当前,着眼长远,把这项活动不断推向深入,确保我院医改重点任务的完成,为医院实现又好又快发展做出应有贡献。

本书中,我们选取了一些常见病、多发病的“一病一优”优质护理服务规范分篇进行了介绍。由于编者的专业能力和学术水平,书中难免有错误和疏漏之处,恳请广大读者谅解并给予指正。本书在编写过程中得到山西医科大学第一医院各级领导和护理同仁的帮助和支持,在此致以真诚的感谢。

王宝珠　孙建民　杨　辉
2016 年 1 月

目 录

内科"一病一优"优质护理服务规范

一、肺　炎

项目	评估内容	护理措施	健康教育
一般情况	身高、体重、年龄、文化程度、职业、心理状态、家庭支持力度、经济状况、饮食习惯、病史、过敏史等	1. 根据病人情况采取适宜的健康教育方法,制定健康教育内容 2. 标记过敏史	1. 入院宣教的相关内容 2. 疾病简单介绍,以消除患者的紧张与焦虑 3. 次日晨采集各种标本及检查的注意事项
自理能力	详见自理能力评估表,注意活动、转移、如厕等内容	1. 填写自理能力评估表并标识 2. 协助患者完成床上洗漱、进食、大小便 3. 协助患者翻身、床上活动	清洁及活动的意义:防止压疮发生,防止长时间卧床导致的身体不适
病因诱因	诱发因素,如受凉、劳累等 有相关接触史,如进食未熟的牛、羊肉,接受放射线治疗等	1. 提高机体抵抗力,合理安排活动与休息 2. 详尽评估,协助医生寻找感染因素	1. 提高机体抵抗力的方法:注意休息、保暖,预防感冒 2. 相关接触史的危害:进食未熟的牛、羊肉可导致军团菌感染;接受放射线治疗可引起放射性肺炎
专科症状体征	寒战、高热	1. 卧床休息,采取舒适的体位。保持空气流通,温湿度适宜。注意保暖,及时更换潮湿衣物 2. 遵医嘱采集血标本,完成血培养及药物敏感试验	1. 卧床休息的重要性:减少机体耗氧量 2. 吸氧的好处:改善机体缺氧状况 3. 相关饮食介绍:总原则以进食高热量、高维生素、高蛋

续表

项目	评估内容	护理措施	健康教育
专科症状体征	寒战、高热	3. 遵医嘱鼻导管吸氧或储氧面罩吸氧 4. 定时测量体温,观察体温变化及热型 5. 遵医嘱应用退热药,观察药物疗效及不良反应 6. 进食营养丰富,高热量、高蛋白、高维生素、易消化的清淡半流质饮食。多饮水,无禁忌证情况下,每日饮水2500~3000ml左右,以排出毒素,防止降温后导致的脱水,同时降低痰液黏稠度	白、易消化的清淡半流质食物为宜,同时可食用一些水果来补充维生素 C、A、D、复合维生素 B 等,不宜大量食用脂肪含量丰富的食物,忌辛辣油腻食物
	咳嗽、咳痰	1. 床头备吸引器、吸痰管 2. 观察痰液的色、质、量 3. 警惕窒息的先兆表现 4. 指导患者有效咳嗽咳痰的方法	1. 有效咳痰的重要性:保持呼吸道通畅 2. 学会观察痰液的色、质、量的意义:早期发现病情变化,及时就诊
	胸痛	1. 患侧卧位 2. 观察胸痛的部位、性质、与呼吸及咳嗽的关系	1. 患侧卧位的意义:减少肺活动度,减轻疼痛 2. 咳嗽时用手按压胸部以减轻疼痛
	呼吸困难	1. 卧床休息,取半坐卧位等有利于呼吸的体位 2. 遵医嘱采集血标本、动脉血做血气分析 3. 遵医嘱鼻导管吸氧或储氧面罩吸氧 4. 观察呼吸频率、节律、血氧饱和度,必要时给予心电、血氧监护 5. 少量多餐,避免进食易引起腹胀及便秘的食物,如红薯、汽水、豆类等 6. 遵医嘱行机械通气治疗	1. 卧床休息的重要性 2. 吸氧的好处 3. 呼吸频率、血氧饱和度的正常值及观察意义 4. 相关饮食介绍

项目	评估内容	护理措施	健康教育
治疗配合	抗病原菌治疗	1. 遵医嘱采集动脉血查血气分析,完成相关血标本采集,协助医生寻找病原菌 2. 遵医嘱做床旁心电图,拍胸片、CT 3. 遵医嘱正确采集痰液标本,必要时做咽拭子检查 4. 遵医嘱合理应用抗生素,询问过敏史,做药物过敏试验,观察药物疗效及不良反应,并告知家属药物的不良反应及注意事项 5. 出现异常情况,及时与医生取得联系	1. 检查的意义 2. 指导病人及家属正确留取痰标本的意义:减少污染,寻找真正的病原菌 3. 指导病人及家属观察药物的疗效及不良反应,如过敏反应、胃肠道反应等
	对症治疗	1. 定时监测体温,观察热型,详细记录 2. 高热患者根据情况采取不同的物理降温方式,观察体温下降情况;冰块冷敷物理降温时,注意观察局部皮肤,防止冻伤 3. 观察患者的呼吸、心率、心律、血压、血氧饱和度、咳嗽咳痰的情况及痰的色、质、量 4. 进食高蛋白、高热量、高维生素等易消化食物,避免进食生冷食物 5. 体液不足者,遵医嘱补液,同时维持体内电解质的平衡 6. 加强自我免疫力的提高 7. 出现肺炎合并症时,对症治疗	1. 治疗的目的及意义 2. 指导病人及家属观察热型 3. 注意保暖,避免着凉 4. 饮食的意义:纠正患者原有的不良饮食习惯 5. 坚持完成治疗计划的重要性
康复指导		1. 视病情逐步进行活动 2. 纠正不良饮食习惯及生活习惯 3. 多饮水,稀释痰液	

续表

项目	评估内容	护理措施	健康教育
康复指导		4. 注意保暖,避免劳累,提高自身免疫力 5. 坚持完成治疗计划并定期复诊	
出院指导	指导	1. 遵医嘱完成治疗计划 2. 定期复查 3. 出现高热、咳嗽、咳痰加重等情况,应住院治疗	出院宣教的相关内容
	随访	1. 定期电话随访 2. 了解患者有无原有症状加重或新的症状出现	视情况进行相关内容教育

二、肺 结 核

项目	评估内容	护理措施	健康教育
一般情况	身高、体重、年龄、文化程度、职业、心理状态、家庭支持力度、经济状况、饮食习惯、病史、过敏史、家庭环境等	1. 根据病人情况采取适宜的健康教育方法、制定健康教育内容 2. 标记过敏史	1. 入院宣教的相关内容 2. 简单介绍疾病,以消除患者的紧张与焦虑 3. 次日晨采集各种标本的注意事项及检查注意事项
自理能力	详见自理能力评估表,注意活动、转移、用厕、洗浴等内容	1. 填写自理能力评估表,能力不足者给予标识 2. 协助患者完成床上洗漱、进食、大小便 3. 协助患者翻身、床上活动	清洁及活动的意义:防止压疮发生,防止长时间卧床导致的身体不适
病因诱因	原有基础疾病 诱发因素:恶劣的环境因素、职业、过度劳累、流动人口	1. 视基础疾病采取相关措施 2. 针对不同诱发因素采取不同措施	1. 注意合理安排工作、学习与休息,避免劳累 2. 有条件的情况下,注意职业防护
专科症状体征	咳嗽、咳痰	1. 为病人提供安静、整洁、舒适的病房环境,保持室内空气新鲜、洁净,注意通风,温湿度适宜 2. 给予病人高蛋白、高维生素、高热量的饮食,避免油腻	1. 体位引流的相关知识:在医务人员指导下选择适宜的引流体位,在空腹或餐后2h进行,需有医务人员或家属在场的情况下进行,注意防止窒息发生

项目	评估内容	护理措施	健康教育
专科症状体征	咳嗽、咳痰	辛辣刺激食品 3. 指导病人深呼吸,有效咳嗽、咳痰 4. 若痰液黏稠,可行雾化治疗,以稀释痰液,有助于痰液排出 5. 采用体位引流法,经常活动和变换体位,以利于痰液排出 6. 观察咳嗽咳痰的情况,详细记录痰液的色、量、质,正确收集痰标本,及时送检 7. 遵医嘱做好血气分析、血氧监测 8. 观察呼吸频率、节律、血氧饱和度	2. 告知病人雾化的目的、方法,取得病人的理解及配合,雾化结束后及时漱口 3. 告知病人痰液采集的方法,正确收集痰标本:以晨起自然咳痰法留取痰液,防止标本污染 4. 指导病人有效深呼吸、咳嗽的方法 5. 呼吸频率、血氧饱和度的正常值及观察意义
专科症状体征	咯血	1. 床头备吸引器、吸痰管 2. 观察咯血的色、质、量及出血的速度,生命体征及意识状态的变化 3. 警惕咯血窒息的先兆表现:有无胸闷、气促、呼吸困难、发绀、面色苍白、出冷汗、烦躁不安等 4. 咯血量多时,绝对卧床休息,采用侧卧位或平卧位,头偏向一侧;咯血量少以静卧休息为主 5. 少量咯血进食温凉流质饮食,大量咯血者禁食。鼓励多饮水,多食富含纤维素食物,保证大便通畅,避免排便时腹压升高而引起再度咯血 6. 保持口腔清洁、舒适,咯血后协助病人漱口,防止因口咽部异味刺激而诱发再度咯血 7. 注意病人的心理护理,避免病人及其家属的恐慌	1. 咯血的相关知识:为喉部以下的气管或肺部血管破裂出血,如为鲜红色血液,提示有活动性出血;如为暗红色血液提示为陈旧性血液 2. 告知病人将血液吐于广口带盖透明容器内,以便于观察,防止交叉感染 3. 告知病人及其家属咯血窒息的先兆表现,一旦出现立即通知医护人员 4. 告知病人及家属应注意休息及休息时体位 5. 做好病人及家属的心理护理

项目	评估内容	护理措施	健康教育
专科症状体征	咯血	8. 出现窒息表现时,应及时清除气道内血块,积极抢救	
	胸痛	1. 患侧卧位 2. 观察胸痛的部位、性质、与呼吸及咳嗽的关系	1. 患侧卧位的意义:减少肺活动度,减轻疼痛 2. 咳嗽时用手按压胸部以减轻疼痛
	呼吸困难	1. 卧床休息,采取半卧位 2. 遵医嘱采集动脉血标本做血气分析 3. 遵医嘱鼻导管吸氧或储氧面罩吸氧 4. 遵医嘱进行心电、血氧监护 5. 观察呼吸频率、节律、血氧饱和度 6. 少量多餐,避免进食易引起腹胀及便秘的食物,如红薯、汽水、豆类等	1. 卧床休息的重要性:减少氧耗,缓解呼吸困难 2. 吸氧的好处:缓解低氧血症 3. 呼吸频率、血氧饱和度的正常值及观察意义 4. 相关饮食介绍
	发热	1. 特征:午后低热,伴有颜面潮红、食欲减退、盗汗、体重减轻等症状 2. 采用物理降温方法:温水擦浴,以腋窝、腹股沟、腘窝处为主,以缓慢降温为宜 3. 观察患者发热的时间及热型 4. 观察降温时出汗情况,及时补充水分,防止脱水	1. 指导病人及家属观察发热的时间、持续时间 2. 讲解物理降温的方法及注意事项 3. 饮水的益处:补充丢失的水分,促进毒素排出
治疗配合	化学药物治疗	1. 遵医嘱给予早期、联合、适量、规律和全程的治疗方案 2. 遵医嘱执行全程督导短程化学药物治疗管理,观察病人的用药反应,及时发现各种药物的不良反应:利福平会导致体液颜色发红、乙胺丁醇导致视神经炎、雷米封导致周围神经炎、吡嗪酰胺导致高尿酸血症及关节痛,所有抗结核药物均有不同程度的肝肾功能损害	1. 有计划、目的的向病人及家属介绍有关药物知识,如借助科普读物等,加深病人理解 2. 化学药物治疗方案的意义,告知坚持、规律、全程、合理用药的重要性 3. 指导病人及家属掌握各种药物不良反应征象:如胃肠道不适、听力障碍、眩晕、肝损害等

项目	评估内容	护理措施	健康教育
治疗配合	化学药物治疗	3. 指导病人掌握相关用药知识和方法,告知病人要维持足够的用药剂量和时间,以及常用抗结核药物的注意事项 4. 告知病人服药期间,要定期到医院检查肝肾功能等	
	对症治疗	1. 遵医嘱准确用药(包括剂量、时间、注射部位) 2. 观察注射部位有无淤青及硬结 3. 对于低热盗汗者:应采用温水浴,勤更衣,保持皮肤清洁 4. 鼓励病人多喝水,稀释痰液;痰液黏稠时给予雾化治疗 5. 咯血后应以休息为主,注意保持口腔清洁,多漱口 6. 饮食应以高热量、高蛋白、富含维生素的食物为宜,以增强机体抵抗力及修复能力	1. 治疗的目的及意义 2. 让患者注意保暖,避免感冒等呼吸道感染 3. 指导患者多喝水 4. 饮食的意义:纠正患者原有的不良饮食习惯,增加蛋白质摄入,以鱼、肉、蛋、奶为主,多进食新鲜蔬菜与水果,如增加山楂、藕粉等食物,以促进食欲 5. 保持大便通畅的重要意义 6. 坚持完成治疗计划的重要性
	手术治疗	适用于经合理化学药物治疗无效、多重耐药的后壁空洞、大块干酪灶、结核性脓胸、支气管胸膜瘘和大咯血保守治疗无效者	转入胸外科治疗
消毒隔离		1. 开窗通风,每日紫外线消毒病室 2. 咳嗽或打喷嚏时应用双层纸巾遮掩,不随地吐痰,将痰液吐在带盖的容器内,接触痰液后用流动水清洗双手 3. 餐具应煮沸消毒 4. 物品应在烈日下曝晒进行灭菌处理 5. 有效抗结核治疗4周以上且痰涂片证实无传染性或传染性极低的病人,可解除隔离	1. 消毒隔离的意义:防止结核菌传播,因其为呼吸道传播疾病,痰菌阳性者为传染源 2. 保护易感人群

项目	评估内容	护理措施	健康教育
康复指导		1. 视病情逐步进行活动 2. 纠正不良饮食习惯及生活习惯 3. 多饮水,稀释痰液,有助于痰液排出 4. 避免过度劳累,注意休息,保证营养,增强抵抗力 5. 坚持完成治疗计划并定期复诊 6. 自我观察有无听力障碍、眩晕、胃肠道不适等药物不良反应	
出院指导	指导	1. 遵医嘱完成治疗计划,强调规律、全程、合理用药的重要性 2. 定期复查:每半个月进行一次肝肾功能检查或视情况而定,必要时住院复查 3. 告知病人及其家属结核病的预防控制措施 4. 嘱病人戒烟戒酒;保证营养的补充;合理安排休息,避免劳累,避免情绪波动及呼吸道感染 5. 居室尽量通风干燥,空气新鲜	出院宣教的相关内容
	随访	1. 定期电话随访 2. 了解患者的用药情况、有无原有症状加重或新症状出现 3. 询问患者原有不良习惯是否改正,家庭环境是否改善	视情况进行相关内容教育

三、慢性阻塞性肺疾病

项目	评估内容	护理措施	健康教育
一般情况	体重、年龄、文化程度、职业、心理状态、家庭支持力度、经济状况、饮食、吸烟史（被动吸烟史）、病史、过敏史等	1. 根据病人情况采取适宜的健康教育方法,制定健康教育内容 2. 标记过敏史	1. 入院宣教的相关内容 2. 简单介绍疾病,以消除患者的紧张与焦虑 3. 次日晨采集各种标本及检查的注意事项
自理能力	详见自理能力评估表,注意咳嗽、咳痰、气短影响患者活动、转移、用厕等内容	1. 填写自理能力评估表并给予标识 2. 协助患者完成床上洗漱、进食、大小便 3. 协助患者翻身、床上活动 4. 指导患者有效咳嗽、咳痰	1. 清洁及活动的意义:防止压疮发生,防止长时间卧床导致的身体不适 2. 促进移动,以利于痰液排出
病因诱因	确切病因尚不清楚诱发因素,如吸烟、职业性粉尘和化学物质、空气污染、感染、蛋白酶和抗蛋白酶失衡等	1. 戒烟,包括患者本人及家属 2. 解除职业性粉尘接触 3. 有过敏史者,避免接触过敏物质	1. 吸烟的危害及戒烟的益处,重点讲解吸烟对全身各脏器的损害 2. 有针对性的戒烟方法,重点为坚持完成戒烟计划
专科症状体征	慢性咳嗽、咳痰（以晨起为著）	1. 必要时床头备吸引器、吸痰管,防止窒息发生 2. 指导病人有效咳嗽、咳痰技巧,如深呼吸后有意识地咳嗽,以利于排痰,酌情采用胸部物理治疗,如胸部物理叩击和震颤,体位引流等 3. 观察痰液的性质、量、颜色、气味、黏稠度:黄色黏痰为感染未控制或感染加重,白色黏痰为感染部分控制,有恶臭味为厌氧菌感染,黄绿色痰为铜绿假单胞菌感染等	1. 有效咳嗽、咳痰的重要性及方法 2. 告知患者将痰液吐于广口带盖透明容器内,以便观察,减少交叉感染

项目	评估内容	护理措施	健康教育
专科症状体征	气短或呼吸困难(早期在劳力时出现,呈进行性加重,是COPD的标志性症状)	1. 卧床休息,采取半卧位 2. 遵医嘱采集动脉血标本做血气分析 3. 遵医嘱采用持续低流量吸氧,流量1~2L/min,每日15h以上长期氧疗,特别是睡眠时间氧疗不可间歇 4. 遵医嘱进行心电、血氧监护 5. 观察呼吸频率、节律、血氧饱和度及意识变化 6. 少量多餐,应制定出高热量、高蛋白、高维生素的饮食计划,避免进食易引起腹胀及便秘的食物,如红薯、汽水、豆类、干果、坚果等,多进食富含维生素A、C及植物纤维的食物,以修复气道黏膜,防止便秘发生	1. 卧床休息的重要性:减少氧耗,促进膈肌下移,增大胸腔容积,缓解呼吸困难 2. 吸氧的好处:缓解低氧血症,但流量不可过高,不能自行调节,防止二氧化碳潴留加重,出现昏迷 3. 呼吸频率、血氧饱和度的正常值及观察意义 4. 相关饮食介绍
	喘息和胸闷	1. 观察患者神志、意识情况,气短、紫绀的严重程度,有无心慌,低垂部位的水肿,如有异常及时与医生联系 2. 病情稳定期,指导患者进行呼吸功能的锻炼,如缩唇呼吸和腹式呼吸	呼吸功能锻炼的意义:延缓肺功能下降,提高生活质量
治疗配合	稳定期治疗	1. 长期氧疗,持续低流量吸氧,1~2L/min,每日15小时以上,以提高生活质量和生存率 2. 支气管舒张剂及祛痰药物的应用,支气管舒张剂短期应用以缓解症状 3. 保持呼吸道通畅,指导患者有效咳嗽、咳痰,观察痰液的颜色、性质、量、黏稠度 4. 制定呼吸运动训练计划,指导病人进行缩唇式呼吸和腹式呼吸,能有效加强膈肌运动,提高通气量,改善呼吸功能	1. 氧疗的必要性 2. 药物的作用 3. 有效咳嗽及呼吸功能锻炼的意义 4. 该病为慢性消耗性疾病,饮食营养丰富可提高机体免疫力 5. 做好口腔护理和皮肤护理,可预防再次发生感染 6. 血气分析的意义 7. 保持大便通畅及避免腹胀的重要意义:避免腹部膨隆,膈肌上抬,胸腔容积减小,

项目	评估内容	护理措施	健康教育
治疗配合	稳定期治疗	5. 观察用药后的效果及不良反应 6. 定期复查血气分析,观察缺氧、紫绀改善情况 7. 制定高热量、高蛋白、高维生素的饮食计划,避免进食易引起腹胀及便秘的食物,如红薯、汽水、豆类、干果、坚果等 8. 做好口腔护理及皮肤护理	加重呼吸困难
	急性加重期治疗	1. 观察病人有无头痛、神志淡漠、皮肤紫绀、肌肉颤动、抽搐、心慌、气短等并发呼吸衰竭的症状 2. 严密观察病情变化及生命体征,监测血气分析值的变化 3. 协助患者绝对卧床休息,采取半坐卧位或坐位 4. 持续低流量吸氧,观察氧疗效果 5. 遵医嘱选择合理抗生素控制感染,观察静脉穿刺部位有无外渗、红肿,保证液路点滴通畅 6. 遵医嘱给予解痉平喘强心利尿剂,严格记录出入量 7. 病情恶化,立即气管插管或气管切开术,进行呼吸机辅助呼吸	1. 治疗的目的以及意义 2. 卧床休息的重要性,半卧位的意义 3. 氧疗的必要性 4. 教会患者家属测量出入量的方法 5. 饮食的意义,纠正患者原有的不良饮食习惯 6. 坚持完成治疗计划的重要性
康复指导		1. 做好疾病宣教,使病人了解 COPD 的相关知识,应劝导其戒烟,避免粉尘和刺激性气体的吸入;呼吸系统传染性疾病流行期间,尽量避免到人群密集的公共场所。指导病人根据气候变化,及时添加衣物,避免受凉感冒	1. 家庭氧疗的注意事项:安全用氧、湿化用氧、有效用氧、防止感染 2. 运动以步行、慢跑、打太极拳等有氧运动为宜 3. 疾病加重的表现:咳嗽、咳痰、呼吸困难加重,发热,出现昏迷等需及时就诊

续表

项目	评估内容	护理措施	健康教育
康复指导		2. 引导病人适应慢性病并以积极的心态对待疾病,培养兴趣爱好,以分散注意力,缓解焦虑、紧张的精神状态 3. 饮食宜营养丰富,经常更换食谱,多饮水,避免食用产气食物 4. 根据个人情况制定康复锻炼计划,选择空气新鲜、安静的环境进行有氧运动 5. 家庭氧疗时,护理人员应指导患者及其家属了解氧疗的目的、用氧的安全、氧气装置的清洁、消毒 6. 定期门诊复查	
出院指导	指导	1. 遵医嘱完成治疗计划 2. 定期门诊复查 3. 症状加重时住院治疗 4. 其他内容同康复指导	出院宣教的相关内容
	随访	1. 定期电话随访 2. 了解患者的用药情况、有无原有症状加重或新的症状出现 3. 氧疗的依从性,呼吸功能锻炼方法的正确性	视情况进行相关内容教育

四、支气管哮喘

项目	评估内容	护理措施	健康教育
一般情况	身高、体重、年龄、文化程度、职业、心理状态、家庭支持力度、经济状况、饮食习惯、病史、过敏史、家庭聚集情况等	1. 根据病人情况采取适宜的健康教育方法,制定健康教育内容 2. 标记过敏史	1. 入院宣教的相关内容 2. 简单介绍疾病知识,以消除患者的紧张与焦虑 3. 次日晨采集各种标本及检查的注意事项

续表

项目	评估内容	护理措施	健康教育
自理能力	详见自理能力评估表,注意活动、转移、用厕、洗浴等内容	1. 填写自理能力评估表并标识 2. 协助患者完成床上洗漱、进食、大小便 3. 协助患者翻身、床上活动	清洁及活动的意义:防止压疮发生,防止长时间卧床导致的身体不适,减轻因出汗导致的不适感
病因诱因	遗传因素,环境因素:如花粉、食物、药物、气候变化等	1. 有家族史者,注意观察有无迟发过敏反应发生 2. 提供良好的环境,避免放置过敏物品 3. 避免接触和禁食过敏性食物等	1. 疾病知识指导 2. 避免诱发因素
专科症状体征	反复发作性呼气性呼吸困难	1. 卧床休息,采取半坐卧位或端坐位 2. 观察哮喘发作的前驱症状,如鼻咽痒、喷嚏、流涕、眼痒等黏膜过敏症状 3. 遵医嘱采集标本做血气分析,监测肺功能 4. 遵医嘱鼻导管吸氧或储氧面罩吸氧 5. 遵医嘱进行心电、血氧监护 6. 观察患者神志、面容、出汗、发绀、呼吸频率、呼吸困难程度等 7. 少量多餐,清淡易消化,高热量为宜,不食用易引起过敏的食物,避免进食硬、冷、油煎食物 8. 做好机械通气准备工作	1. 告知患者喘息发作的前驱症状 2. 告知患者喘息发作易在夜间和凌晨 3. 告知患者学会哮喘发作时进行简单的紧急自我处理方法 4. 做好哮喘日记
	咳嗽、咳痰	1. 观察病人咳嗽情况,痰液的色、质、量,以大量白色泡沫样痰居多 2. 鼓励病人每天饮水2500~3000ml,以稀释痰液 3. 痰液黏稠者遵医嘱雾化治疗 4. 指导患者进行有效咳嗽,协助翻身、拍背	1. 告知患者将痰液咳于透明玻璃瓶内,便于观察,防止交叉感染 2. 有时干咳、胸闷可为唯一的症状,注意观察夜间咳嗽情况 3. 告知患者有效咳嗽的方法

13

项目	评估内容	护理措施	健康教育
治疗配合	脱离变应原	1. 及时找到引起哮喘发作的变应原或其他非特异性刺激因素,立即使其脱离变应原的接触 2. 遵医嘱进行过敏原测定	1. 告知患者积极寻找、避免接触过敏原 2. 告知患者进行过敏原检测的意义
	药物治疗	1. 遵医嘱准确用药(包括剂量、时间、给药途径) 2. 观察药物疗效和不良反应:β_2受体激动剂不宜长期规律使用,以免出现耐药性;使用糖皮质激素时注意观察和预防副作用,如口咽部真菌感染、声音嘶哑等;茶碱类静注时浓度不宜过高、速度不宜过快	1. 告知患者治疗的目的及意义 2. 告知患者应了解自己所用药物的名称、用法、用量及注意事项,了解其主要不良反应及如何采取相应的措施避免 3. 告知患者掌握正确的药物吸入技术 4. 坚持完成治疗计划的重要性
康复指导		1. 视病情逐步进行活动 2. 避免接触过敏原 3. 学会自我监测病情,掌握峰流速仪的使用	
出院指导	指导	1. 遵医嘱完成治疗计划 2. 定期复查 3. 坚持长期正确使用药物 4. 坚持记录哮喘日记 5. 积极参加体育锻炼	出院宣教的相关内容
	随访	1. 定期电话随访 2. 了解患者的用药情况、哮喘症状发作情况、峰流速值的日夜变异率	视情况进行相关内容教育

14

五、心 绞 痛

护理评估		护理措施	健康教育
项目	内容		
一般情况	身高、体重、年龄、文化程度、职业、心理状态、家庭支持力度、经济状况、饮食习惯、病史、过敏史等	1. 根据病人情况采取适宜的健康教育方法、制定健康教育内容 2. 标记过敏史	1. 入院宣教的相关内容 2. 疾病简单介绍,以消除患者的紧张与焦虑 3. 次日晨采集各种标本的注意事项及检查注意事项
自理能力	详见自理能力评估表,注意活动、转移、如厕等内容	1. 填写自理能力评估表并标识 2. 协助患者完成床上洗漱、进食、大小便 3. 协助患者翻身、床上活动	清洁及活动的意义:防止压疮发生,防止长时间卧床导致的身体不适
病因诱因	病因:冠状动脉粥样硬化引起的血管腔狭窄和(或)痉挛 诱因:体力劳动、情绪激动、饱餐、寒冷、阴雨天气、吸烟等	1. 评估患者的基础疾病及其危险因素 2. 了解引起心绞痛的主要诱发因素 3. 心理护理,缓解不良情绪及疼痛症状	1. 告知患者心绞痛的相关知识 2. 告知患者如何避免诱因,防止心绞痛发作
专科症状体征	发作性胸痛	1. 发作时立即停止活动,卧床休息 2. 心理护理 3. 吸氧,2~4L/min 4. 用药:舌下含服硝酸甘油或消心痛,服药后 3~5min 不缓解服 1 片,如仍不缓解遵医嘱静滴硝酸甘油,监测血压、心率,并严格控制滴速	1. 告知患者卧床休息可减轻心肌耗氧,缓解疼痛 2. 告知患者保持情绪稳定的重要性,否则会加重疼痛 3. 吸氧的好处 4. 告知患者药物的用法、用量、作用和不良反应。静滴硝酸甘油时要严格控制滴速,家属切不可随意调节,防止血压下降过快,引起不良后果 5. 使用硝酸甘油时监测血压和心率的意义和重要性 6. 告知患者减少和避免诱因
	面色苍白、表情焦虑、皮肤湿冷或出汗、血压升高、心率增快	病情观察:观察疼痛的部位、性质、程度、持续时间 观察血压、心率、心律变化 观察有无面色改变、大汗、恶心、呕吐等	告知患者大多数心绞痛患者疼痛发作时的部位、持续时间及伴随症状等,嘱患者及其家属其疼痛加重或者出现其他不适时应及时告知护士,警惕心肌梗死的发生

续表

护理评估		护理措施	健康教育
项目	内容		
治疗配合	1. 发作时的治疗 （1）休息 （2）药物治疗：硝酸甘油，消心痛，可合并使用镇静剂	1. 帮助患者取舒适卧位，解开衣领 2. 指导患者舌下含服硝酸甘油 0.3~0.6mg 或者消心痛 5~10mg	1. 告知患者心绞痛急性发作时，应立即停止一切活动，卧床休息 2. 告知患者心绞痛发作时常用的药物为硝酸酯制剂，其作用快、疗效好。告知患者舌下含服吸收快，严格遵医嘱服用 3. 合并使用镇静剂的作用和意义：帮助患者稳定情绪，减轻心肌耗氧，减轻症状
	2. 缓解期的治疗 （1）一般治疗：避免诱发因素，治疗和预防"三高"等危险因素 （2）药物治疗：使用作用持久的抗心绞痛药物：消心痛、β受体阻滞药、钙通道阻滞药等 （3）冠状动脉介入治疗：经皮冠状动脉腔内成形术及支架植入术 （4）外科治疗：冠脉搭桥术	1. 饮食护理 2. 药物护理 3. 介入术前准备及术后护理 4. 外科手术前的准备和术后护理	1. 告知患者饮食健康对于预防和治疗"三高"和冠心病的重要性：低盐、低脂、低胆固醇、低热量、高纤维饮食，保持大便通畅，戒烟酒 2. 告知患者心绞痛缓解期为预防其再次发作，需要口服抗心绞痛的药物，告知患者每种药物的名称、用法、用量、作用和不良反应，嘱其遵医嘱按时准确服药 3. 告知患者介入手术前需要做的准备及目的，取得患者配合 4. 告知患者外科手术的目的、术前准备，取得配合
康复指导		1. 情绪管理 2. 饮食指导 3. 危险因素防治 4. 心绞痛发作时的处理	1. 指导患者学会控制自己情绪的方法，合理安排工作和生活，急性发作期间应就地休息，缓解期注意劳逸结合 2. 避免各种诱发因素，识别急性心肌梗死的先兆症状 3. 掌握心绞痛发作时的自我保健 4. 宣传饮食保健的重要性，嘱病人戒烟酒 5. 去除危险因素，积极治疗高脂血症、高血压病、糖尿病等

护理评估		护理措施	健康教育
项目	内容		
出院指导	指导	1. 用药指导 2. 饮食指导 3. 日常生活指导 4. 定期门诊复查,病情变化时随时就诊	1. 出院后应继续按医嘱服药 2. 饮食:应摄入易消化、低热量、低胆固醇、低盐、高纤维素饮食,少食多餐,避免进食过饱。忌吸烟及饮烈性酒,肥胖者应控制体重 3. 保持大便通畅,禁用力排便,必要时遵医嘱给予缓泻剂 4. 调整日常工作量,劳逸结合,避免过劳,适当进行体育锻炼,增加生活自理能力 5. 寒冷季节注意保暖,避免感冒,保持情绪稳定 6. 发生心绞痛时请立即舌下含服硝酸甘油,如疼痛比以往频繁、程度加重、服用硝酸甘油不缓解,伴有出冷汗、恶心、呕吐等症状时及时由家属护送到医院就医,警惕心肌梗死的发生 7. 外出时随身携带硝酸甘油以备急需,在家中硝酸甘油应放在易取之处。此外硝酸甘油见光易分解,应放在棕色瓶内,每6个月更换1次,以防药物受潮、变质而失效 8. 定期进行心电图、血糖、血脂检查,积极治疗高血压、糖尿病、高脂血症
	随访		1. 电话回访 2. 上门回访

六、急性心肌梗死

护理评估		护理措施	健康教育
项目	内容		
一般情况	身高、体重、年龄、文化程度、职业、心理状态、家庭支持力度、经济状况、饮食习惯、病史、过敏史等	1. 根据病人情况制定适宜的护理措施、心理护理和健康教育内容及方式 2. 标记过敏史	1. 入院宣教的相关内容 2. 疾病简单介绍,以消除患者的紧张与焦虑 3. 次日晨采集各种标本的注意事项及检查注意事项
自理能力	详见自理能力评估表,注意活动、进食、转移、如厕等内容	1. 填写自理能力评估表并标识 2. 根据评估患者的自理能力,协助自理能力缺失或不足的患者完成床上洗漱、进食、大小便、翻身、床上活动等生活护理 3. 患者病情好转、出院时再次对患者的自理能力进行评估,以随时调整护理措施,促进患者自理能力的恢复和提高	1. 急性期绝对卧床休息的重要性:减轻心肌耗氧,以免加重心梗 2. 恢复期和出院后适量活动的注意事项、重要性和意义 3. 保持患者和床单位清洁的意义 4. 饮食的注意事项和保持大便通畅的重要性
病因诱因	基本病因:冠状动脉粥样硬化 诱因:过劳、激动、暴饮暴食、寒冷刺激、便秘	1. 急性期绝对卧床 2. 心理护理,保持情绪稳定 3. 低盐低脂易消化饮食,少量多餐 4. 保暖 5. 保持大便通畅	1. 休息与活动:急性期应绝对卧床 3~7 天,经 3~7 天治疗后,如无并发症、无新的心肌缺血改变,可进行康复活动,如床上坐起、看书、洗漱等。坐起时动作应缓慢,防止直立性低血压。逐渐于床边、室内慢慢步行走动,以不感劳累为原则。向患者说明循序渐进的活动锻炼,可增加活动量,改善心肌梗死症状,预防肢体血栓的形成等 2. 告知患者不良情绪能增加心肌耗氧,加重疼痛,嘱患者保持乐观、平和的情绪,避免过分焦虑、恐惧。告知患者及家属疾病的相关知识,帮助患者建立战胜疾病的信心,以缓解病人的恐惧心理

护理评估		护理措施	健康教育
项目	内容		
病因诱因			3. 饮食和排便指导:急性期给予低脂、低胆固醇、清淡易消化的食物,以半流质饮食为宜,少食多餐,不宜过饱、不宜进食产气过多的食物,避免因过饱而加重心脏负担,从而增加心脏耗氧量;急性期过后可给冠心病饮食,即低脂、低胆固醇、富含维生素和粗纤维的易消化饮食。忌烟限酒,忌咖啡、浓茶、辛辣等刺激性食物。如合并高血压或心力衰竭,应适当控制钠盐、水分的摄入量;如合并糖尿病的患者,应当遵循糖尿病饮食原则。因活动受限及疾病的影响,患者的消化功能和肠胃蠕动功能差,排便习惯会改变,告知患者勿过度用力排便,或在排便时给予舌下含服硝酸甘油片,预防心绞痛发作。必要时给予缓泻剂或开塞露通便,防止过度用力排便增加心脏耗氧而诱发性心律失常 4. 寒冷刺激:告知患者突然的寒冷刺激可能诱发急性心肌梗死,叮嘱病人要注意防寒保暖
专科症状体征	疼痛	1. 硝酸甘油舌下含服或静脉滴注 2. 疼痛较轻者,可肌注可待因 3. 疼痛严重者,可肌注哌替啶或吗啡	1. 病人剧烈疼痛时,护士要重视患者的感受,允许病人表达,接受病人的行为反应如呻吟、焦虑等 2. 告知患者不良情绪能增加心肌耗氧,加重疼痛,嘱患者保持乐观、平和的情绪,避免过分焦虑、恐惧

护理评估		护理措施	健康教育
项目	内容		
专科症状体征	全身症状:发热、心动过速、白细胞增高、血沉增快、恶心、呕吐、上腹胀痛	1. 休息 2. 吸氧 3. 心电、血压、血氧饱和度、体温监测 4. 生活护理	1. 卧床休息的重要性 2. 吸氧的好处 3. 各项生命体征的正常值及观察意义
	低血压和休克	1. 监测血压,尤其使用硝酸甘油时每半小时测量并记录一次 2. 遵医嘱应用升压药 3. 补充血容量	血压的正常范围及监测血压的重要性
	心力衰竭	1. 观察呼吸困难、咳嗽、发绀、烦躁等症状 2. 观察血压变化 3. 控制水钠的摄入,记录24小时出入量	1. 饮食的注意事项 2. 准确记录24小时出入量的方法和意义
	心电图改变:病理性Q波,S-T段抬高呈弓背向上型,T波倒置	遵医嘱急性期每天至少做两次心电图,观察心梗的情况,恢复期可每天做一次	告知患者做心电图的目的和意义,且无创、无痛,避免不必要的紧张
治疗配合		1. 监护、吸氧、绝对卧床休息 2. 解除疼痛 3. 再灌注心肌:溶栓疗法、经皮冠状动脉腔内成形术 4. 消除心律失常 5. 控制休克 6. 治疗心衰	告知患者病情及治疗方案,每项治疗的目的和意义
康复指导		1. 休息与活动:告知患者注意休息,避免过于劳累。活动可改善心肌梗死症状,预防肢体血栓,但要注意循序渐进 2. 饮食和排便指导:低盐低脂、清淡易消化饮食,少量多餐,保持大便通畅。合并心衰者适量控制水钠的摄入量 3. 药物知识指导:遵医嘱服药,切勿多服、少服、错服,告知其疗效和副作用,有不良反应时及时就诊 4. 避免诱因	

护理评估		护理措施	健康教育
项目	内容		
出院指导		1. 养成有规律的起居生活习惯,保持稳定情绪 2. 合理调整饮食,保持大便通畅 3. 运动过程中出现面色苍白、呼吸困难、心悸气紧、脉搏增快、胸闷、胸痛等不适症状,应停止活动并及时就诊 4. 遵医嘱服药,随身携带硝酸甘油片以备急用,如出现心绞痛发作次数增加,持续时间延长,疼痛程度加重,含服硝酸甘油片无效时,应急呼"120"救助及时就诊 5. 不要在饱餐或者饥饿状态下洗澡;洗澡时间不宜过长;冠心病病情较重者洗澡需要有人协助 6. 气候变化时要注意防止呼吸道感染,诱发心衰 7. 定期门诊复查,病情变化时随时就诊	1. 出院宣教的相关内容 2. 复诊时根据患者的情况进行相关的健康教育

七、高 血 压

护理评估		护理措施	健康教育
项目	内容		
一般情况	生命体征(体温、脉搏、呼吸、血压)、身高、体重、性别、年龄、职业、婚姻、民族、籍贯、文化程度、医疗费用支付形式、家族史、既往史、腰围 生活习惯及对疾病的认识程度、渴求度等	病情平稳每日下午测体温、脉搏、呼吸各一次,体温>37.5℃及以上或危重患者每4~6小时一次;体温较高或波动较大者随时测量	1. 向患者介绍病室环境,尽快熟悉环境,避免患者紧张 2. 讲解住院制度 3. 安全教育 4. 介绍责任护士、主管医生 5. 告知患者各种检查、治疗的目的及配合时注意事项

护理评估		护理措施	健康教育
项目	内容		
病因诱因	1. 遗传因素 2. 环境因素 3. 其他:包括肥胖、食用避孕药、年龄在40岁以上及食入食盐过多的高危人群	1. 针对病人性格特征及有关社会心理因素,帮助患者调节负性情绪 2. 教会其训练自我控制能力,防止便秘,必要时给予润滑剂及缓泻剂	1. 指导患者养成良好的生活习惯,食盐量每日小于6g,多吃富含纤维素的食物,如芹菜等 2. 在医生指导下服药,切忌擅自服药或自行增、减药量
专科症状体征	动脉血压增高,后期可伴有血管、心脏脑和肾脏的损害,高血压脑病或脑出血,肾衰竭、眼底出血或渗出	体检:X线心电图或超声心电图,眼底检查,尿或血浆肌酐化验	1. 坚持适当的体育锻炼,每天半小时左右 2. 讲解高血压的病因、发病机制、并发症、危害性及不同药物的使用方法
自理能力	详见自理能力评估表,注意活动、进食、转移、如厕等内容	自理能力(Bath)评分: 1. 评分>60分,能自理鼓励自己活动 2. 评分在40至50分之间,部分需要护士协助 3. 评分在20至40分之间护士完全帮助	监测血压每日1~2次,如血压过高、过低、升降幅度过大应立即告知医生
治疗配合	患者遵医行为	1. 血压不稳定者每日测量2~3次 2. 防寒保暖 3. 按时服药 4. 禁烟酒,控制情绪,不要过于激动	1. 遵医嘱按时服药,劳逸结合,保证足够的睡眠,注意饮食以低盐、低脂,尤其是低动物脂肪饮食为宜;避免进食富含胆固醇的食物;适当控制食量和总热量,戒烟限酒 2. 告知患者标准体重的计算方法:标准体重(kg)=身高(cm)-105
康复指导	1. 对高血压病的认知 2. 目前血压状况 3. 自测血压的能力 4. 知晓不良生活习惯范畴	运动:气功、太极拳、医疗体操、步行、健身跑、游泳、垂钓等	变换体位时动作缓慢,根据血压情况合理安排作息和活动

护理评估		护理措施	健康教育
项目	内容		
康复指导	5. 知晓饮食起居注意事项 6. 是否遵从医护计划按时服药、定期检查		
出院指导		1. 坚持服药,测量血压并做好记录,控制饮食,监测体重变化 2. 巩固治疗:出院药物使用方法,自测血压方法 3. 生活起居:饮食调整,运动,定期门诊随访 4. 保持良好的心理,控制情绪	1. 环境:安静适宜光线柔和避免噪音 2. 饮食指导:以低盐低脂低热量含纤维素多的食物为主 3. 日常活动:根据血压情况合理安排作息和活动 4. 心理指导:保持平和的心情避免情绪激动及过度紧张、焦虑,当精神压力较大时设法缓解,如向亲人倾诉等 5. 用药指导:坚持服药,注意药物不良反应,学会自我观察及护理 6. 复查时间和指征:出现头痛、恶心呕吐、视物模糊;服用降压药的过程中出现血压突然升高、低血压、低血钾等症状时随时到医院就诊

八、心 律 失 常

护理评估		护理措施	健康教育
项目	内容		
一般情况	身高、体重、年龄、文化程度、职业、心理状态、家庭支持力度、经济状况、饮食习惯、病史、过敏史等	1. 根据病人情况采取适宜的健康教育方法、制定健康教育内容 2. 标记过敏史	1. 入院宣教的相关内容 2. 疾病简单介绍,以消除患者的紧张与焦虑 3. 次日晨采集各种标本的注意事项及检查注意事项

23

护理评估		护理措施	健康教育
项目	内容		
自理能力	详见自理能力评估表,注意活动、转移、如厕等内容	1. 填写自理能力评估表并标识 2. 协助患者完成床上洗漱、进食、大小便 3. 协助患者翻身、床上活动	清洁及活动的意义:防止压疮发生,防止长时间卧床导致的身体不适
病因诱因	原有基础疾病诱发因素,如冠心病、心肌炎、中枢系统疾病	1. 视基础疾病采取相关措施 2. 询问相关科室疾病注意事项	以各科疾病教育为主
专科症状体征	心悸 呼吸困难 头晕、低血压 晕厥	1. 收住监护室,行心电监护,注意观察心律失常的性质,如有异常及时通知医生,配合抢救 2. 吸氧 1~2L/min 3. 建立静脉通路,遵医嘱用抗心律失常药,注意用药后反应 4. 注意休息,避免劳累,严重者绝对卧床休息	1. 修养环境适宜 2. 心理调适 3. 饮食调理 4. 休息活动注意事项 5. 遵医嘱按时服药
治疗配合	抗心律失常药物治疗	1. 了解心律失常发生的原因 2. 监测心电图,判断心律失常的类型 3. 观察脉搏的变化及有无心排血量减少的症状 4. 建立静脉通路,遵医嘱用抗心律失常药,注意用药后反应 5. 备好抢救物品及药品	安慰病人,消除不安情绪
康复指导		1. 积极防治原发疾病,避免各种诱发因素 2. 适当休息与活动,注意劳逸结合 3. 教会病人及家属测量脉搏和听诊心律的方法 4. 指导病人正确选择食物:低脂、易消化、清淡、富含营养的饮食,少量多餐;使用利尿剂时应限制钠盐的摄入,多进食含钾高的食物,以减轻心脏负荷和防止低钾血症	

续表

护理评估		护理措施	健康教育
项目	内容		
康复指导		5. 保持大便通畅 6. 加强锻炼,预防感染 7. 讲解坚持服药的重要性,不可自行减量或换药	
出院指导		1. 预防诱发因素,总结经验,避免诱发因素 2. 保持平和稳定的情绪,精神放松,避免过度紧张 3. 自我监测:某些心律失常常有先兆症状,病人自己若能及时发现,及时采取措施,可减少甚至避免再发 4. 定期复诊,以便及早发现病情变化	出院宣教的相关内容

九、心力衰竭

护理评估		护理措施	健康教育
项目	内容		
一般情况	身高、体重、年龄、文化程度、职业、心理状态、家庭支持力度、经济状况、饮食习惯、病史、过敏史等	1. 根据病人情况采取适宜的健康教育方法,制定健康教育内容 2. 标记过敏史	1. 入院宣教的相关内容 2. 疾病简单介绍,以消除患者的紧张与焦虑 3. 次日晨采集各种标本的注意事项及检查注意事项
自理能力	详见自理能力评估表,注意活动、转移、如厕等内容	1. 填写自理能力评估表并标识 2. 协助患者完成床上洗漱、进食、大小便 3. 协助患者翻身、床上活动	清洁及活动的意义:防止压疮发生,防止长时间卧床导致的身体不适
病因诱因	病因:各种心肌病、心脏瓣膜病 诱因:感染、心律失常、心理或生理压力过大、妊娠和分娩等	1. 视基础疾病采取相关措施 2. 询问相关科室疾病注意事项	以各科疾病教育为主

续表

护理评估		护理措施	健康教育
项目	内容		
专科症状体征	呼吸困难	1. 卧床休息,采取半卧位 2. 遵医嘱采集动脉血标本做血气分析 3. 遵医嘱鼻导管吸氧或储氧面罩吸氧 4. 遵医嘱进行心电、血氧监护 5. 观察呼吸频率、节律、血氧饱和度 6. 少量多餐,避免进食易引起腹胀及便秘的食物,如红薯、汽水、豆类等	1. 卧床休息的重要性 2. 吸氧的好处 3. 呼吸频率、血氧饱和度的正常值及观察意义 4. 相关饮食介绍
	咳嗽、咳痰、咯血	1. 评估呼吸及咳嗽、咳痰情况 2. 遵医嘱心电监护,观察心率、心律、血压等,遵医嘱吸氧2~4L/min 3. 取端坐位,进食清淡易消化饮食 4. 床头备吸引器、吸痰管	1. 端坐位的重要性 2. 吸氧的重要性 3. 相关饮食介绍 4. 告知病人正确、有效的咳嗽方法,切勿憋气,有血咳出,勿咽下
	乏力、疲倦、头昏、心慌	1. 根据心功能指导病人活动,注意休息 2. 指导病人避免劳累、紧张、感冒、暴饮暴食等,防止诱发心衰 3. 遵医嘱监测心率、心律变化	1. 戒烟酒,忌饮浓茶、浓咖啡等 2. 多注意休息,避免着凉感冒加重病情
治疗配合	强心	1. 遵医嘱给予洋地黄类药物 2. 观察用药效果及有无洋地黄类药物中毒表现,严密监测心率 3. 遵医嘱监测电解质 4. 遵医嘱监测血中洋地黄药物浓度 5. 有异常报告医师并积极配合处理	1. 洋地黄中毒的指征,如出现黄绿视现象应及时告知护理人员 2. 治疗目的及意义 3. 次晨采集各种标本的注意事项及检查注意事项

护理评估		护理措施	健康教育
项目	内容		
治疗配合	利尿	1. 指导患者正确服用利尿剂 2. 严格记录 24 小时出入量 3. 观察药物的副作用,如低钾血症、心律失常等	1. 告知患者服用利尿剂可以减轻心脏负荷,减轻心衰症状 2. 指导患者准确记录饮食和大小便的次数及量 3. 告知患者所服用利尿药的不良反应,减轻患者的焦虑情绪
	扩张血管	1. 严密监测生命体征,如血压、脉搏,有异常立即报告医师 2. 控制输液速度,注意液体入量 3. 指导病人合理休息	1. 治疗目的及意义 2. 如有头晕等症状及时告知护理人员
康复指导	评估患者的恢复状况	健康宣教	1. 视病情逐步进行活动 2. 纠正不良饮食习惯及生活习惯 3. 根据病情适当限水、限钠 4. 坚持完成治疗计划并定期复查
出院指导		1. 用药指导 2. 饮食指导 3. 运动与休息指导 4. 特别指导 5. 定期门诊复查	1. 药物:遵医嘱用药,给予用药指导 2. 饮食:少量多餐,避免过饱,适当限制水钠摄入,禁烟酒 3. 运动与休息:根据心功能逐渐增加活动量,避免劳累 4. 特别指导: (1)避免着凉感冒 (2)避免情绪激动 (3)长期服用地高辛者应严格遵医嘱服用 5. 定期门诊复查心电图、电解质和血液中地高辛浓度,出现不适及时就诊

十、冠状动脉造影术

护理评估		护理措施	健康教育
项目	内容		
一般情况	身高、体重、年龄、文化程度、职业、心理状态、家庭支持力度、经济状况、饮食习惯、病史、过敏史等	1. 根据病人情况采取适宜的健康教育方法,制定健康教育内容 2. 标记过敏史	1. 入院宣教的相关内容 2. 疾病简单介绍,以消除患者的紧张与焦虑 3. 次日晨采集各种标本及检查的注意事项
自理能力	大小便、修饰、进食、转移、活动、穿衣及洗澡等	1. 填写自理能力评估表并标识 2. 协助患者完成床上洗漱、进食、大小便 3. 协助卧床患者翻身及床上活动	卧床患者清洁及活动的意义:防止压疮发生,防止长时间卧床导致的身体不适
病因诱因	1. 经常出现胸痛、胸闷 2. 有吸烟史 3. 长期从事体力劳动	1. 舌下含服硝酸甘油片 2. 心绞痛发作时及时进行心电图检查	戒烟限酒,避免从事重体力劳动,发作时应卧床休息,保持环境安静,保持大便通畅,避免用力,保持稳定情绪
专科症状体征	有冠心病高危因素,常出现胸痛及胸闷的中老年人 稳定心绞痛患者	1. 稳定型心绞痛者,近1~2周内发作频繁,较轻劳作便可诱发,发作时间长,含服硝酸甘油片后效果差 2. 不稳定型心绞痛者,无明显诱因,休息状态下也常发作,时间较前延长,疼痛程度较前加重,发作次数频繁,舌下含服硝甘效果差,怀疑心肌梗死先兆 3. 急性心梗患者,症状典型,剧烈胸痛超过30分钟,伴大汗,有濒死感等	疼痛时协助患者卧床休息并舌下含服硝酸甘油,立即心电图检查
治疗配合	术前	1. 心理护理:术前向患者介绍手术的方式和过程,鼓励并安慰患者。 2. 术前1天备皮,更换床单及病衣,睡前口服氯吡格雷片	1. 皮肤准备的必要性 2. 口服抗凝药的作用 3. 穿刺部位加压包扎的重要性 4. 建立静脉通道、使用抗生

护理评估		护理措施	健康教育
项目	内容		
治疗配合	术后	1. 术后穿刺部位给予加压包扎,每两小时依情况进行放气一次 2. 穿刺肢体制动 24 小时,指导患者穿刺侧肢体避免弯曲及用力 3. 术后测血压及监测心电图变化 4. 仔细观察穿刺部位动脉搏动及皮肤温度的变化 5. 鼓励患者饮水,有利造影剂的排泄 6. 行支架植入的患者:遵医嘱给予低分子肝素皮下注射,每 12 小时一次;口服氯吡格雷片 75mg,每日一次 7. 遵医嘱建立静脉通路,对症治疗	素的目的
出院指导	1. 指导 2. 随访	1. 遵医嘱完成治疗计划 2. 定期电话随访 3. 了解患者用药情况 4. 询问患者不良习惯是否改正	1. 更换敷料后告知患者 3 天内保持穿刺部位干燥、清洁,避免污染,避免用力蹲起、骑自行车、剧烈运动,防止出血 2. 如下肢感觉异常或穿刺部位出血及肿胀等及时就医

十一、肠 梗 阻

护理评估		护理措施	健康教育
项目	内容		
一般情况	身高、体重、年龄、文化程度、职业、心理状态、家庭支持力度、经济状况、饮食习惯、既往史、过敏史等	1. 根据病人情况采取适宜的健康教育方法,制定健康教育内容 2. 标记过敏史	1. 入院宣教的相关内容 2. 疾病简单介绍,以消除患者的紧张与焦虑 3. 次日晨采集各种标本的注意事项及检查注意事项

续表

护理评估		护理措施	健康教育
项目	内容		
自理能力	详见自理能力评估表	1. 填写自理能力评估表并标识 2. 视评估等级协助完成或完成生活护理 3. 协助患者翻身、床上活动	清洁及活动的意义:防止压疮发生,防止长时间卧床导致的身体不适
病因诱因	原有基础疾病,既往有无腹部手术及外伤史、炎症性肠病、结肠憩室、肿瘤等病史诱因:如感染、饮食不当、过度疲劳等	视基础疾病采取相关措施	以各种疾病教育为主
专科症状体征	腹痛、腹胀	1. 卧床休息,生命体征平稳可取半卧位 2. 嘱患者禁饮食,待梗阻缓解,如患者排气、排便,腹痛、腹胀消失后可进流食 3. 遵医嘱给予胃肠减压,注意观察和记录引流液的颜色、性状及量,若发现引流液呈血性,应考虑有绞窄性肠梗阻的可能。 4. 做好口腔护理,防止口腔感染 5. 若无肠绞窄或肠麻痹,可遵医嘱应用抗胆碱药物,如阿托品等;但不可随意应用吗啡类止痛剂,以免掩盖病情 6. 可辅助以热敷、针灸双侧足三里穴;如无绞窄性肠梗阻,也可遵医嘱从胃管注入液体石蜡油或植物油,每次20~30ml 7. 定期测量生命体征,严密观察症状及腹部体征改善情况,若无好转或反而加重,应考虑有肠绞窄的可能	1. 半卧位可使膈肌下降,减轻腹胀对呼吸循环系统的影响 2. 禁饮食的重要性 3. 胃肠减压的重要性:通过胃肠减压,可吸出胃肠道内的气体和液体,从而减轻腹胀、降低肠腔内压力,减少肠腔内的细菌和毒素,改善肠壁血运。 4. 指导患者留置胃管期间的注意事项,如出现咽喉部干燥疼痛,指导患者含服银黄含片等;若鼻腔干燥,可用石蜡油涂抹鼻腔黏膜,缓解不适 5. 介绍抗胆碱药物(阿托品、盐酸山莨菪碱等)常见的不良反应,如口干、便秘、口鼻咽喉及皮肤干燥、视物模糊等 6. 指导患者观察大便的性状,以评价梗阻程度

护理评估		护理措施	健康教育
项目	内容		
专科症状体征	呕吐	1. 卧床休息,禁饮食 2. 呕吐时嘱患者坐起或平卧,头偏向一侧,及时清除口腔内呕吐物,给予漱口,保持口腔清洁,并观察记录呕吐物的颜色、性状和量。遵医嘱给予胃肠减压,观察和记录引流量、性状 3. 遵医嘱监测血清电解质及血气分析结果。记录出入液量,遵医嘱补液,合理安排输液顺序	1. 讲解疾病常见的症状体征,减轻患者焦虑、恐惧 2. 讲解胃肠减压的原理,取得患者合作 3. 了解保持口腔清洁的重要性
	停止排气排便	1. 卧床休息,禁饮食 2. 观察排气、排便恢复情况,必要时遵医嘱给予温皂水灌肠 3. 遵医嘱正确、按时应用抗生素,观察用药效果和副反应	1. 讲解灌肠的必要性,指导患者如何配合 2. 指导患者观察排便次数、性状。如排出物为血性高度怀疑发生肠绞窄
治疗配合	基础治疗 1. 胃肠减压 2. 纠正水、电解质及酸碱平衡失调 3. 防治感染	1. 按留置胃管流程操作,确保胃管在胃内,保持引流通畅 2. 观察记录引流液的量、性状 3. 胃管留置期间,做好口腔护理 4. 观察患者呕吐量及脱水情况、尿量,必要时记录出入量 5. 定期监测血常规、血清电解质及血气分析 6. 如患者输液量大于1000ml,液体浓度大、渗透压高,且外周血管条件差,建议患者留置中心静脉导管,以保证输液量,保护外周血管 7. 遵医嘱使用针对肠道细菌的抗生素,防治感染、减少毒素的产生	告知患者及家属胃肠减压的重要性、中心静脉置管的必要性,取得合作;讲解疾病的基础知识,解除患者焦虑等负面情绪

护理评估		护理措施	健康教育
项目	内容		
治疗配合	解除梗阻 1. 非手术治疗 2. 手术治疗	1. 禁饮食,胃肠减压 2. 温皂水灌肠 3. 补液等 4. 若经非手术治疗效果不佳,且症状逐渐加重,考虑手术治疗。积极做好术前准备,如备皮、灌肠、留置尿管等	
康复指导		1. 视病情逐步进行活动 2. 指导患者逐渐过渡至正常饮食 3. 纠正不良饮食习惯及生活习惯,如注意饮食卫生,不吃不洁的食物,避免暴饮暴食;进食易于消化的食物,避免腹部受凉;形成排便规律,保持大便通畅,必要时使用缓泻剂 4. 指导患者学会观察该病症状 5. 坚持完成治疗计划,对于有基础病者,定期复诊	
出院指导	指导	同康复指导	1. 完成出院宣教(饮食知识、活动与休息、自我监测、复诊时间) 2. 告知办理出院手续的所需用物及程序
	随访	1. 定期电话随访 2. 了解患者症状有无出现,或出现新的症状 3. 询问患者原有不良习惯是否改正	视情况进行相关内容宣教

十二、急性胰腺炎

护理评估		护理措施	健康教育
项目	内容		
一般情况	身高、体重、年龄、文化程度、职业、心理状态、家庭支持力度、经济状况、饮食习惯、既往史、过敏史等	1. 根据病人情况采取适宜的健康教育方法,制定健康教育内容 2. 标记过敏史	1. 入院宣教的相关内容 2. 疾病简单介绍,以消除患者的紧张与焦虑 3. 次日晨采集各种标本的注意事项及检查注意事项
自理能力	详见自理能力评估表,注意活动、转移、如厕等内容	1. 填写自理能力评估表并标识 2. 协助患者完成床上洗漱、进食、大小便 3. 协助患者翻身、床上活动	清洁及活动的意义:防止压疮发生,防止长时间卧床导致的身体不适
病因诱因	1. 胆石症与胆道疾病 2. 急性胆源性胰腺炎 3. 大量饮酒和暴饮暴食 4. 胰管阻塞	1. 视基础疾病采取相关措施 2. 询问相关科室疾病注意事项	以各科疾病教育为主
专科症状体征	急性轻症胰腺炎: 上腹压痛 肠鸣音减弱	1. 卧床休息 2. 禁饮食及胃肠减压 3. 遵医嘱使用生长抑素及抗生素	1. 卧床休息的意义:充分休息可减少机体的消耗,降低机体代谢率,增加脏器血流量,促进组织修复和体力恢复 2. 禁饮食的意义:减少食物对胃肠道的刺激,减少胃胰液及胆汁的产生,减轻胰腺的水肿 3. 胃肠减压的重要性:通过胃肠减压,可吸出胃肠道内的气体和液体,从而减轻腹胀,减少食物对胃肠的刺激,降低血淀粉酶。指导患者留置胃管期间的注意事项,如出现咽喉部干燥疼痛,指导患者含服银黄含片等;若鼻腔干燥,可用石蜡油涂抹鼻腔黏膜,缓解不适

护理评估		护理措施	健康教育
项目	内容		
专科症状体征	急性重症胰腺炎 全身表现 腹膜刺激征、移动性浊音 两侧肋腹灰蓝色—— Grey-Turner 征 脐周皮肤青紫——Cullen 征 黄疸 手足搐搦	1. 绝对卧床休息,指导和协助病人取弯腰、屈膝侧卧位 2. 禁饮食及胃肠减压 3. 心电监护,吸氧,血压、血氧饱和度监测 4. 中心静脉置管,监测中心静脉压 5. 遵医嘱使用生长抑素及抗生素	1. 绝对卧床休息的重要性:充分休息可减少机体的消耗,降低机体代谢率,增加脏器血流量,促进组织修复和体力恢复,屈膝侧卧位可减轻疼痛。同时应防止病人坠床,周围不要有危险物,以保证病人安全 2. 强调吸氧对保证患者血氧含量的重要性。如吸氧过程中患者有鼻腔干燥、口干不适感等可给予湿棉棒或润滑油润滑 3. 胃肠减压的重要性:胃肠减压可使胰腺处于休息状态,减少胰腺分泌,减轻胰酶激活以及胰腺和周围组织的腐蚀,防止胰周炎症的继续发展。另外可吸出胃肠道内的气体和液体,从而减轻腹胀。应指导患者留置胃管期间的注意事项,如出现咽喉部干燥疼痛,指导患者含服银黄含片等;若鼻腔干燥,可用石蜡油涂抹鼻腔黏膜,缓解不适 4. 心电监护可动态反应患者病情变化。血压、脉搏、呼吸频率、血氧饱和度的正常值及观察意义,如血压低于正常值(收缩压 <90mmHg,舒张压 <60mmHg),心率增快 >120 次 / 分,呼吸 >25 次 / 分,血氧饱和度 <80%,提示病情加重,应立即通知医师遵医嘱积极对症处理 5. 告知患者及家属中心静脉置管及建立双静脉通路输液可充分满足禁饮食时大量补液及输入高营养药物的需要,另外也可满足病情恶化时抢救的需要,以取得配合
治疗配合	生长抑素治疗	1. 遵医嘱准确用药 2. 严格控制滴速 3. 观察用药后的反应	1. 生长抑素治疗的相关知识: (1) 作用:人工合成的环状 14 氨基酸肽。静脉注射思他宁可抑制生长激素、胰岛素和胰高血糖素的分泌,并抑制胃酸的分泌 (2) 注意事项: a. 思他宁与其他药物的不相容性未经测试,所以需建两条静脉通路,在注射或点滴给药时,应单独泵入

护理评估		护理措施	健康教育
项目	内容		
治疗配合	生长抑素治疗		b. 由于思他宁抑制胰岛素及胰高血糖的分泌,在治疗初期会引起短暂的血糖水平下降,因此应每隔3~4小时测试血糖一次 c. 因该药半衰期仅1~3分钟,故不可突然停药,应遵医嘱先逐步减量后再停药 2. 当注射速度高于50μg/min时,病人可能出现恶心和呕吐等不适,因此要严格控制滴速 3. 不良反应:少数病例用药后产生恶心、眩晕、脸红等
	抗生素治疗	1. 遵医嘱准确用药(包括剂量、时间、给药途径) 2. 出现药物不良反应时,及时通知医师 3. 注意药物间的配伍禁忌 4. 注意肝肾功能的监测	1. 讲解治疗目的及意义:胰腺炎患者往往病情较重,需禁食,抵抗力低下,易并发肺部感染及腹腔感染;为积极预防感染,常使用抗生素治疗 2. 如输注抗生素的过程中或输注之后出现皮疹、瘙痒、胸闷、气促等不适症状时,应立即通知医护人员
	营养支持治疗	1. 中心静脉置管 2. 保持静脉通路的通畅 3. 早期肠内营养 4. 遵医嘱按时给药	1. 中心静脉置管的重要性:可充分满足禁饮食时大量补液及输入高营养药物的需要,也可满足病情恶化时抢救的需要 2. 营养支持治疗的必要性:早期肠内营养有助于改善肠黏膜屏障,减少内毒素和细菌易位,减轻炎症反应,降低急性胰腺炎病人后期感染和多脏器功能障碍综合征(MODS)的发生 3. 注意事项:置入鼻空肠管后应做好管路的固定及口腔护理,预防脱管及口腔感染的发生
康复指导		1. 视病情逐步进行活动 2. 纠正不良饮食习惯及生活习惯 3. 坚持完成治疗	1. 活动应循序渐进,避免劳累 2. 告知患者及家属饮食要求,应逐步过渡:疾病恢复初期可进无脂无蛋白流食→无脂无蛋白半流食→低脂低蛋白半流食→低脂低蛋白饮食

续表

护理评估		护理措施	健康教育
项目	内容		
康复指导		计划	3. 告知患者暴饮暴食的危害,会给胆囊、胰脏带来极大负担,应定量、定时,有规律进食
出院指导	指导	1. 积极治疗原发病 2. 遵医嘱完成治疗计划 3. 注意饮食原则 4. 定期复查	1. 积极治疗胆道疾病、避免暴饮暴食 2. 戒烟、戒酒
	随访	1. 定期电话随访 2. 了解患者用药情况、有无症状加重或新的症状出现 3. 询问患者原有不良习惯是否改正	视情况进行相关内容教育

十三、肝 硬 化

护理评估		护理措施	健康教育
项目	内容		
一般情况	身高、体重、年龄、文化程度、职业、心理状态、家庭支持力度、经济状况、饮食习惯、既往史、过敏史、意识状态、尿量、皮肤黏膜、腹部体征等	1. 根据病人情况采取适宜的健康教育方法,制定健康教育内容 2. 标记过敏史	1. 入院宣教的相关内容,如介绍主管医护人员、病室环境、规章制度、讲解病床等日常生活用物的使用方法 2. 疾病简单介绍,以消除患者的紧张与焦虑 3. 次日晨采集各种标本的注意事项及检查注意事项
自理能力	详见自理能力评估表,注意活动、转移、如厕等内容	1. 填写自理能力评估表并标识 2. 给予或协助患者完成洗漱、进食、大小便 3. 协助患者翻身、床上活动	清洁及活动的意义:防止压疮发生,防止长时间卧床导致的身体不适

护理评估		护理措施	健康教育
项目	内容		
病因诱因	原有基础疾病诱发因素,如长期营养不良、长期接触某些化学毒物	1. 视基础疾病采取相关措施 2. 询问相关科室疾病注意事项	以各科疾病教育为主
专科症状体征	1. 消化系统: 食欲减退出现较早,可伴上腹不适、恶心、上腹隐痛 乏力:休息后可缓解 肝功正常或轻度异常	1. 易消化饮食 2. 抑酸、保肝等对症治疗 3. 适当减少活动,以轻体力工作为主 4. 注意饮食营养,补充维生素、蛋白质 5. 积极治疗原发病,保肝治疗,预防肝纤维化	1. 饮食原则:选择高热量、高蛋白、高维生素、易消化饮食,避免刺激性食物 2. 药品知识宣教 3. 解释患者的精神、体力状况会随病情进展而减退,应根据病情适当安排休息与活动 4. 与患者共同制定饮食计划 5. 积极治疗的重要性
	2. 肝功能减退: 全身症状:肝病面容、食欲不振、上腹饱胀、恶心呕吐、腹泻、黄疸;出血倾向和贫血;内分泌失调:肝掌、蜘蛛痣、男性乳房发育,女性月经失调	1. 卧床休息,促进肝细胞修复 2. 选择高热量、高蛋白、高维生素、易消化饮食 3. 遵医嘱积极保肝、抑酸、营养对症治疗 4. 观察皮肤黏膜的颜色,有无出血点或瘀斑、有无肝掌及蜘蛛痣,做好皮肤护理 5. 给予心理护理	1. 指导患者以卧床休息为主,活动量以不感到疲劳、不加重症状为度 2. 饮食原则 3. 指导患者针对皮肤干燥、瘙痒等症状,选择性质柔和的润肤品,避免水温过高,勿用手抓挠,以免皮肤破损 4. 解除思想顾虑,积极治疗的重要性
	3. 门脉高压:脾大、侧支循环的建立与开放、腹水	1. 卧床休息为主,大量腹水可取半卧位 2. 高热量、高蛋白、高维生素、易消化饮食。腹水者限制水、钠摄入,血氨增高者限制蛋白质的摄入,食管胃底静脉曲张者禁食粗糙食物等 3. 腹水患者遵医嘱准确使用利尿剂,并准确记录出入量,每日测量腹围、体重。监测血清电解质和酸碱度的变化,及时发现并纠正水电解质、酸碱平衡紊乱	1. 卧床休息可增加肝、肾血流量,改善肝细胞的营养,提高肾小球滤过率。腹水者取半卧位,可使膈肌下降,有利于呼吸运动,减轻呼吸困难和心悸 2. 指导患者理解饮食原则,掌握钠盐、水的摄入量:低盐饮食,限制每日2g食盐,进水量限制在每日1000ml左右 3. 患者学会自我监测腹围、体重,学会记录出入量。严格遵医嘱用药,利尿速度不宜过

护理评估		护理措施	健康教育
项目	内容		
专科症状体征		4. 腹水者配合医师做好腹穿的护理 5. 大量腹水者做好压疮风险评估及皮肤护理 6. 观察排泄物的颜色、性质、量,患者神志,监测电解质变化,预防并发症	快,以每日体重减轻不超过0.5kg 为宜 4. 预防皮损及压疮 5. 指导患者或家属学会观察消化道出血、肝性脑病的征象
	4. 多系统并发症:消化道出血、感染、肝性脑病、电解质紊乱、肝肺综合征、肝肾综合征、肝癌	1. 绝对卧床休息 2. 消化道出血及肝性脑病患者禁饮食,电解质紊乱者根据化验结果调整饮食 3. 持续心电监护,密切观察生命体征变化 4. 持续吸氧 5. 建立合理的静脉通路,遵医嘱对症治疗 6. 密切观察排泄物的颜色、性状、量,观察神志、性格、行为变化及电解质变化 7. 做好随时抢救的准备 8. 观察用药的效果 9. 发现异常及时通知医师	1. 绝对卧床休息的重要性 2. 相关饮食介绍,控制饮食的重要性 3. 吸氧的好处 4. 血压、脉搏、呼吸频率、血氧饱和度的正常值及观察意义 5. 建立合理静脉通路及用药的作用、意义 6. 患者或家属学会预防、观察消化道出血、肝性脑病、电解质紊乱的征象 7. 心理护理,解除患者、家属的焦虑、恐惧等情绪
治疗配合	1. 保肝治疗	1. 遵医嘱正确用药 2. 观察用药的效果及不良反应	药品相关知识宣教
	2. 对症治疗	1. 遵医嘱正确用药,注意给药方法、途径、剂量 2. 观察用药的作用及不良反应 3. 必要时使用输液泵或注射泵	1. 药品相关知识宣教 2. 使用输液泵、注射泵的注意事项

续表

护理评估		护理措施	健康教育
项目	内容		
康复指导		1. 帮助患者掌握本病的有关知识和自我护理方法,树立治病信心,保持愉快心情 2. 纠正不良饮食习惯及生活习惯,切实遵循饮食治疗原则和计划,活动量以不加重疲劳感和其他症状为度。注意情绪调节和稳定 3. 注意保暖和个人卫生,预防感染 4. 遵医嘱用药,不得随意增加药量,或服用加重肝脏负担的药物;教会患者观察药物疗效和不良反应 5. 坚持完成治疗计划并定期复诊 6. 自我观察消化道出血、肝性脑病、电解质紊乱征象	
出院指导	指导	1. 遵医嘱完成治疗计划 2. 遵医嘱定期复查肝功能、凝血功能、B超检查 3. 必要时,住院复查 4. 其他内容同康复指导	1. 出院宣教的相关内容(饮食知识、活动与休息、出院带药的用法、自我监测、复诊时间) 2. 告知办理出院手续的所需用物及程序
	随访	1. 定期电话随访 2. 了解患者用药情况、有无症状加重或新的症状出现 3. 询问患者原有不良习惯是否改正	视情况进行相关内容教育

十四、消化性溃疡(胃溃疡 GU 及十二指肠溃疡 DU)

护理评估		护理措施	健康教育
项目	内容		
一般情况	身高、体重、年龄、文化程度、职业、心理状态、家庭支持力度、经济状况、饮食习惯、病史、过敏史等	1. 根据病人情况采取适宜的健康教育方法,制定健康教育内容 2. 标记过敏史	1. 入院宣教的相关内容,如介绍主管医护人员、病室环境、规章制度、讲解病床等日常生活用物的使用方法 2. 疾病简单介绍,以消除患者的紧张与焦虑 3. 次日晨采集各种标本的注意事项及检查注意事项
自理能力	详见自理能力评估表,注意活动、转移、如厕等内容	1. 填写自理能力评估表并标识 2. 协助患者完成床上洗漱、进食、大小便 3. 协助患者翻身、床上活动	清洁及活动的意义:防止压疮发生,防止长时间卧床导致的身体不适
专科评估	有无暴饮暴食、慢性胃炎史、是否服用阿司匹林、家中有无溃疡病者、是否嗜烟酒、有无饮食不当、情绪激动等		
病因诱因	幽门螺杆菌感染 胃酸/胃蛋白酶对黏膜消化作用 胃十二指肠的运动异常 诱因:吸烟、非甾体类抗炎药、急性应激	1. 针对病因采取相关治疗措施 2. 避免诱发因素	内科诊治是寻找病因的过程,在找到病因之前避免和去除一切可能的诱发因素,明确病因之后做针对性指导
专科症状体征	慢性周期性节律性上腹疼痛	1. 观察疼痛的部位、性质、程度、时间、规律(注解①) 2. 卧床休息,缓解疼痛。根据病情严格掌握活动量 3. 夜间痛者加用抑酸剂(如抑酸食物、苏打饼干或药物)	1. 讲解疼痛发生的原因,使用抑酸剂对止痛的作用 2. 解除心理紧张因素,可减轻疼痛

40

护理评估		护理措施	健康教育
项目	内容		
专科症状体征	恶心、呕吐	1. 观察呕吐物的量、性质、气味 2. 呕吐时应帮助坐起或侧卧,以免误吸 3. 呕吐后应漱口并通风,更换污染被服	
并发症注解②	出血	参照消化道出血的护理措施	参照消化道出血的健康教育
	穿孔	1. 急性穿孔做好外科手术的准备 2. 慢性穿孔密切观察疼痛的性质及变化 3. 安慰患者及家属情绪	1. 心理指导 2. 术前指导
	幽门梗阻	1. 做好呕吐物的观察 2. 指导患者禁食水 3. 行胃肠减压并做好相应护理 4. 遵医嘱药物治疗	参照肠梗阻的健康教育
	癌变	1. 做好相应化疗及止痛药物的护理 2. 如需手术做相应的术前准备	告知术前准备相关注意事项
治疗配合	一般治疗	1. 溃疡活动期,应卧床休息;缓解期,鼓励活动,餐后避免剧烈活动 2. 饮食应定时定量,少量多餐,细嚼慢咽,食物应清淡易消化,避免食物对溃疡的刺激 3. 注意调节进餐时情绪,避免紧张,可减少胃酸分泌,利于溃疡愈合	1. 卧床休息的重要性 2. 饮食原则 3. 积极治疗的重要性 4. 解除思想顾虑
	药物治疗	1. 碱性抗酸药(氢氧化铝/铝碳酸镁等) ① 应在饭后 1 小时和睡前服用	

续表

护理评估		护理措施	健康教育
项目	内容		
治疗配合	药物治疗	② 片剂嚼服,乳剂给药前充分摇匀 ③ 不宜与酸性食物、饮料、乳制品同服 　2. H2 受体拮抗剂(西咪替丁) ① 餐中或餐后服用或睡前服一日剂量 ② 同时服用碱性抗酸药,间隔 1 小时以上 ③ 静脉应用注意速度,过快可引起低血糖和心律失常 ④ 哺乳期禁用此药 ⑤ 完成治疗后继续服药 3 个月,突然停药可引起慢性消化性溃疡 　3. PPI:质子泵抑制剂(奥美拉唑) 饭前服用 　4. 胃黏膜保护剂及抗生素 ① 硫糖铝应在饭前 1 小时服用 ② 枸橼酸铋钾酸性环境中起效,饭前半小时服用 ③ 使用阿莫西林应询问青霉素过敏史 停用或慎用非甾体类抗炎药 遵医嘱换用塞来昔布等	告知患者正确服药的必要性和重要性,指导患者服药,并讲解各类药品的副作用(注解③),引起患者和家属的关注
	根除幽门螺杆菌治疗	一种胶体铋剂 /PPI+ 两种抗生素	告知患者服药的依从性,是根除幽门螺杆菌的关键
	并发症的治疗	1. 消化道出血、穿孔、幽门梗阻、癌变,内科治疗及护理措施详见各相关内容 　2. 如需外科手术治疗做好术前准备	针对不同的并发症做专项健康教育

护理评估		护理措施	健康教育
项目	内容		
康复指导		1. 视病情逐步进行活动 2. 纠正不良饮食习惯及生活习惯 3. 坚持完成治疗计划并定期复诊(胃镜、呼气试验等) 4. 掌握药物副作用,并进行自我观察	
出院指导	指导	1. 生活要有规律,避免过度劳累和精神紧张 2. 注意饮食规律,戒烟酒 3. 未使用非甾体类抗炎药者告知慎用	
	随访	1. 定期电话随访 2. 了解患者用药情况、有无症状加重或新的症状出现以及服药的依从性 3. 询问患者原有不良习惯是否改正	视情况进行相关内容教育

注解 1:胃溃疡疼痛特点:中上腹或剑突下偏左,餐后 1 小时内发生,1~2 小时缓解
　　　　十二指肠溃疡疼痛特点:中上腹或中上腹偏右,常在两餐之间发生,下餐进食后缓解,也称空腹痛,部分病人出现夜间痛

注解 2:将并发症列入本表,是因为部分病人症状较轻,而以并发症为首发症状就诊

注解 3:氢氧化铝长期服用可引起便秘,便秘者慎用;此药在密闭阴凉处保存,不得冰冻
　　　　西咪替丁可引起腹泻、口干、咽干
　　　　奥美拉唑个别人可有头晕,兰索拉唑可引起荨麻疹和肝功异常
　　　　枸橼酸铋钾可使齿舌变黑,便秘和大便呈黑色,停药后可消失

十五、ERCP 术

护理评估		护理措施	健康教育
项目	内容		
一般情况	身高、体重、年龄、文化程度、职业、心理状态、家庭支持力度、经济状况、饮食习惯、病史、过敏史等	1. 根据病人情况采取适宜的健康教育方法,制定健康教育内容 2. 标记过敏史	1. 入院宣教的相关内容,如介绍主管医护人员、病室环境、规章制度、讲解病床等日常生活用物的使用方法 2. 疾病介绍,以消除患者的

护理评估		护理措施	健康教育
项目	内容		
一般情况			紧张与焦虑 3. 次日晨采集各种标本的注意事项及检查注意事项
自理能力	详见自理能力评估表,注意活动、转移、如厕等内容	1. 填写自理能力评估表并标识 2. 指导患者完成洗漱、进食	
病因诱因	阻塞性黄疸疑有肝外胆道梗阻者 胆道疾病如结石、肿瘤等	1. 视基础疾病采取相关措施 2. 询问相关科室疾病注意事项	以各科疾病教育为主
专科症状体征	黄疸	1. 卧床休息 2. 观察黄疸的部位、程度 3. 剪短指甲,避免搔抓皮肤 4. 评估皮肤的完整性	1. 强调休息的重要性 2. 预防皮肤感染
	上腹痛	1. 卧床休息 2. 观察腹痛的部位、性质、程度 3. 指导缓解疼痛的方法	
治疗配合	内镜下治疗	1. 备齐相关操作用物,确保内镜附件无破损、完好,在有效期内 2. 指导患者正确服局部麻醉药 3. 治疗中严密观察患者生命体征变化,并评估有无压疮风险 4. 建立通畅的静脉通路 5. 鼻胆引流管确保无脱出	1. 检查的意义 2. 麻醉咽部,润滑咽部 3. 肢体摆放特殊性,以利于麻醉给药
康复指导		1. 治疗后观察有无发热、腹痛、血淀粉酶变化,如有异常,及时与医生取得联系 2. 术后严格卧床休息 3. 观察鼻胆引流液的颜色、	1. 鼻胆引流管的重要性 2. 治疗后的进食时间依据血淀粉酶、鼻胆引流管的情况而定

续表

护理评估		护理措施	健康教育
项目	内容		
康复指导		性状、量,固定牢固,无打折现象 4. 并发症的观察,如出血、穿孔、胰腺炎、感染等 5. 拔出鼻胆引流管后饮食宣教	
出院指导	指导	1. 遵医嘱完成治疗计划 2. 定期门诊复查并取支架 3. 必要时,住院复查 4. 其他内容同康复指导	1. 出院宣教的相关内容(饮食知识、活动与休息、出院带药的用法、自我监测、复诊时间) 2. 告知办理出院手续的所需用物及程序
	随访	1. 定期电话随访 2. 了解患者用药情况、有无症状加重或新的症状出现	视情况进行相关内容教育

十六、白 血 病

护理评估		护理措施	健康教育
项目	内容		
一般情况	身高、体重、年龄、文化程度、职业、心理状态、家庭支持力度、经济状况、饮食习惯、病史、过敏史等	1. 根据病人情况采取适宜的健康教育方法,制定健康教育内容 2. 标记过敏史	1. 入院宣教的相关内容 2. 次日晨采集各种标本的注意事项及检查注意事项
自理能力	详见自理能力评估表,注意贫血、出血程度对活动、如厕的影响	1. 填写自理能力评估表并标识 2. 协助患者完成床上洗漱、进食、大小便 3. 协助患者翻身、床上活动	1. 讲解床上使用大小便器的意义 2. 讲解卧床休息的意义
病因诱因	特殊物质的接触史:化学因素:苯、抗癌药物、氯霉素 物理因素:放射线、r射线	1. 避免接触有毒、有害化学物质及放射性物质 2. 警惕家用染发剂、杀虫剂毒性对人体的损害 3. 避免应用某些抑制骨髓造血功能的药物如氯霉素、保泰松等	1. 帮助患者寻找病因 2. 防止有害物质的再度侵害 3. 帮助患者树立健康的生活及饮食习惯

续表

护理评估		护理措施	健康教育
项目	内容		
疗程	初诊还是复诊 疗程 有无中心静脉导管	1. 明确疾病的类型、疗程、是否达到完全缓解 2. 观察 PICC 局部的情况	宣教 PICC 的注意事项
专科症状体征	贫血 1. 贫血的症状 2. 贫血的程度	1. 病情观察:详细询问病人贫血症状、持续时间;观察口唇、甲床苍白程度、心率;了解检查结果,如血红蛋白及网织红细胞数等 2. 评估病人目前的活动耐力 3. 制定活动计划:一般重度以上贫血(血红蛋白 <60g/L)要以卧床休息为主;中、轻度贫血应休息与活动交替进行;活动中如出现心慌、气短应立刻停止活动 4. 输血:慢性严重贫血可输注红细胞悬液,输血操作应严格按程序进行并观察输血反应 5. 给予吸氧 6. 重症贫血做好晕厥防范 7. 饮食:给予高蛋白、高维生素、富有营养、易消化食物	1. 宣教身体不适的发生原因:机体缺血缺氧、血红蛋白的正常值及意义 2. 宣教吸氧的目的意义:改善机体组织缺血缺氧 3. 宣教输血的目的 4. 宣教晕厥防范:避免突然起床或自蹲位站起,必须有家属陪同 5. 饮食宣教
	出血 1. 出血的部位、范围 2. 血小板计数	1. 动态监测血小板计数:血小板 $<50 \times 10^9$/L,应减少活动,增加卧床休息时间;血小板 $<20 \times 10^9$/L,应绝对卧床休息,保持大便通畅 2. 严密观察皮肤黏膜有无瘀点瘀斑、口腔有无渗血、有无鼻腔出血、内脏出血、颅内出血的征象 3. 各种操作动作要轻柔,穿刺完毕,局部按压时间延长至不出血为止 4. 牙龈渗血时,给予凝血酶或 0.1% 肾上腺素棉球、明胶海绵片牙龈贴敷或局部压迫止血	1. 宣教血小板的正常值及意义 2. 介绍卧床休息的目的及意义 3. 宣教预防便秘的重要性及方法 4. 预防出血的宣教:指导病人勿用力擤鼻和用手抠鼻孔;注意保持皮肤清洁,避免抓挠皮肤;避免一切造成身体受伤的因素 5. 饮食宣教:进食软食,避免食用油炸、坚硬的食品,以防牙龈口腔黏膜损伤

护理评估		护理措施	健康教育
项目	内容		
专科症状体征		5. 鼻腔干燥者滴入链石油或涂抗生素软膏,每日 3~4 次,以增加鼻黏膜的韧性,以防干裂出血 6. 少量鼻出血,用 1:1000 的肾上腺素棉球填塞,并局部冷敷;出血严重时,用油沙条后鼻道填塞 7. 配合医生对症支持治疗	
专科症状体征	感染: 评估感染的好发部位、黏膜的完整性 中性粒细胞计数 体温的变化	1. 严格执行无菌技术操作、认真落实手卫生 2. 保持病室的空气流通,严格落实陪侍人的管理 3. 动态监测白细胞计数,中性粒细胞 $<0.5 \times 10^9/L$ 时,对患者实行保护性隔离 4. 注意观察有无感染的迹象、注意体温的变化,询问患者有无咽痛、咳嗽、尿路刺激症状 5. 指导评价患者漱口及坐浴、个人卫生、饮食卫生 6. 注意感染好发部位:口腔、肛周、肺部感染的预防 7. 发热的护理:密切观察体温变化及发热时的伴随症状。积极寻找感染灶和发热原因,及时、正确抽取血培养标本	1. 宣教感染发生的原因和好发部位 2. 宣教手是交叉感染的重要原因之一,告知陪侍人与病人如厕后、进食前均要洗手 3. 宣教开窗通风、维持环境卫生的目的:可有效减少呼吸道感染 4. 示范漱口及坐浴的方法,宣教目的及意义 5. 宣教各种培养的目的意义
治疗配合	对症支持治疗	1. 建立液路 2. 高白细胞血症的紧急处理 3. 防治感染:及时查明感染部位及查找病原菌,有效使用抗生素 4. 改善贫血:遵医嘱输血	1. 告知患者多饮水及好处:每日大于 2000ml,以促进代谢物的排除 2. 告知各种培养的目的及注意事项
治疗配合	化学药物治疗	1. 遵医嘱准确用药 2. 严密观察骨髓受抑情况 3. 定期检测肝肾功能 4. 化疗期间要有计划保护血管,最好留置 PICC	1. 告知化疗药作用及副作用,帮助患者寻找应对措施 2. 向患者解释何谓骨髓抑制 3. 宣教预防感染、出血的措施

续表

护理评估		护理措施	健康教育
项目	内容		
治疗配合	化学药物治疗		4. 宣教检测肝肾功能的目的意义 5. 宣教 PICC 置管的好处及注意事项
	中枢神经系统白血病的防治	1. 协助医生腰穿及鞘内注射 2. 严密观察有无脑膜刺激症状	1. 告知腰穿及鞘内注射的目的及意义 2. 指导患者腰穿体位的摆放 3. 宣教腰穿后要去枕平卧 4~6 小时及可能出现的不适,以减少患者的恐惧
	造血干细胞移植		
康复指导		1. 疾病预防指导 2. 疾病知识指导 3. 休息与活动指导 4. 用药指导 5. 心理指导	1. 告知避免接触与发病相关的有害物质;新近进行室内装修的家居,要注意监测室内的甲醛水平,多通风,不宜及时入住;使用农药或杀虫剂要做好个人防护;做好预防感染、出血的防护 2. 简介可能发生的原因、主要表现及治疗方法、疗程 3. 保持充足睡眠,适当的活动 4. 告知患者负性情绪的危害性,心理有负担要向家人、朋友倾诉,必要时应寻求有关专业人士的帮助
出院指导	指导	1. 按时返院化疗 2. 继续做好感染、出血的防护	
	随访	1. 定期电话随访 2. 了解有无症状加重或新的症状出现	

十七、过敏性紫癜

护理评估		护理措施	健康教育
项目	内容		
一般情况	身高、体重、年龄、文化程度、职业、心理状态、家庭支持力度、经济状况、饮食习惯、病史、过敏史等	1. 根据病人情况采取适宜的健康教育方法,制定健康教育内容 2. 标记过敏史	1. 入院宣教的相关内容 2. 次日晨采集各种标本的注意事项及检查注意事项
自理能力	详见自理能力评估表	1. 填写自理能力评估表并标识 2. 协助患者完成床上洗漱、进食、大小便 3. 疾病限制卧床休息	宣教卧床休息的目的及意义:降低毛细血管的静水压,减少紫癜紫斑
病因诱因	感染:上呼吸道感染 食物因素:异性蛋白:海鲜类、奶类、牛奶、鸡蛋等 药物因素:过敏	避免接触过敏原	1. 宣教病因及诱发因素 2. 饮食宣教 3. 告知患者病室内禁止摆放鲜花
专科症状体征	皮肤紫癜、紫斑	1. 严密观察皮肤紫癜、紫斑的生长与消退情况 2. 协助更换棉质的衣服 3. 卧床休息	1. 宣教穿宽松棉质衣服的意义:减少对皮肤的刺激 2. 避免抓挠皮肤,以免破溃 3. 卧床休息的目的:降低毛细血管的静水压,减少紫癜、紫斑
	腹痛:脐周痛	1. 暂禁食 2. 严密观察腹痛的性质程度 3. 严密观察大便的颜色 4. 心理护理	1. 暂禁食的目的:减少肠道的充血、水肿 2. 指导患者如何减轻腹痛:如深呼吸、听音乐 3. 告知患者发生血便的原因:肠道充血水肿渗出引起 4. 多与患者交流沟通,介绍疾病的相关知识,减少患者的恐惧感
	关节痛	1. 卧床休息 2. 观察关节的肿胀疼痛	卧床休息可避免关节负重,减轻关节肿胀疼痛
	尿常规:蛋白尿、管型尿、血尿	卧床休息	卧床休息的目的:增加肾脏的血流量,减轻肾脏的损害

续表

护理评估		护理措施	健康教育
项目	内容		
治疗配合	1. 一般治疗	遵医嘱使用抗组胺药和改善血管通透性的药物	目的:减低血管的通透性,减少血管渗出,减轻紫癜、紫斑
	2. 糖皮质激素治疗	观察药物的疗效及副作用	药物的作用:抑制抗原抗体反应、减少炎性渗出、改善血管的通透性 药物的副作用:血压高、血糖高、水钠潴留
康复指导		1. 疾病知识指导 2. 病情监测指导	1. 简介本病的性质、原因、表现及治疗方法 2. 告知避免接触过敏原是预防本病复发的重要措施 3. 告知要养成良好的卫生习惯:饭前洗手、注意饮食卫生,以预防寄生虫感染 4. 教会病人对出血情况及伴随症状、体征的自我监测
出院指导	指导	1. 继续卧床休息 2. 遵医嘱定期查尿常规 3. 遵医嘱用药 4. 避免感冒,感冒可导致病情反复发作	
	随访	1. 定期电话随访 2. 了解患者有无症状加重或新的症状出现	

十八、再生障碍性贫血

护理评估		护理措施	健康教育
项目	内容		
一般情况	身高、体重、年龄、文化程度、职业、心理状态、家庭支持力度、经济状况、饮食习惯、病史、过敏史等	1. 根据病人情况采取适宜的健康教育方法,制定健康教育内容 2. 标记过敏史	1. 入院宣教的相关内容 2. 次日晨采集各种标本的注意事项及检查注意事项

续表

护理评估		护理措施	健康教育
项目	内容		
自理能力	详见自理能力评估表,注意贫血、出血程度对活动、转移、如厕的影响	1. 填写自理能力评估表并标识 2. 协助患者完成床上洗漱、进食、大小便 3. 协助患者翻身、床上活动	1. 讲解床上使用大小便器的意义 2 讲解卧床休息的意义
病因诱因	特殊物质的接触史: 化学因素:苯、抗癌药物、氯霉素 物理因素:放射线、γ射线	1. 避免接触有毒、有害化学物质及放射性物质 2. 警惕家用染发剂、杀虫剂毒性对人体的损害 3. 避免应用某些抑制骨髓造血功能的药物如氯霉素、保泰松等	1. 帮助患者寻找病因 2. 防止有害物质的再度侵害 3. 帮助患者树立健康的生活及饮食习惯
专科症状体征	贫血 1. 贫血的症状 2. 贫血的程度	1. 病情观察:详细询问病人贫血症状、持续时间。观察口唇、甲床苍白程度、心率。了解检查结果,如血红蛋白及网织红细胞数 2. 评估病人目前的活动耐力 3. 制定活动计划:一般重度以上贫血(血红蛋白 <60g/L)要以卧床休息为主。中、轻度贫血应休息与活动交替进行。活动中如出现心慌、气短应立刻停止活动 4. 输血:慢性严重贫血可输注红细胞悬液。输血操作应严格按程序进行并观察输血反应 5. 遵医嘱进行吸氧 6. 重症贫血做好晕厥防范 7. 饮食:给予高蛋白、高维生素、富有营养、易消化食物	1. 宣教身体不适的发生原因:机体缺血缺氧;血红蛋白的正常值及意义 2. 宣教吸氧的目的意义:改善机体组织缺血缺氧 3. 宣教输血的目的 4. 宣教晕厥防范:避免突然起床或自蹲位站起,必须有家属陪同 5. 饮食宣教
	出血 1. 出血的部位、范围 2. 血小板计数	1. 动态监测血小板计数:血小板 <50×10^9/L,应减少活动,增加卧床休息时间;血小板 <20×10^9/L,绝对卧床休息,保持大便通畅 2. 严密观察皮肤黏膜有无瘀点瘀斑、口腔有无渗血、有无鼻腔出血、内脏出血、颅内出血的征象 3. 各种操作动作要轻柔,穿刺完毕,局部按压时间要延长	1. 宣教血小板的正常值及意义 2. 介绍卧床休息的目的及意义 3. 宣教预防便秘的重要性及方法 4. 预防出血的宣教:指导病人勿用力擤鼻和用手抠鼻孔;注意保持皮

护理评估		护理措施	健康教育
项目	内容		
专科症状体征		4. 牙龈渗血时,给予凝血酶或0.1%肾上腺素棉球、明胶海绵片牙龈贴敷或局部压迫止血 5. 鼻腔干燥者滴入链石油或涂抗生素软膏,每日3、4次,以增加鼻黏膜的韧性,以防干裂出血 6. 少量鼻出血,用1:1000的肾上腺素棉球填塞,并局部冷敷。出血严重时,用油纱条行后鼻道填塞 7. 配合医生给予对症支持治疗	肤清洁,避免皮肤抓挠;避免一切造成身体受伤的因素 5. 饮食宣教:避免食用油炸、坚硬的食物,以防牙龈口腔黏膜损伤
	感染: 评估感染的好发部位黏膜的完整性 中性粒细胞计数 体温的变化	1. 严格执行无菌技术操作、认真落实手卫生 2. 保持病室的空气流通,严格落实陪侍人的管理 3. 动态监测白细胞计数,中性粒细胞 $<0.5 \times 10^9/L$ 时,对患者实行保护性隔离 4. 注意观察有无感染的迹象、注意体温的变化,询问患者有无咽痛、咳嗽、尿路刺激症状 5. 指导评价患者漱口及坐浴,个人卫生、饮食卫生 6. 注意感染好发部位:口腔、肛周、肺部感染的预防 7. 发热的护理:密切观察体温变化及发热时的伴随症状。积极寻找感染灶和发热原因,及时、正确抽取血培养标本	1. 宣教感染发生的原因和好发部位 2. 宣教手是交叉感染的重要原因之一,告知陪侍人与病人如厕后、进食前均要洗手 3. 宣教开窗通风、维持环境卫生的目的意义:可有效减少呼吸道感染 4. 示范漱口及坐浴的方法,宣教目的及意义 5. 宣教各种培养的目的意义
治疗配合	病因治疗	1. 配合医生积极查找感染灶 2. 协助医生做骨髓穿刺 3. 遵医嘱备齐药物 4. 建立静脉通路(最好用留置针),遵医嘱治疗 5. 观察贫血、出血、感染的程度	1. 宣教骨穿的目的及注意事项 2. 宣教使用留置针的好处:保护血管

护理评估		护理措施	健康教育
项目	内容		
治疗配合	支持疗法、免疫抑制剂、雄激素的治疗	1. 遵医嘱准确用药(包括剂量、时间、注射部位) 2. 严密观察药物疗效及不良反应 3. 定期检测肝肾功能,观察受损情况	1. 告知药物的作用及副作用 2. 告知患者治疗后 1 个月网织红细胞开始上升,随之 Hb 开始上升,3 个月后红细胞开始上升,血小板上升需较长时间
康复指导		1. 疾病预防指导 2. 疾病知识指导 3. 休息与活动指导 4. 用药指导 5. 心理指导 6. 病情监测指导	1. 告知避免接触与再障发病相关的药物与理化物质;新近进行室内装修的家居,要注意监测室内的甲醛水平,多通风,不宜及时入住;使用农药或杀虫剂要做好个人防护;做好预防感染、出血的防护 2. 简介可能发生的原因、主要表现、治疗方法及疗程 3. 保持充足的睡眠,适当的活动 4. 告知患者负性情绪的危害性,心理有负担要向家人、朋友倾诉,必要时应寻求有关专业人士的帮助 5. 告知患者出现头晕、头痛、心悸、气促,咳嗽、咳痰提示病情恶化,应及时报告医务人员
出院指导	指导	1. 遵医嘱完成治疗计划 2. 定期复查 3. 必要时,住院复查 4. 其他内容同康复指导	
	随访	1. 定期电话随访 2. 了解患者用药情况、有无症状加重或新的症状出现	

十九、癫痫持续状态

护理评估		护理措施	健康教育
项目	内容		
一般情况	身高、体重、年龄、文化程度、职业、心理状态、家庭支持力度、经济状况、饮食习惯、病史、过敏史等	1. 根据病人情况采取适宜的健康教育方法,制定健康教育内容 2. 标记过敏史	1. 入院宣教的相关内容 2. 疾病简单介绍,以消除患者的紧张与焦虑 3. 次日晨采集各种标本的注意事项及检查注意事项
自理能力	详见自理能力评估表,注意活动、转移、如厕等内容	1. 填写自理能力评估表并标识 2. 协助患者完成床上洗漱、进食、大小便 3. 协助患者翻身、床上活动	清洁及活动的意义:防止压疮发生,防止长时间卧床导致的身体不适
病因诱因	原有基础疾病 诱发因素:不规范抗癫痫药物治疗、感染、精神因素、过度疲劳、孕产、饮酒	1. 视基础疾病采取相关措施 2. 询问相关科室疾病注意事项	以各科疾病教育为主
专科症状体征	意识障碍	1. 当病人出现意识模糊、嗜睡等意识障碍时,严密观察以防其进入昏迷状态 2. 强直-阵挛发作,反复发生,意识障碍伴高热,严密观察,物理降温 3. 呼吸困难者给予吸氧,严重缺氧者给予气管切开或人工呼吸机,并给予相应的处理 4. 癫痫发作者防止跌伤,咬破唇舌 5. 阵挛性发作持续状态时间较长时可出现意识模糊甚至昏迷,预防压疮,定时翻身,拍背吸痰,口腔护理一日两次 6. 给予高热量,易消化的流质饮食	1. 保护性约束的重要性 2. 物理降温方法 3. 吸氧的目的、意义 4. 加床栏:防止坠床 5. 定时翻身、拍背吸痰的意义 6. 相关饮食介绍

续表

护理评估		护理措施	健康教育
项目	内容		
专科症状体征	气道护理	1. 保持呼吸道通畅,及时吸痰 2. 有牙关紧闭者应放置牙套 3. 床头备吸引器、吸痰管 4. 观察痰液的色、质、量 5. 警惕由于痰液黏稠,不易吸出导致窒息。当发现窒息的先兆表现时,立即使其取侧卧位或平卧位,头偏向一侧,必要时配合医师气管插管及呼吸机辅助通气,并做好呼吸机管理,气道护理	1. 气道护理的相关知识 2. 放置牙套的目的:防止舌咬伤
	营养支持的护理	1. 经口进食的护理,喂食前应全面评估病人的意识状态,确定清醒的病人方可自己进食。有义齿的患者在睡觉前要取下,清洗干净 2. 鼻饲喂养的护理,注意胃内残余量,床头抬高 30°~40°,预防误吸反流	告知患者及家属营养支持的重要性,并取得配合
	并发症 1. 脑疝 2. 肺水肿 3. 肺部感染 4. 心脏损害 5. 泌尿系感染	1. 脑疝 2. 肺水肿 3. 肺部感染 (1)防止吸入性肺炎发生的主要措施为防止食物或胃内容物吸入 (2)定时翻身,叩背,咳嗽锻炼 (3)保持呼吸道通畅 4. 心脏损害:观察心电图变化,注意输液速度,观察尿量 5. 泌尿系感染:多饮水 6. 预防压疮:定时翻身	1. 向患者家属讲解脑疝的先兆表现 2. 告知患者家属肺部感染的相关知识 3. 告知患者家属预防压疮的方法

续表

护理评估		护理措施	健康教育
项目	内容		
治疗配合	急性期治疗	1. 对症处理:保持呼吸道通畅,吸氧,必要时做气管插管或切开 2. 保持稳定的生命体征和进行心肺功能支持 3. 建立静脉通路 4. 积极防治并发症 5. 抗癫痫持续状态的常用药物及注意事项	1. 向患者家属讲解气管切开或气管插管的护理,取得配合 2. 向家属说明心电监护仪上各参数的含义及监测意义 3. 讲解药物的作用、副作用、浓度及速度要求,取得配合,强调勿擅自调节 4. 告知家属吸氧的重要性 5. 告知高热的护理方法
康复指导		1. 建议早期康复 2. 肢体的摆放处于功能位	1. 早期康复的意义 2. 肢体的摆放处于功能位的意义
出院指导	指导	1. 遵医嘱完成治疗计划 2. 定期复查:每半个月进行一次凝血检查或视情况而定 3. 必要时住院复查 4. 其他内容同康复指导 5. 强调规律用药	1. 出院宣教的相关内容:保持良好的心理状态,避免惊吓及精神过度紧张,如生气、观看恐怖影视剧等应禁忌。注意饮食的摄入,忌食牛羊肉及生冷油腻等食物 2. 服药期间随时观察有无眼球震颤、嗜睡、兴奋、走路不稳等药物副作用,定期检查血常规、肝肾功能等,遵医嘱调整药物用量,减少药物的毒性反应
	随访	1. 定期电话随访 2. 了解患者用药情况、有无症状加重或新的症状出现 3. 询问患者原有不良习惯是否改正	视情况进行相关内容教育

二十、痴　呆

护理评估		护理措施	健康教育
项目	内容		
一般情况	身高、体重、年龄、文化程度、职业、心理状态、认知状况、行为症状、精神状况及家庭支持力度、经济状况、饮食习惯、病史、过敏史等	1. 根据病人情况采取适宜的健康教育方法,制定健康教育内容 2. 标记过敏史	1. 入院宣教的相关内容 2. 环境介绍,防止走失 3. 疾病简单介绍,以消除患者的紧张与焦虑 4. 次日晨采集各种标本的注意事项及检查注意事项
自理能力	详见自理能力评估表,注意进食、穿衣、活动、转移、如厕等内容	1. 填写自理能力评估表并标识 2. 指导或协助患者完成洗漱、进食、大小便	清洁及活动的意义:防止压疮发生,防止长时间卧床导致的身体不适
病因诱因	原有基础疾病、诱发因素如:高血压,糖尿病等	1. 视基础疾病采取相关措施 2. 询问相关科室疾病注意事项	以各科疾病教育为主
专科症状体征	认知损害	1. 轻度痴呆患者,以认知训练和记忆康复为首选,还可在患者可耐受的范围内尽量进行关节锻炼,以提高患者的肌力、平衡和协调性 2. 中度痴呆患者,记忆力丧失、语言困难、失认失用的症状加重,护理人员要主动巡视,勤观察,及时发现患者的需求 3. 重度痴呆患者,部分失去认知、理解和语言能力,抑郁、激惹等精神行为问题突出,护理重点为保证安全、降低并发症	1. 认知训练的重要性 2. 安全防护的重要意义 3. 与患者沟通的技巧 4. 定时翻身拍背吸痰的意义 5. 相关饮食介绍
	气道护理(重度痴呆患者)	1. 保持呼吸道通畅及时吸痰 2. 床头备吸引器、吸痰管 3. 观察痰液的色、质、量	气道护理的相关知识

护理评估		护理措施	健康教育
项目	内容		
专科症状体征		4. 警惕由于痰液黏稠,不易吸出;当出现窒息的先兆表现,立即取侧卧位或平卧位头偏向一侧,必要时配合医师气管插管及呼吸机辅助通气,并做好呼吸机管理,气道护理	
	营养支持	1. 经口进食的护理,营养均衡,喂食时应将食物切成小块,送至口腔健侧近舌根处,贪食患者宜少量多餐,厌食患者要提供舒适的进食环境,鼓励进食 2. 做好口腔护理,有义齿的患者在睡觉前要取下,清洗干净 3. 鼻饲喂养的护理,床头抬高 30°~40°,注意胃内残余量,小心误吸反流。对配合度差的患者适当约束,避免拔出鼻饲导管	营养支持的重要性
	并发症 1. 肺部感染 2. 泌尿系感染 3. 压疮 4. 关节畸形、肌肉萎缩	1. 肺部感染的预防: (1) 防止吸入性肺炎发生的主要措施为:防止食物或胃内容物反流、误吸 (2) 定时翻身、叩背、咳嗽锻炼 (3) 保持呼吸道通畅 2. 泌尿系感染的预防:多饮水,保持会阴部皮肤清洁 3. 压疮预防:定时翻身、拍背、皮肤按摩 4. 关节畸形、肌肉萎缩的预防:肢体关节被动活动	1. 肺部感染的相关知识 2. 预防压疮的方法 3. 预防关节畸形、肌肉萎缩的方法
治疗配合	轻—中度痴呆患者	1. 强调治疗的益处 2. 观察药物治疗的不良反应	与患者及照顾者充分讨论治疗益处
	重度痴呆患者	遵医嘱治疗,预防并发症	加强基础护理的宣教

续表

护理评估		护理措施	健康教育
项目	内容		
康复指导		1. 建议早期康复 2. 肢体的摆放处于功能位 3. 综合的娱乐性治疗	1. 肢体的摆放处于功能位的意义 2. 益智游戏、缅怀治疗对患者认知改善的意义 3. 恰当的交流方式的意义
出院指导	指导	1. 遵医嘱完成治疗计划 2. 定期复查:轻、中度痴呆患者每6个月进行一次认知评估;重度痴呆患者每月评估一次 3. 必要时,住院复查 4. 其他内容同康复指导	出院宣教的相关内容
	随访	1. 定期电话随访 2. 了解患者用药情况及是否出现不良反应 3. 有无症状加重或新的症状出现	视情况进行相关内容教育

二十一、甲状腺机能亢进症

护理评估		护理措施	健康教育
项目	内容		
一般情况	身高、体重、年龄、文化程度、职业、心理状态、家庭支持力度、经济状况、饮食习惯、病史、过敏史等	1. 根据病人情况采取适宜的健康教育方法,制定健康教育内容 2. 标记过敏史	1. 入院宣教的相关内容 2. 疾病简单介绍,以消除患者的紧张与焦虑 3. 当日晨采集各种标本的注意事项及检查注意事项
自理能力	详见自理能力评估表,注意活动、转移、如厕等内容	1. 生活自理的患者给予督促完成生活护理 2. 生活不能完全自理的患者给予协助完成,并班交接患者情况	1. 清洁及活动的意义:防止压疮发生,防止长时间卧床导致的身体不适 2. 防止坠床的发生,告知床栏的使用方法

护理评估		护理措施	健康教育
项目	内容		
病因诱因	与遗传、自身免疫、环境因素有关	根据诱因采取相关措施	根据疾病原因给予相关健康教育
专科症状体征	心动过速	1. 卧床休息,禁止重体力劳动 2. 指导患者遵医嘱服药,及时询问有无不适,并按顿提醒患者服药,重点核对药物名称、剂量、服用方法 3. 密切观察生命体征变化,根据心率调整药量	1. 卧床休息的重要性 2. 告知患者遵医嘱服药的重要性 3. 心率的正常值及观察意义
	肝功能损害	1. 停止口服抗甲状腺药物治疗 2. 采血化验肝功能,以便了解肝功能损害的程度 3. 指导患者遵医嘱服保肝药物,及时询问有无不适,并按顿提醒患者服药,重点核对药物名称、剂量、服用方法	1. 告知停服抗甲状腺药物治疗的重要性 2. 告知化验的意义和重要性 3. 告知患者遵医嘱服药的重要性
	粒细胞减少	1. 停止口服抗甲状腺药物治疗 2. 采血化验血细胞分析,了解粒细胞减少的程度 3. 指导患者遵医嘱服升白细胞的药物,及时询问有无不适,并按顿提醒患者服药,重点核对药物名称、剂量、服用方法	1. 告知停服抗甲状腺药物治疗的重要性 2. 告知化验的意义和重要性 3. 告知患者遵医嘱服药的重要性
	周期性麻痹	1. 采血化验电解质,了解低钾的程度 2. 根据化验结果给予口服补钾药物,严重者可在服 ^{131} 碘治疗前给予静脉补钾	1. 告知化验的意义和重要性 2. 告知患者遵医嘱服药的重要性
治疗配合	口服 ^{131} 碘治疗	1. 根据摄碘率和甲状腺扫描结果定服 ^{131} 碘剂量 2. 密切观察患者生命体征,如有异常及时通知医师	1. 治疗的目的及意义 2. 指导患者及家属观察生命体征变化 3. 保护患者,避免坠床

护理评估		护理措施	健康教育
项目	内容		
治疗配合		3. 定时巡视病房,观察患者病情 4. 低碘饮食 5. 督促患者按时服药 6. 为服 ^{131} 碘治疗后的无家属患者采买生活用品 7. 如发生甲亢危象,应及时通知医师,并配合医师进行抢救	4. 低碘饮食的意义,纠正患者原有的饮食习惯 5. 告知患者放射性废物处理的重要性 6. 坚持完成治疗计划的重要性
	控制心率治疗	1. 遵医嘱治疗前查心电图 2. 密切观察心率变化,根据结果调整用药剂量 3. 卧床休息,禁止重体力劳动 4. 出现异常情况,及时与医师取得联系	1. 治疗的目的及意义 2. 指导患者及家属观察生命体征变化 3. 卧床休息的重要性 4. 坚持完成治疗计划的重要性
	升白细胞治疗	1. 遵医嘱观察血细胞分析结果,根据结果调整用药剂量 2. 出现异常情况,及时与医师取得联系 3. 督促患者按医嘱服药	1. 治疗的目的及意义 2. 坚持完成治疗计划的重要性
	保肝治疗	1. 遵医嘱观察患者肝功能结果,根据结果调整用药剂量 2. 出现异常情况,及时与医师取得联系 3. 督促患者按医嘱服药	1. 治疗的目的及意义 2. 坚持完成治疗计划的重要性
	升钾治疗	1. 定期复查血钾,密切观察患者血钾情况,根据结果给予补钾治疗,一般口服补钾,严重者可在服 ^{131} 碘治疗前遵医嘱静脉补钾 2. 密切观察患者病情,避免患者发生严重周期性麻痹时摔伤	1. 治疗的目的及意义 2. 坚持完成治疗计划的重要性
康复指导		1. 服 ^{131} 碘治疗后休息1个月,一周内需卧床休息,避免体力劳动 2. 纠正不良的生活习惯	

续表

护理评估		护理措施	健康教育
项目	内容		
康复指导		3. 注意低碘饮食 4. 自我观察心率,根据心率快慢调整药量 5. 遵医嘱服药,一般患者 3 个月后复查甲状腺功能,如有甲亢合并粒细胞减少、甲亢合并肝损害或甲亢合并周期性麻痹者,应告知患者正确的用药方法、时间、剂量;确切的肝功、血细胞分析和电解质复查时间和注意事项 6. 教会患者放射性排泄物的自我管理,与正常成人隔离 5 天,孕妇与婴幼儿隔离 1 个月 7. 坚持完成治疗计划并定期复诊,不适随诊	
出院指导	指导	1. 遵医嘱完成治疗计划 2. 定期复查:服 ^{131} 碘后 3 个月复查,如有甲亢合并粒细胞减少、甲亢合并肝损害或甲亢合并周期性麻痹者,应告知患者正确的用药方法、时间、剂量;确切的肝功、血细胞分析和电解质复查时间和注意事项 3. 其他内容同康复指导	出院宣教的相关内容
	随访	1. 定期电话随访 2. 了解患者用药情况、有无症状加重或新的症状出现 3. 询问患者原有不良习惯是否改正	视情况进行相关内容教育

二十二、糖 尿 病

护理评估		护理措施	健康教育
项目	内容		
一般情况	心理状态、经济状况、家庭支持、饮食习惯、过敏史、病史,尤其是院外低血糖发生的频次及好发时间	1. 根据病人情况采取适宜的健康教育方法,制定健康教育内容 2. 标记过敏史	1. 入院宣教的相关内容 2. 疾病简单介绍,以消除患者的紧张与焦虑 3. 次日晨采集各种标本的注意事项及检查注意事项
自理能力	包括自理能力评估及跌倒、坠床评估,注意活动、转移、如厕等内容	1. 填写自理能力评估表并标识 2. 协助患者完成床上洗漱、进食、大小便 3. 协助患者翻身、床上活动	清洁及活动的意义:防止视力障碍、周围神经病变、糖尿病足等导致的意外伤害发生,造成不良后果
病因诱因	1. 原有基础疾病 2. 诱发因素(如妊娠、大手术等)	1. 视基础疾病采取相关措施 2. 询问该疾病注意事项	原有基础疾病相关知识
专科症状体征	1. 酮症酸中毒 2. 血糖(即刻) 3. 酮体 4. 并发症	1. 按酮症酸中毒的规范要求完成相应护理 2. 规范监测做好记录,发现异常及时报告 3. 及时规范留取尿标本并送检 4. 针对并发症的护理	1. 嘱患者卧床休息,做好患者及家属的心理疏导 2. 告知测血糖的意义、目的、方法 3. 监测尿酮体的意义 4. 并发症相关知识的宣教
治疗配合	1. 纠正酮症酸中毒 2. 预防低血糖 3. 降血糖 4. 降血脂 5. 降血压	1. 遵医嘱吸氧、建立静脉通路、急查血标本、必要时查心电图 2. 按低血糖应急预案进行处理 3. 遵医嘱准确用药(包括剂量、时间、注射部位等) 4. 按时督促患者服用降脂、降压药物	1. 酮症酸中毒诱发因素 2. 低血糖的症状、处理、预防 3. 针对所用口服降糖药或胰岛素用药注意事项 4. 降脂药注意事项 5. 降压药注意事项

护理评估		护理措施	健康教育
项目	内容		
康复指导		1. 遵医嘱完成饮食治疗计划 2. 根据病情制定相应的运动措施 3. 有针对性的做好疾病内容的指导 4. 有针对性的做好所用药物的指导 5. 监测内容:血糖、血压、体重、各种生化指标等	视病人知识需求而定
出院指导	指导	1. 遵医嘱完成治疗计划,出院后坚持治疗 2. 定期复查:视情况而定复诊时间,必要时,住院复查 3. 必要时电话随访 4. 其他内容同糖尿病教育内容指导	出院宣教糖尿病相关内容

二十三、肾病综合征

护理评估		护理措施	健康教育
项目	内容		
一般情况	身高、体重、年龄、文化程度、职业、婚姻、心理状况、生命体征、精神状态、家庭支持力度、经济状况、饮食习惯、病史、过敏史等	通过询问患者,查看病历,结合医嘱,测量生命体征等评估病人病情及自理能力程度	1. 入院宣教的相关内容,如:医院及科室环境、主管医师、护士长及责任护士等,取得患者及家属的信任 2. 帮助患者尽快适应新环境、新角色 3. 讲解简单疾病相关知识,告知各项标本采集的意义及注意事项
自理能力	详见自理能力评估表,注意活动、转移、如厕等内容	根据患者的不同需求,以及自理能力的评估结果,确定不同程度的护理 1. 自理完全者:指导患者养成良好的生活习惯,以利于身体恢复	

护理评估		护理措施	健康教育
项目	内容		
自理能力		2. 需要部分帮助者:给予适度帮助,以利于患者自理能力的提高 3. 需要大部分帮助者:根据自理能力评估结果,为患者提供针对性的帮助;并对患者的自理能力进行锻炼,以不断提高其自理能力 4. 无自理能力者:为患者提供全方位的基础护理及相应功能锻炼,保障患者安全。定期进行自理能力评估,根据评估结果给予相应护理措施	
病因诱因	病因: 原发性:肾小球本身病变有微小病变型肾病、系膜增生性肾小球肾炎、系膜毛细血管性肾小球肾炎、膜性肾病及局灶性阶段性肾小球硬化 继发性:系统性红斑狼疮、糖尿病、过敏性紫癜、淀粉样变、多发性骨髓瘤及先天性遗传病 诱因:上呼吸道感染	1. 采取对症治疗,预防并发症 2. 告知患者疾病的相关知识及注意事项 3. 实验室检查	1. 指导患者用药 2. 指导患者配合各项检查
专科症状体征	大量蛋白尿(尿蛋白定量 >3.5g/L)低蛋白血症(血浆清蛋白<30g/L) 水肿及高脂血症	1. 卧床休息 2. 蛋白尿:优质蛋白饮食(1g/kg/d) 3. 高血压:遵医嘱按时按量服药;定时测量血压,预防跌倒	1. 教会患者如何留取尿常规标本及 24 小时尿标本 2. 进行蛋白质摄入的饮食指导 3. 教会患者如何记录 24 小时出入量

护理评估		护理措施	健康教育
项目	内容		
专科症状体征		4. 水肿:卧床休息,给予低盐饮(<3 g/d):准确记录 24 小时出入量,体重;用药护理:观察利尿剂,糖皮质激素的副作用,发现异常情况及时处理;皮肤护理 5. 维生素、钙及微量元素的摄入	4. 告知患者其常用药物的作用及副作用 5. 指导患者正确护理水肿皮肤
治疗配合	1. 一般治疗 2. 对症治疗 3. 控制感染灶 4. 并发症防治	1. 卧床休息,合理摄入蛋白质,限制水、盐的摄入 2. 利尿消肿,减少尿蛋白 3. 有上呼吸道或皮肤感染者,控制感染 4. 糖皮质激素、细胞毒药物治疗	1. 提供舒适的环境,让病人安静休息,每日通风 2 次,每次 15~30min,室内每周紫外线消毒一次。防止感染,预防感冒 2. 限制钠盐的摄入(<3g/d),根据尿量情况控制水和钾的摄入,优质蛋白饮食(1g/kg/d),脂肪摄入 <40g,介绍常见食物营养成分含量 3. 遵医嘱使用利尿药及糖皮质激素,并注意观察疗效及副反应 4. 注意口腔、饮食卫生。穿宽松全棉内衣,舒适松口软布鞋,做好皮肤清洁护理,避免损伤
康复指导		1. 注意休息,避免受凉、感冒、劳累和剧烈运动 2. 鼓励患者说出对疾病的担忧,分析原因,减轻病人思想负担 3. 水肿时注意限盐,每日勿摄入过多蛋白 4. 适度活动,避免产生肢体血栓等并发症	

续表

护理评估		护理措施	健康教育
项目	内容		
康复指导		5. 按时、按量服药,不得随意减量或停药,避免使用肾毒性药物 6. 定期复查	
出院指导		1. 遵医嘱完成治疗计划 2. 指导病人预防各种感染的发生 3. 定期门诊复查,若出现少尿、水肿、尿液混浊、感冒等症状时,应及时就医 4. 其他同康复指导	1. 指导患者要自我监测病情,不适随诊 2. 根据患者的具体情况,为其制订合理的随访计划 3. 调动患者的家庭支持系统,使患者积极应对 4. 告知患者随访时间及科室电话

二十四、慢性肾衰竭

护理评估		护理措施	健康教育
项目	内容		
一般情况	1. 一般评估:发病经过、伴随症状及体征,了解既往治疗及用药史,了解经济状况及家庭支持文化程度、职业、心理状态、饮食习惯等 2. 专科评估:水肿程度、生命体征、精神状态、贫血程度、血压变化、神经系统异常情况等 3. 实验室及其他检查:血尿常规检查、肾小管的功能、肾影像学检查等	1. 根据患者具体情况选择合适的入院宣教方法(书面、讲解、示范) 2. 根据实验室检查及病人的情况制定合理的饮食护理计划 3. 视水肿的程度做好皮肤的护理 4. 监测血清电解质的变化,密切观察高钾血症的征象 5. 肾功能和营养状况的监测 6. 记24小时出入量,严格控制入液量,原则为量出为入	1. 根据患者的文化程度选择健康教育的内容 2. 让患者了解积极配合治疗的重要性:积极的态度会直接影响疾病的转归和预后 3. 向患者及家属讲解各项标本的留取方法及特殊检查的注意事项 4. 强调合理饮食对本病的重要性 5. 教会病人运动方法,进行适当运动以增强身体抵抗力 6. 注意个人卫生 7. 嘱咐患者保护好血管,以备行血液透析时建立血管通路

护理评估		护理措施	健康教育
项目	内容		
自理能力	进食、个人卫生、穿衣、如厕及排泄、移动等	1. 卧床休息,避免劳累 2. 心力衰竭者绝对卧床休息 3. 提供安静休息环境,协助患者做好各项生活护理 4. 做好血压的监测	1. 遵医嘱按时按量服药 2. 给患者讲解血压监测的重要性,教给患者正确测量血压的方法
病因诱因	1. 原发性肾脏疾病:肾小球肾炎、慢性肾小球肾炎、多囊肾等 2. 继发性肾脏病变:系统性红斑狼疮、糖尿病肾病、高血压肾小动脉硬化症、各种药物和重金属所致的肾病 3. 尿路梗阻性肾病:尿路结石、神经性膀胱、前列腺增生等	1. 消化系统的护理:加强饮食护理,改善患者的食欲;注意消化道出血的护理 2. 心血管系统的护理:注意血压的监测,有无心力衰竭、心包积液、心包炎等征象 3. 血液系统的护理:改善贫血状况;有无出血倾向 4. 皮肤的护理:评估病人皮肤色泽、弹性、有无水肿 5. 预防感染、保持皮肤清洁	1. 首先加强基础调理 2. 慢性肾衰患者的饮食调理原则 3. 患者服药的基本指导 4. 经过生活起居的指导可以对患者起到有利的作用 5. 安抚患者情绪,调剂心理健康
专科症状体征	恶心、呕吐;水肿;贫血;消化道出血;高血压;心力衰竭;高钾血症;头痛、头晕;顽固性皮肤瘙痒	1. 严格控制入液量(前一日尿量+500ml),减轻水肿 2. 严密观察病情变化 3. 保证休息,避免劳累,防止上呼吸道感染 4. 做好用药护理,遵医嘱用药 5. 监测电解质,预防高钾血症	1. 指导病人及家属制定合理的饮食计划 2. 定期监测反映病人营养状况的指标
治疗配合	1. 降压治疗 2. 减轻水肿 3. 减轻消化道症状 4. 透析疗法	1. 遵医嘱按时服药,不得随意增减 2. 指导患者坚持长期服药,以及长期服药的重要性 3. 必要时行血液透析治疗	1. 长期服药的重要性、意义 2. 早期行血液透析的意义

续表

护理评估		护理措施	健康教育
项目	内容		
康复指导		1. 保持情绪稳定 2. 保持充足的睡眠 3. 低盐、低脂、优质蛋白、高热量饮食 4. 视病情逐步进行活动 5. 保持良好的生活习惯 6. 定期复查	
出院指导		1. 保持大便通畅 2. 保证居住场所的清洁 3. 保证适量运动,避免劳累 4. 定期复查 5. 遵医嘱用药 6. 注意保护和有计划使用血管以备用于血透治疗 7. 积极治疗原发病	

二十五、类风湿关节炎

护理评估		护理措施	健康教育
项目	内容		
一般情况	身高、体重、年龄、文化程度、职业、心理状态、家庭支持力度、经济状况、饮食习惯、病史、过敏史等	1. 根据病人情况采取适宜的健康教育方法,制定健康教育内容 2. 标记过敏史	1. 入院宣教的相关内容 2. 疾病简单介绍,以消除患者的紧张与焦虑 3. 次日晨采集各种标本的注意事项及检查注意事项
自理能力	详见自理能力评估表,注意活动、转移、如厕等内容	1. 填写自理能力评估表 2. 协助患者完成床上洗漱、进食、大小便 3. 协助患者翻身、床上活动	清洁及活动的意义:防止压疮发生,防止长时间卧床导致的身体不适
病因诱因	原有基础疾病诱发因素,如外伤、感染、手术、分娩	1. 视基础疾病采取相关措施 2. 询问相关科室疾病注意事项	以专科疾病教育为主

护理评估		护理措施	健康教育
项目	内容		
专科症状体征	关节疼痛与压痛	1. 保持病室内清洁、温暖、舒适,定时通风换气 2. 指导病人生活要有规律,注意保暖,避免受凉,同时要增强体质,避免过度劳累 3. 加强营养,补充蛋白质和维生素,并适当补充钙剂,有贫血者增加含铁食物 4. 遵医嘱使用止痛药	1. 强调自我锻炼的意义 2. 合理饮食的作用 3. 使用止痛剂的注意事项 4. 避免受风、受潮、受寒
	关节肿胀	1. 观察关节症状的变化,如疼痛、肿胀、晨僵发作、畸形及功能障碍的程度和发作的时间 2. 减少长时间卧床时间,且不宜剧烈运动,可以选择床上锻炼	1. 了解常见的关节症状 2. 了解常见的运动方式
	晨僵	1. 鼓励病人晨起后行温水浴,或用热水浸泡僵硬的关节;此后活动关节,或起床前先活动关节再下床活动 2. 夜间睡眠时戴弹力手套保暖,可减轻晨僵程度	1. 掌握缓解晨僵的常用方法 2. 了解运动的重要性
治疗配合	非甾体类抗炎药(NSAIDS) 免疫抑制剂	应用于发热、关节炎 1. 定期复查血常规,必要时行骨髓穿刺检查 2. 鼓励病人多饮水,促进药物的排泄 3. 加强营养 4. 育龄妇女服药期间应避孕 5. 有脱发者,鼓励病人戴假发,以增强其自尊、自信	1. 治疗的目的及意义 2. 检查的意义 3. 遵医嘱坚持完成治疗计划的重要性
	肾上腺皮质激素	1. 饭后服用,遵医嘱同时服用保护胃黏膜的药物如法莫替丁等,以减少消化道副反应 2. 用药期间给予低盐、高蛋	1. 治疗的目的及意义 2. 检查的意义 3. 饮食的意义,纠正患者原有的不良饮食习惯

护理评估		护理措施	健康教育
项目	内容		
治疗配合		白、含钾、钙丰富的食物,补充钙剂和维生素 D 3. 定期测量血压、尿糖、血糖,及早发现药物性糖尿病 4. 观察病人精神情绪变化,区分是药物副反应还是疾病本身引起的精神症状 5. 预防感染,做好皮肤、口腔和会阴的清洁护理 6. 遵医嘱服药,不能自行停药或减量太快	4. 遵医嘱坚持完成治疗计划的重要性 5. 保护患者,避免磕碰
	饮食疗法	1. 要少食牛奶、羊奶等奶类和花生、巧克力、小米、干酪、奶糖等 2. 少食肥肉、高动物脂肪和高胆固醇食物 3. 少食甜食,因其糖类易致过敏 4. 少饮酒和咖啡、茶等饮料,注意避免被动吸烟 5. 可适量多食动物血、蛋、鱼、虾、豆类制品	饮食疗法的目的、意义及注意事项
康复指导		1. 急性期应卧床休息,限制受累关节活动,保持关节功能位,避免不必要的损伤 2. 在缓解期,可逐渐增加关节功能锻炼 3. 避免受风、受潮、受寒 4. 注意劳逸结合 5. 保持精神愉快 6. 预防和控制感染	
出院指导		1. 遵医嘱完成治疗计划 2. 定期复查:每半个月进行一次凝血检查或视情况而定 3. 必要时,住院复查 4. 其他内容同康复指导	出院宣教的相关内容

二十六、抑 郁 障 碍

护理评估		护理措施	健康教育
项目	内容		
一般情况	身高、体重、年龄、文化程度、职业、经济状况、饮食习惯、病史、过敏史、家族史、婚姻状况、性格、宗教信仰、门诊或入院诊断、住院次数等	1. 根据病人情况采取适宜的健康教育方法,制定健康教育内容 2. 标记过敏史	1. 入院宣教的相关内容 2. 疾病简单介绍,以消除患者的紧张与焦虑 3. 次日晨采集各种标本的注意事项及检查注意事项
自理能力	关注进食、翻身、大小便、穿衣、洗漱、自主活动等项目	1. 填写自理能力评估表并标识 2. 协助患者完成床上洗漱、进食、大小便 3. 协助患者翻身、床上活动	1. 清洁及活动的意义:防止压疮发生,防止长时间卧床导致的身体不适 2. 防跌倒、防坠床:活动时如出现眩晕、心悸、乏力等不适感,应立即坐下或卧床,并及时报告医护人员给予处理
病因诱因	家族史、生活事件	1. 要有足够的耐心、温和的态度,相信患者会改变 2. 建立有效的沟通,鼓励患者抒发自身的感受	
专科症状体征	1. 情绪低落 2. 思维迟缓 3. 意志活动减退 4. 精神病性症状 5. 睡眠障碍	护理人员须设法打断患者负性思考,培养正性的认知方式 1. 训练患者学习心理应付方式 2. 鼓励患者白天多活动,睡前采取喝牛奶、洗热水澡等协助患者入睡,清晨应加强护理巡视,对早醒给予安抚,使其延长睡眠时间 3. 加强饮食调理,保证营养供给 4. 防自杀、自伤,护理人员必须随时了解患者自杀意志的强度,谨慎安排患者生活居住的环境,使其不具备自伤的工具 5. 做好日常生活的护理	1. 讲解抑郁症的相关知识 2. 教会患者放松的方法 3. 介绍帮助睡眠的方法及注意事项 4. 教会患者保持精神健康的方法 5. 强调24小时安全陪护,对早醒的患者应特别注意上厕所及外出时的陪同,危险物品如刀、剪、绳、玻璃、药物等不准带入病室

续表

护理评估		护理措施	健康教育
项目	内容		
治疗配合	抗抑郁治疗	1. 严格遵医嘱用药 2. 服药以后嘱患者休息片刻再从事活动,变换体位或起床时动作缓慢,以防止直立性低血压 3. 饭后服药,服药期间要定时做心电图 4. 告知家属要妥善保管药物,防止患者蓄药顿服 5. 维持用药一般为两到三年,在医嘱的指导下进行调整 6. 学习新的心理应付方式 7. 改变处处需要他人关照和协助的心理 8. 学习独立处理各种事物,应由易到难 9. 坚持参加心理治疗,逐渐改变自己的负性的认知方式,以积极的态度面对生活	1. 治疗的目的及意义 2. 指导患者及家属观察服药后的不良反应 3. 保护患者,避免磕碰 4. 坚持服药的重要性
康复指导		1. 多参加集体活动建立有规律的生活习惯 2. 禁忌饮酒,少喝兴奋性饮料 3. 疾病相关知识,提高依从性 4. 定期门诊复查 5. 选择易咀嚼、易消化、高热量、高蛋白质、B族维生素丰富的食物;拒食者,可采取喂食、鼻饲或静脉输液等 6. 睡前洗热水澡,饮热鲜奶,必要时遵医嘱服口服药,诱导入睡 7. 鼓励患者多参加康复训练	
出院指导	指导	1. 遵医嘱用药,勿擅自改量或停药 2. 定期门诊复查 3. 出现不适或病情波动,及时就诊	出院宣教的相关内容

续表

护理评估		护理措施	健康教育
项目	内容		
出院指导		4. 劳逸结合、保持良好的生活习惯 5. 注意饮食,合理膳食 6. 积极参加社会活动	
	随访	1. 定期电话随访 2. 了解患者用药情况、有无症状加重或新的症状出现,自理能力情况 3. 询问患者原有不良习惯是否改正	视情况进行相关内容教育

二十七、焦 虑 症

护理评估		护理措施	健康教育
项目	内容		
一般情况	身高、体重、年龄、文化程度、职业、经济状况、饮食习惯、病史、过敏史、家族史、婚姻状况、性格、宗教信仰、门诊或入院诊断、住院次数等	1. 根据病人情况采取适宜的健康教育方法,制定健康教育内容 2. 标记过敏史	1. 入院宣教的相关内容 2. 疾病简单介绍,以消除患者的紧张与焦虑 3. 次日晨采集各种标本的注意事项及检查注意事项
自理能力	关注进食、翻身、大小便、穿衣、洗漱、自主活动等	1. 填写自理能力评估表并标识 2. 协助患者完成床上洗漱、进食、大小便 3. 协助患者翻身、床上活动	1. 清洁及活动的意义:防止压疮发生,防止长时间卧床导致的身体不适 2. 防跌倒、防坠床:活动时如出现眩晕、心悸、乏力等不适感,应立即坐下或卧床,并及时报告医护人员给予处理
病因诱因	应激事件、遗传因素、早年体验、人格		

护理评估		护理措施	健康教育
项目	内容		
专科症状体征	广泛性焦虑: 1. 精神焦虑:担心忧虑,心理性警觉,睡眠紊乱 2. 躯体焦虑:运动性不安,肌紧张,自主神经系统活动过度 3. 惊恐障碍:突如其来的惊恐体验,伴濒死感,自主神经功能紊乱	1. 严密观察,加强巡视,杜绝身边出现危险物品 2. 安静舒适的环境,减少外界的刺激;防止摔倒、烫伤等 3. 焦虑、惊恐发作时,立即让患者脱离应激原或改变环境,适当限制,遵医嘱给予相应的抗焦虑、抗抑郁的药物,加强巡视,禁止患者单独外出,嘱家属做好24小时安全陪护 4. 睡眠的护理:创造良好的睡眠环境,作息时间规律,养成良好的睡眠习惯,必要时在医生指导下使用安眠药 5. 鼓励患者参加适当的集体活动,减少白天卧床时间,转移注意力 6. 鼓励进食,选择易消化、富营养、粗纤维的食物 7. 帮助患者改善自我照顾能力	1. 让患者了解焦虑症的相关知识 2. 教会患者放松的方法:静坐、慢跑、肌肉放松训练 3. 讲解帮助睡眠的相关知识 4. 教会患者保持精神健康的方法 5. 强调24小时安全陪护对早醒患者的重要性,应特别注意上厕所及外出时的陪同;危险物品如刀、剪、绳、玻璃、药物等不准带入病室
治疗配合	药物治疗	1. 严格遵医嘱用药 2. 服药以后嘱患者休息片刻再从事活动,变换体位或起床时动作缓慢,以防止直立性低血压 3. 饭后服药,服药期间要定时做心电图,抽血化验 4. 告知家属要妥善保管药物,防止患者蓄药顿服 5. 维持用药一般为两到三年,在医嘱的指导下进行调整	1. 治疗的目的以及意义 2. 指导患者及家属观察服药后的不良反应 3. 保护患者,避免磕碰 4. 复查的重要性 5. 坚持服药的重要性,不可擅自减药或停药,药物由家人保管 6. 禁忌饮酒,少喝兴奋性的饮料
	心理治疗	1. 建立良好的护患关系 2. 与患者共同探讨与疾病有关的应激原及应对方式,协助患者消除应激	1. 应耐心介绍与患者交流的注意事项,态度温和,理解患者的内心体验 2. 告知家属对患者的关心

续表

护理评估		护理措施	健康教育
项目	内容		
治疗配合		3. 学习和训练新的应对技巧,加强患者正性的控制负性情绪的技巧 4. 强调患者的能力和优势 5. 鼓励患者表达自己的感受,认识自己的负性情绪,不要过多责备,对其主诉应以接受的态度倾听 6. 坚持做心理咨询	保持在正常范围内,不要过度关心 3. 协助患者获得社会支持
康复指导		1. 保持充分的睡眠 2. 培养几种爱好 3. 适当的体育锻炼 4. 运用放松疗法进行自我调整 5. 鼓励患者多参加康复训练	
出院指导	指导	1. 遵医嘱用药,勿擅自改量或停药 2. 定期门诊复查 3. 出现不适或病情波动,及时就诊 4. 劳逸结合、保持良好的生活习惯 5. 注意饮食,合理膳食 6. 积极参加社会活动	出院宣教的相关内容
	随访	1. 定期电话随访 2. 了解患者用药情况、有无症状加重或新的症状出现,自理能力情况 3. 询问患者原有不良习惯是否改正	视情况进行相关内容教育

外科"一病一优"优质护理服务规范

一、脑 膜 瘤

阶段	护理评估		护理措施	健康教育
	项目	内容		
入院	一般情况	身高、体重、年龄、文化程度、职业、心理状态、家庭支持力度、经济状况、饮食习惯、病史、过敏史等	1. 根据病人情况采取适宜的健康教育方法 2. 制定健康教育内容 3. 标记过敏史	1. 入院宣教的相关内容 2. 疾病简单介绍,以消除患者的紧张与焦虑 3. 次日晨采集各种标本的注意事项及检查注意事项
	自理能力	详见自理能力评估表,注意活动、转移、用厕等内容	1. 填写自理能力评估表并在基础护理板上标识 2. 协助患者完成床上洗漱、进食、大小便 3. 协助患者翻身、床上活动	清洁及活动的意义:防止压疮发生,防止长时间卧床导致的身体不适
	病因诱因	1. 其发生可能与一定的内环境改变和基因变异有关,并非单一因素造成 2. 可能与颅脑外伤、放射性照射、病毒感染以及合并双侧听神经瘤等因素有关	完善各项入院及术前检查	以疾病教育为主

续表

阶段	护理评估		护理措施	健康教育
	项目	内容		
入院	专科体征	1. 头痛 2. 癫痫 3. 肢体活动障碍	1. 遵医嘱给予对症治疗 2. 介绍疾病的基本情况,成功的手术病例,给予相应的心理疏导 3. 如果行动不便,应随时有家人的陪伴,合理放置物品,远离危险	以疾病教育和安全教育为主
术前	治疗配合	1. 遵医嘱进行对症治疗 2. 为手术做相应准备(备皮、配血;嘱患者禁食水 8h)	1. 饮食:选择患者喜欢的色香味俱全的、营养丰富易消化的食物,有吞咽困难者应给予易消化不易误吸的糊状食物,必要时可给予静脉营养,改善患者全身营养状况 2. 体位:患者取自由体位;有颅内压增高者应予抬高床头 15°~30° 3. 若患者出现头痛、恶心、呕吐等症状,应马上告知医务人员,尽快处理 4. 患者应预防感冒、呼吸道感染,避免用力咳嗽;防止便秘,不可用力排便,必要时可给予轻泻剂,以免颅内压增高 5. 由于此病病程长,症状明显,患者易产生紧张、焦虑、恐惧心理,家属应积极配合医务人员解除患者的心理负担	以手术方式及术后可能出现的身体不适介绍为主,给予相应的心理疏导
术日		1. 术前遵医嘱给予抗生素 2. 生命体征的监测	1. 体位:术后患者取仰卧位,头偏向健侧或取侧卧位和侧俯卧位,以利于呼吸道分泌物排出;神志清醒,血压平稳后,床头抬高 15°~30°,禁忌后枕部受压 2. 饮食:术后禁食 6~8h,根据情况可以饮少量水	1. 各种注意事项的重要性 2. 相关饮食介绍 3. 吸氧的好处

阶段	护理评估		护理措施	健康教育
	项目	内容		
术日			3. 密切观察病情变化,给予吸氧、心电监护,并及时记录生命体征 4. 手术结束,头部如带有引流管,做好引流管护理 5. 必要时记录24h出入量及每小时尿量	
术后	治疗配合	遵医嘱给予输液及各项检查治疗	1. 评估患者的吞咽功能:良好者可进食,以高热量、高蛋白、高纤维、高维生素饮食为主;吞咽功能暂时丧失,应配合医护人员行留置胃管,并鼻饲流食,以保证体内必需的营养摄入 2. 做好引流管的护理,记录引流液的色、质、量 3. 保持口腔清洁 4. 关注视力的改变和肢体活动情况	1. 饮食指导 2. 注意事项重要性
	康复指导		1. 视病情逐步进行活动 2. 监测血压 3. 纠正不良饮食习惯及生活习惯 4. 防止便秘 5. 坚持完成治疗计划并定期复诊	
	出院指导		1. 加强营养,进食高热量、高蛋白、富含纤维素、维生素饮食;适当进行体能锻炼,避免过度劳累 2. 避免病人过度激动,减少不良刺激,保持患者良好心情,保证睡眠时间和质量,必要时可在医生指导下使用安眠药物 3. 预防感冒,应注意保暖 4. 定期复查,观察病情的发展变化	出院指导相关内容

二、脑挫裂伤

阶段	护理评估		护理措施	健康教育
	项目	内容		
入院第一天	一般情况	身高、体重、年龄、文化程度、职业、心理状态、家庭支持力度、经济状况、饮食习惯、病史、过敏史等	根据病人情况采取适宜的健康教育方法,制定健康教育内容	1. 入院宣教的相关内容 2. 疾病简单介绍,以消除患者及家属的紧张与焦虑 3. 次日晨采集各种标本的注意事项及检查注意事项
	自理能力	详见自理能力评估表及ADL评分表,注意意识、活动、转移、用厕等内容	1. 填写自理能力评估表,悬挂标识 2. 协助或指导患者完成床上洗漱、进食、大小便 3. 昏迷或肢体活动障碍者协助患者翻身、床上活动 4. 跌倒评分≥4分的高危患者床头挂警示牌,使用床栏,留家属陪护,加强巡视,必要时使用保护性约束	1. 清洁及活动的意义:防止压疮发生,防止长时间卧床导致的身体不适 2. 告知患者目前的状况,加强看护采取保护措施的必要性
	专科体征	1. 意识障碍 2. 头痛 3. 恶心呕吐 4. 肢体瘫痪	意识障碍 1. 严密监测生命体征、神志、瞳孔,及时发现病情变化 2. 昏迷病人取侧卧或平卧头偏向一侧,防止误吸 3. 床头备吸引器、吸痰管,及时清除呼吸道分泌物,保持呼吸道通畅 4. 意识不清、烦躁者加用床栏及保护性约束,妥善固定各种管路,防止意外发生 5. 持续或间断吸入氧气 头痛 1. 保持病室安静,环境整洁,减少人员流动	意识障碍 1. 神志、瞳孔、生命体征的正常值及观察意义 2. 采取卧位要求的原因 3. 告知保护性措施的必要,取得家属的配合与理解 4. 氧气吸入的好处及注意事项 头痛 1. 告知家属病室环境对疾病恢复的重要性,减少探视

阶段	护理评估		护理措施	健康教育
	项目	内容		
入院第一天	专科体征		2. 卧床休息,床头抬高15°~30°,以利于静脉回流,降低颅内压,缓解头痛 3. 遵医嘱按时完成脱水治疗 4. 遵医嘱服用止痛药,并观察止痛效果 5. 配合医生行腰穿术,术后去枕平卧4~6h 6. 应用脱水药物需监测肾功能及电解质变化 恶心呕吐 1. 注意观察呕吐的次数,呕吐物的颜色、量、性状 2. 呕吐物为咖啡色或血性时,遵医嘱给予抑酸剂,保护胃黏膜 3. 如剧烈呕吐,且呈喷射状,并伴有剧烈头痛时遵医嘱紧急头颅CT检查 4. 呕吐频繁可暂时禁食,以后如无消化道出血应逐渐少量多次进食高蛋白、高维生素、易消化饮食,由流食-半流-普食过渡 肢体瘫痪 1. 遵医嘱用药,如促进脑功能恢复的药物 2. 病情稳定后尽早进行康复训练,鼓励患者进行生活自理和早期肢体功能锻炼 3. 患侧肢体保持功能位,协助进行瘫痪肢体各关节被动屈伸运动,每日3、4次,每次30min,以患者不劳累为宜;健侧肢体进行主动运动	2. 告知卧床休息的重要及头高卧位的原因 3. 给予相应的用药指导 4. 介绍腰穿术的作用、必要性、怎样配合、术后注意事项,取得支持 恶心呕吐 1. 告知呕吐原因,缓解家属的恐慌心理 2. 保留部分呕吐物以便观察 3. 告知胃肠道营养的重要性,给予相应的饮食指导 肢体瘫痪 1. 脑损伤后遗留的语言、运动、智力障碍在伤后1~2年仍有部分恢复的可能,要鼓励患者,提高信心 2. 告知早期康复训练的重要性 3. 指导家属摆放肢体功能位,协助-指导-教会患者或家属进行功能锻炼

续表

阶段	护理评估		护理措施	健康教育
	项目	内容		
术前			1. 完善各项术前检查 2. 完善术前准备,送手术通知单 3. 术前 10~12h 禁饮食 4. 术前一日测量四次体温	1. 向家属解释手术和麻醉的安全性,消除紧张恐惧心理 2. 告知患者术前 10~12h 禁饮食,防止术中误吸 3. 向家属告知大概手术过程及时间,取得家属配合
术日	治疗配合		1. 术前完成皮肤准备 2. 遵医嘱使用抗生素 3. 全麻未清醒者去枕平卧,头偏向一侧,防止呕吐物窒息;清醒后血压平稳,床头抬高 15°~30° 4. 麻醉清醒后 6h 根据情况可以饮少量水,昏迷病人应鼻饲流食 5. 保持引流管通畅,牢固固定引流管,防止引流管扭曲脱落	留置导尿的目的,注意事项
术后		遵医嘱给予输液及各项检查治疗	1. 做好引流管的护理:保持引流通畅,准确记录引流液的颜色、性状、量及引流速度 2. 遵医嘱用药,控制好血压 3. 密切观察生命体征、瞳孔及意识,如有变化,及时通知医师,遵医嘱进行对症处理 4. 必要时应加床栏或约束带制动,以防发生意外 5. 鼓励咳嗽咳痰,预防肺部并发症;昏迷病人协助翻身拍背	1. 告知采取卧位的原因 2. 告知营养的重要性并给相应饮食指导 3. 告知引流的目的,有效引流的重要性,避免脱管 4. 告知鼓励咳痰的必要性
	康复指导		1. 病情稳定后早期下床活动 2. 改变生活、饮食习惯。饮食宜高蛋白、富含维生素、多纤维,戒烟酒,忌辛辣刺激食物,勿饮浓茶、可乐、咖啡等兴奋性饮料	康复指导

续表

阶段	护理评估		护理措施	健康教育
	项目	内容		
	康复指导		3. 合并神经功能损伤者坚持功能训练,可选择行辅助治疗,如针灸、理疗、高压氧等	
	出院指导		1. 注意休息,劳逸结合 2. 坚持进行废损功能锻炼 3. 脑挫裂伤后可留有不同程度后遗症,对有自觉症状如头痛、头晕、耳鸣、记忆力减退的患者给予恰当解释宽慰,鼓励患者保持积极乐观心态,积极参与社交活动,树立康复信心 4. 颅骨缺失的患者要注意保护缺损部位,尽量少去公共场所,手术后 6 个月做颅骨成形术 5. 3~6 个月影像学复查,如原有症状加重,头痛、呕吐、抽搐时及时就诊	出院宣教相关内容

三、颅 内 血 肿

阶段	护理评估		护理措施	健康教育
	项目	内容		
入院	一般情况	身高、体重、年龄、文化程度、职业、心理状态、家庭支持力度、经济状况、饮食习惯、病史、过敏史等	1. 根据病人情况采取适宜的健康教育方法 2. 制定健康教育内容 3. 标记过敏史	1. 入院宣教的相关内容 2. 疾病简单介绍,以消除患者及家属的紧张与焦虑 3. 次日晨采集各种标本的注意事项及检查注意事项
	自理能力	详见自理能力评估表及 ADL 评分表,注意意识、活动、转移、用厕	1. 填写自理能力评估表并悬挂标识 2. 协助或指导患者完成床上洗漱、进食、大小便	1. 清洁及活动的意义:防止压疮发生,防止长时间卧床导致的身体不适

阶段	护理评估		护理措施	健康教育
	项目	内容		
入院	自理能力	等内容	3. 昏迷或肢体活动障碍者协助患者翻身、床上活动 4. 跌倒评分≥4分的高危患者挂警醒标志,使用床栏,留家属陪护,加强巡视,必要时使用保护性约束	2. 告知患者目前的状况,加强看护采取保护措施的必要性
	专科体征	1. 意识障碍 2. 脑疝的发生	意识障碍: 1. 严密监测生命体征、意识、瞳孔,及时发现病情变化 2. 昏迷病人取侧卧或平卧头偏向一侧,防止误吸 3. 床头备吸引器、吸痰管,及时清除分泌物,保持呼吸道通畅 4. 意识不清、烦躁者加用床栏及保护性约束,妥善固定各种、管路防止意外 5. 持续或间断吸入氧气 脑疝: 1. 遵医嘱快速静滴脱水剂,对症治疗 2. 通知医师,紧急CT检查 3. 完善术前准备,积极手术 4. 早期治疗,减少并发症的发生	意识障碍 1. 采取此种卧位的原因 2. 告知保护性措施的必要,取得家属的配合与理解 3. 吸氧的必要性及注意事项 脑疝 1. 病情危急的告知 2. 手术的必要和时机 3. 家属的配合
术前	治疗配合	1. 完善各项检查 2. 术前遵医嘱使用抗生素	1. 完善术前准备(剃头、备血等),送手术通知单 2. 患者术前10~12h禁饮食 3. 术前一日测量四次体温	1. 向家属解释手术和麻醉的安全性,消除紧张恐惧心理 2. 告知患者术前10~12h禁饮食,防止术中误吸 3. 向家属告知大概手术过程及时间,取得家属配合

阶段	护理评估		护理措施	健康教育
	项目	内容		
术日	治疗配合	1. 生命体征 2. 引流管情况 3. 心理状况	1. 术前剃头 2. 遵医嘱使用抗生素 3. 全麻未清醒者去枕平卧,头偏向一侧,防止呕吐物窒息。清醒后血压平稳,床头抬高15°~30° 4. 清醒后6h根据情况可少量饮水,昏迷病人应鼻饲 5. 保持引流管通畅,确保固定有效且稳妥,防止引流管扭曲脱落。做好相应护理 6. 做好心理护理	1. 体位的重要性 2. 引流管的护理
术后	治疗配合	遵医嘱给予输液及各项检查治疗	1. 清醒后血压平稳,床头抬高15°~30° 2. 胃肠功能未完全恢复时,不宜进食牛奶、糖类,以免肠胀气,有消化道出血者暂禁食 3. 密切观察生命体征、瞳孔及意识,如有变化及时通知医师,遵医嘱进行对症处理 4. 做好引流管的护理:保持引流通畅,准确记录引流液的颜色、性状、量及引流速度,固定好引流管,防止引流管扭曲脱落 5. 鼓励患者咳嗽、咳痰,预防肺部并发症;昏迷病人协助翻身拍背	1. 告知采取卧位的原因 2. 告知营养的重要性并给相应饮食指导。告知引流的目的,有效引流的重要性,避免脱管 3. 告知鼓励咳痰的必要性
	康复指导		1. 病情稳定后早期下床活动 2. 改变生活饮食习惯,戒烟酒,勿饮浓茶、可乐、咖啡等兴奋大脑的饮料 3. 早期功能训练	康复指导、功能训练的必要性

续表

阶段	护理评估		护理措施	健康教育
	项目	内容		
	出院指导		1. 注意休息,劳逸结合 2. 对有自觉症状如头痛、头晕、耳鸣、记忆力减退的患者给予恰当解释宽慰,鼓励患者保持乐观心态,积极参与社交活动 3. 树立康复信心 4. 如原有症状加重,头痛、呕吐、抽搐时及时就诊	出院宣教相关内容

四、食 管 癌

阶段	护理评估		护理措施	健康教育
	项目	内容		
入院	一般情况	家族史、饮食习惯、居住地生活习惯及有无长期酗酒吸烟等	1. 标记过敏史 2. 指导病人进食高热量、高蛋白和维生素丰富的流食或半流食,纠正低蛋白血症。不能进食者,采取静脉高营养或空肠造瘘 3. 口腔护理:不能进食者每日用淡盐水漱口数次,餐后或呕吐后漱口	1. 入院宣教的相关内容 2. 疾病简单介绍,以消除患者的紧张与焦虑 3. 次日晨采集各种标本的注意事项及检查注意事项
	自理能力	详见自理能力评估表,注意活动、转移、用厕等内容	填写自理能力评估表并在基础护理板上标识	清洁及活动的意义:防止压疮发生,防止长时间卧床导致的身体不适
	病因诱因	1. 慢性刺激 2. 口腔卫生不良 3. 饮食中的亚硝胺、黄曲霉素 4. 食管自身疾病等	1. 基础疾病采取相关措施 2. 询问相关科室疾病注意事项	以疾病教育为主

续表

阶段	护理评估		护理措施	健康教育
	项目	内容		
入院	专科体征	1. 确定肿瘤位置及有无扩散和转移 2. 病人营养状况如何,是否有贫血及低蛋白血症等 3. 能否进饮食,以哪种饮食为主 4. 是否存在水电解质紊乱 5. 有无发生食物反流及吸入性肺炎	1. 适当卧床休息 2. 冬季注意患儿保暖,预防感冒和呼吸道感染 3. 注意患儿口腔及皮肤卫生,勤剪指甲,勤换衣服,勤洗手	1. 卧床休息的重要性 2. 帮助患者养成良好生活习惯
术前	治疗配合	1. 对手术的恐惧程度 2. 注意呼吸道感染 3. 术前饮食情况 4. 床上大小便的练习	1. 呼吸道准备:术前戒烟,慢支肺气肿者应用抗生素、支气管扩张剂改善肺功能。学会有效咳嗽,进行腹式呼吸训练 2. 胃肠道准备:术前3天改为流质饮食,术前1天禁食,梗阻明显者给予食管冲洗。结肠代食管手术者,术前3~5天给予抗生素,术前2天进无渣流食,术前晚进行清洁灌肠。术前放置胃管,但不能强行置入,待手术中再放入	1. 对于早中期的病人,解说手术治疗的意义、效果,使其接受手术治疗 2. 晚期的病人在接受综合治疗的基础上,共同商讨解决进食的方法
术日		术前准备是否完善	1. 观察患者病情变化及患者情况,全麻术后护理 2. 记录生命体征,肺高压危象的观察及护理 3. 记录24小时出入量 4. 定期记录重要监测指标 5. 观察引流情况 6. 防坠床,皮肤护理,基础护理 7. 体位	1. 告知病人引流管的护理 2. 告知正确的体位

续表

阶段	护理评估		护理措施	健康教育
	项目	内容		
术后	治疗配合	1. 了解手术方式、术中情况、切口和引流状况 2. 对术后禁食和饮食护理要求是否理解,是否掌握饮食调理的原则	1. 一般要禁食4~6天。先进流质饮食,术后8~10天进半流质,2~3周后可进普通饮食,但仍要少量多餐 2. 病情观察 3. 闭式胸腔引流的护理 4. 维持水电解质平衡 5. 胃肠减压 6. 并发症的预防与护理	食管-胃吻合术的病人可能会出现进食后胸闷气短,应告知病人与胸腔胃压迫肺有关,建议少食多餐;1~2个月后此症状多可减轻,避免餐后马上卧床睡眠
	康复指导		1. 注意饮食成分的调配,每天摄取一些高营养饮食 2. 告知病人术后进干硬食物时可能会出现轻微梗噎症状,与吻合口扩张程度差有关,如进半流食仍有咽下困难,来院复诊 3. 告知病人加强口腔卫生护理。结肠代食管的病人因结肠液逆蠕动,可能会闻到粪便气味,一般半年后会缓解 4. 术后反流症状严重者,睡眠时最好取半卧位,并服用减少胃酸分泌的药物	术后健康指导,饮食指导
	出院指导		1. 遵医嘱完成治疗计划,并在医师指导下根据情况调整用药剂量或停药换药 2. 定期复查:一般3个月或半年左右复查一次即可 3. 其他内容同康复指导	出院宣教的相关内容

五、气　胸

阶段	护理评估		护理措施	健康教育
	项目	内容		
入院	一般情况	身高、体重、年龄、文化背景、职业、心理状态、经济状况、饮食习惯、病史、受伤史、过敏史	1. 根据病人情况采取适宜健康教育方法,制定健康教育内容 2. 标记过敏史	1. 入院宣教相关内容 2. 疾病简单介绍,以消除患者的紧张情绪 3. 次晨采集各种标本及宣教检查的注意事项
	自理能力	详见自理能力评估表,注意活动、转移、如厕等内容	填写自理能力评估表	适当的卧床休息及活动
	病因诱因	原有基础病 诱发因素,如外伤、情绪激动、剧烈咳嗽、用力等	基础疾病相关护理措施	1. 基础疾病相关注意事项 2. 嘱病人避免诱因
	专科体征	胸闷、胸痛、呼吸困难、发绀、意识障碍、胸部吸吮伤口、捻发音、皮下气肿、颈静脉怒张	1. 卧床休息 2. 密切观察病情变化	1. 卧床休息的重要性 2. 病情变化的注意事项
术前	治疗配合	手术准备 胸腔闭式引流 对症处理:缓解疼痛等	1. 完善术前准备:备皮、配血、术前晚清洁灌肠 2. 胸腔闭式引流的护理 3. 观察患者症状的变化情况 4. 心理护理	1. 术前宣教:介绍手术的必要性、手术方式、注意事项,消除患者对手术的紧张、焦虑 2. 指导患者有效咳嗽、咳痰,练习床上大小便 3. 相关饮食介绍:术前晚进易消化饮食,灌肠后禁饮食 4. 胸腔闭式引流的注意事项 5. 告知患者症状变化的注意事项
术日		了解手术、麻醉方式和效果、术中情况、切口和引流状况 了解术后诊断	1. 全麻术后护理,合适体位 2. 观察患者病情变化,定期记录重要监测指标	1. 术后体位、饮食指导 2. 疼痛的注意事项 3. 引流的知识介绍

阶段	护理评估		护理措施	健康教育
	项目	内容		
术日			3. 观察并记录生命体征 4. 观察并记录24小时出入量 5. 观察引流情况 6. 防坠床，皮肤护理，基础护理	
术后	治疗配合	麻醉是否清醒 生命体征是否平稳 能否维持正常的呼吸功能 患者末梢循环、引流情况 有无出血、感染等并发症	1. 取半卧位 2. 呼吸道管理，给予叩背 3. 指导有效咳嗽、咳痰，必要时体疗，雾化吸入 4. 观察病人一般状况及切口情况 5. 胸腔闭式引流的护理 6. 预防并发症的护理 7. 基础护理	介绍相关操作的注意事项
	康复指导		1. 避免诱因 2. 积极治疗原发疾病 3. 根据病情逐步进行活动 4. 保持良好的生活习惯、饮食习惯	1. 指导有效咳嗽、咳痰 2. 功能锻炼
	出院指导		1. 遵医嘱完成治疗计划 2. 定期复查 3. 其他同康复指导	出院宣教相关内容

六、冠　心　病

阶段	护理评估		护理措施	健康教育
	项目	内容		
入院	一般情况	身高、体重、年龄、文化程度、职业、心理状态、经济状况、饮食习惯、病史、过敏史	1. 根据病人情况采取适宜健康教育方法,制定健康教育内容 2. 标记过敏史	1. 入院宣教相关内容 2. 疾病简单介绍,以消除患者的紧张 3. 次晨采集各种标本及检查的注意事项
	自理能力	详见自理能力评估表,注意活动、转移、用厕等内容	协助患者完成洗漱、进食等	
	病因诱因	原有基础疾病诱发因素,如睡眠、情绪等	1. 视基础疾病采取相关措施 2. 询问相关科室疾病注意事项	以各科疾病教育为主
	专科体征	头痛、头晕	1. 卧床休息 2. 保持环境安静,保证充足睡眠 3. 指导病人动作不宜过猛,防止头晕加重 4. 保持平静的心境	1. 卧床休息的重要性 2. 动作过快过猛的安全隐患
	治疗配合	降压治疗	1. 遵医嘱按时按量服药 2. 指导病人坚持服药治疗,建立长期治疗的思想准备 3. 不可根据自己的感觉随意增减或停服降压药物	1. 长期服药的目的 2. 按时按量服药的意义
术前	治疗配合	1. 对手术的恐惧程度 2. 注意呼吸道感染 3. 术前饮食注意 4. 常规准备,床上大小便不适应	1. 心理护理,介绍手术的必要性、手术方式、注意事项 2. 注意防止呼吸道感染,术前抗生素治疗 3. 饮食指导,术前晚进易消化饮食,灌肠后禁饮食	1. 做心理护理 2. 预防和控制感染 3. 相关饮食介绍 4. 介绍术前常规准备的相关内容,以消除患者的焦虑

续表

阶段	护理评估		护理措施	健康教育
	项目	内容		
术前			4. 备皮、配血、术前晚灌肠,做好基础护理 5. 术前练习床上大小便	
术日	治疗配合	1. 了解麻醉和手术方式、术中情况、切口和引流状况 2. 能维持正常的呼吸型态 3. 心输出量能维持在正常的范围	1. 观察患者病情变化及患者情况,全麻术后护理;记录生命体征,肺高压危象的观察及护理 2. 记录24小时出入量 3. 定期记录重要监测指标 4. 观察引流情况 5. 防坠床,皮肤护理,基础护理 6. 体位	1. 引流管的护理 2. 告知正确的体位
术后		1. 营养状况得到改善 2. 不适感减轻或消失 3. 术后未发生相关的并发症	1. 做好呼吸道管理,给予叩背,指导有效咳嗽咳痰,必要时体疗,雾化吸入 2. 病人一般状况及切口情况 3. 取半卧位	介绍咳嗽的重要性
	康复指导		1. 保持情绪稳定 2. 保持充足的睡眠 3. 低盐、低脂、低胆固醇饮食 4. 视病情逐步进行活动 5. 保持良好的生活习惯 6. 定期复查	
	出院指导		1. 遵医嘱完成治疗计划 2. 定期复查 3. 其他同康复指导	出院宣教相关内容

七、腰椎间盘突出症

阶段	护理评估		护理措施	健康教育
	项目	内容		
入院	一般情况	身高、体重、性别、文化程度、职业、社会背景、经济基础、家庭成员、家族病史、精神状态、饮食习惯、有无烟酒不良嗜好、高血压、糖尿病史	1. 根据病人情况采取适宜的健康教育方法,制定健康教育内容 2. 标记过敏史 3. 测生命体征	1. 入院宣教的相关内容 2. 疾病简单介绍,以消除患者的紧张与焦虑 3. 次日晨采集各种标本的注意事项及检查注意事项
	自理能力	详见自理能力评估表,注意活动、转移、用厕等内容	1. 填写自理能力评估表并标识 2. 如系重病员需协助完成洗漱,进食,大小便等 3. 鼓励患者进行适当的活动	清洁及活动的意义:防止压疮发生,防止长时间卧床导致的身体不适
	病因诱因	腰椎间盘退行性变损伤 遗传因素 妊娠	避免诱因	根据发病原因进行相关的健康教育
	专科体征	1. 腰部情况:有无腰部疼痛、脊柱侧突情况 2. 下肢感觉和运动情况:有无下肢放射痛、触觉变化、关节及足趾活动是否有力,有无跛行 3. 马尾神经受压情况:有无排大、小便习惯的改变,有无出现尿滴沥、大小便失禁及尿潴留	1. 纠正患者不良的姿态,指导正确的卧、坐、站、行等姿势 2. 告知患者避免自行完成加重症状的活动 3. 指导患者卧床休息,告知卧硬板床的必要性 4. 指导并协助患者轴线翻身,讲解轴线翻身内容,注意事项 5. 注意腰部保暖	1. 指导协助患者床上移动,预防压疮 指导并协助患者家属床上使用大、小便器 2. 告知并指导患者深呼吸、有效咳嗽的方法及技巧

阶段	护理评估		护理措施	健康教育
	项目	内容		
术前		1. 评估患者相关检查项目是否完善,如有其他相关疾病,如高血压、心脏病、糖尿病等,请相关科室进行会诊 2. 评估心理因素,对手术的耐受程度	1. 抽取血标本,并送检 2. 继续协助患者进行相关检查 3. 督促相关科室进行会诊	1. 告知患者及家属术前晚饮食宜清淡,术前8h禁饮,12h禁食等 2. 练习床上大、小便 3. 做好患者心理安抚工作,减轻患者焦虑情绪
术日	治疗配合	1. 评估患者及病情观察 2. 手术中的情况 3. 手术回房后的病情观察	1. 准备床单元,备齐各种物品 2. 术后应先去枕平卧,每2h翻身 3. 生命体征的观察:根据医嘱定时测量 4. 观察伤口渗血渗液情况 5. 引流管的护理 6. 大、小便护理 7. 伤口疼痛的观察,疼痛明显,遵医嘱使用镇痛剂	1. 告知患者手术后的饮食、体位、伤口疼痛等的相关知识 2. 告知患者及家属引流的目的,减少患者及家属因对引流不了解而产生的焦虑情绪
术后		评估患者及病情观察	1. 观察患者生命体征,注意观察体温变化 2. 观察下肢运动、感觉及会阴部神经功能恢复情况 3. 观察引流情况,记录引流液的颜色、性质、量等	术后次日开始练直腿抬高练习,初次30°(逐渐加大幅度),每日3次(逐渐增加次数),防止神经根粘连
	康复指导	评估患者及病情观察	第3天应鼓励患者主动进行直腿抬高和双下肢蹬腿锻炼,协助患者屈膝屈髋等被动活动。每日锻炼时间酌情掌握,逐步递增,避免手术后神经根及硬脊膜粘连	术后1周开始做腰背肌锻炼,为下床做准备。锻炼方法是患者俯卧于床上,两上肢向背后伸,抬头挺胸,使头、胸及两上肢离开床面,每日坚持3、4次,每次3下,循序渐进,每天增加次数

阶段	护理评估		护理措施	健康教育
	项目	内容		
出院指导		评估患者手术恢复情况	检查督促患者功能锻炼的进展,患者是否掌握腰背肌三种锻炼方法,是否主动进行全身活动,是否出现肌肉萎缩现象	1. 术后恢复期不宜久坐,腰部不能负重 2. 佩带腰围 1~3 个月,适当活动腰部 3. 出院 3 个月内不弯腰,不负重活动及重体力劳动,1 年内避免用力咳嗽、打喷嚏,以免增加腹压 4. 正确的搬物姿势:下蹲,使重物尽量靠近身体之后,再向上提起物体

八、脊柱骨折

阶段	护理评估		护理措施	健康教育
	项目	内容		
入院	一般情况	身高、体重、性别、文化程度、职业、社会背景、经济基础、家庭成员、家族病史、精神状态、饮食习惯、有无烟酒不良嗜好、高血压、糖尿病史	1. 根据病人情况采取适宜的健康教育方法,制定健康教育内容 2. 标记过敏史 3. 测生命体征	1. 入院宣教的相关内容 2. 疾病简单介绍,以消除患者的紧张与焦虑 3. 次日晨采集各种标本的注意事项及检查注意事项
	自理能力	详见自理能力评估表,注意活动、转移、用厕等内容	1. 填写自理能力评估表并标识 2. 如系重病员需协助完成洗漱、进食、大小便 3. 鼓励患者进行适当的活动	清洁及活动的意义:防止压疮发生,防止长时间卧床导致的身体不适
	病因诱因	间接暴力,如高空坠落 直接暴力,多为火器伤	注意人身安全,防止暴力	根据发病原因进行相关的健康教育

续表

阶段	护理评估		护理措施	健康教育
	项目	内容		
入院	专科体征	评估排尿及排便情况:有无尿潴留或充盈性尿失禁 评估患者受伤部位的皮肤、颜色、温度、有无活动性出血,有无破溃,有无其他合并损伤的迹象 评估感觉和运动情况:询问患者痛、温、触及位置的丧失平面和程度 评估有无腹胀和麻痹性肠梗阻征象	1. 告知患者卧硬板床,给予骨折部位加垫,使脊柱过伸,告知卧位的重要性 2. 病情严重时,先处理紧急问题,抢救生命 3. 病情平稳时,告知患者避免自行完成加重症状的活动 4. 指导并协助患者轴线翻身,讲解轴线翻身内容,注意事项 5. 预防并发症的发生: (1) 定时翻身,预防压疮 (2) 深呼吸及有效的咳嗽,预防肺部感染及坠积性肺炎的发生 (3) 鼓励多饮水,预防泌尿系感染 (4) 每日进食新鲜水果及蔬菜,预防便秘	1. 指导协助患者床上移动,预防压疮;指导并协助患者家属床上使用大、小便器 2. 告知并指导患者深呼吸、有效咳嗽的方法及技巧
术前	治疗配合	1. 评估患者受伤史,有无昏迷史和其他部位的合并症 2. 评估患者检查项目是否完善 3. 如有其他相关疾病,如高血压、心脏病、糖尿病等,请相关科室进行会诊 4. 评估心理因素,耐受手术的程度	1. 抽取血液生化标本,并送检 2. 继续协助患者进行相关检查 3. 督促相关科室进行会诊	1. 告知患者及家属术前晚饮食宜清淡,术前 8h 禁饮,12h 禁食水等 2. 练习床上解大小便 3. 留置导尿的患者,做好尿道口护理 4. 做好患者心理安抚工作,减轻患者焦虑,进行情绪训练
术日		1. 评估患者及病情观察 2. 手术中的情况 3. 手术回房后的	1. 准备床单元,备齐各种物品 2. 术后应先去枕平卧并每 2h 协助翻身一次	1. 告知患者手术后的饮食、体位、伤口疼痛等的相关知识 2. 告知患者及家属

续表

阶段	护理评估		护理措施	健康教育
	项目	内容		
术日		病情观察	3. 生命体征的观察:根据医嘱定时测量 4. 保持气道通畅:吸氧,及时清理气道内分泌物 5. 减少脊髓水肿:遵医嘱使用脱水药物及激素 6. 观察伤口渗血渗液情况 7. 引流管的护理 8. 大、小便护理 9. 伤口疼痛性质及原因的观察,如伤口疼痛明显,遵医嘱使用止痛剂	引流的目的,减少患者及家属因对引流不了解而产生的焦虑情绪
术后	治疗配合	评估患者及病情观察	1. 观察患者生命体征,注意观察体温变化 2. 观察下肢运动、感觉及关节肌肉恢复情况 3. 观察伤区引流情况,记录引流液的颜色、性质、量等 4. 预防便秘:进食清淡易消化饮食,保证粗纤维食物的摄入,密切关注患者大便的性状,有异常及时报告医师 5. 预防泌尿系感染:鼓励患者每日饮水2000~4000ml,定期做尿培养检查,做好会阴部及尿管的护理,两周更换导尿管一次	1. 术后轴线翻身,间歇性解除压迫,每2~3h翻身一次,分别采用仰卧位,左、右侧卧位交替,每2h检查皮肤一次 2. 避免营养不良。保证足够的营养素的摄入,提高机体的抵抗力
	康复指导	评估患者及病情观察	保持各关节的功能位:定时进行四肢各关节的被动或主动活动及按摩,每日数次,以促进血液循环,防止关节僵直和肌肉萎缩	1. 告知腰背肌锻炼的方法 2. 告知四肢各关节主动及被动活动的方法,并循序渐进

续表

阶段	护理评估		护理措施	健康教育
	项目	内容		
	康复指导			3. 使用颈托的患者告知使用方法及注意事项 4. 告知进食高热量、高蛋白、高维生素食物的重要性
出院指导		1. 评估患者术后各功能恢复情况 2. 评估出院随访需关注的问题	1. 检查督促患者功能锻炼的进展,患者是否掌握腰背肌锻炼方法,是否主动进行各关节活动,是否出现肌肉萎缩现象等 2. 告知主管医师出门诊时间及病房的联系电话	1. 术后恢复期继续进行功能锻炼,预防合并症的发生 2. 指导患者练习床上坐起,使用轮椅、助行器等上下床和行走的方法 3. 指导患者家属对长期留置导尿的患者,会阴部的清洁方法,预防泌尿系感染等知识 4. 告知患者家属定期返院检查,进行理疗有助于刺激肌肉收缩,机能恢复

九、股骨颈骨折

阶段	护理评估		护理措施	健康教育
	项目	内容		
入院	一般情况	患者姓名、年龄、身高体重、性别、文化程度、职业、社会背景、经济基础、家庭成员、家族病史、精神状态、饮食习惯、有无烟酒不良嗜好、高血压、糖尿病史	1. 根据病人情况采取适宜的健康教育方法,制定健康教育内容 2. 标记过敏史 3. 测量生命体征	1. 入院宣教的相关内容 2. 疾病简单介绍,以消除患者的紧张与焦虑 3. 次日晨采集各种标本的注意事项及检查注意事项

阶段	护理评估		护理措施	健康教育
	项目	内容		
入院	自理能力	详见自理能力评估表,注意活动、转移、用厕等内容	1. 填写自理能力评估表并在基础护理板上标识 2. 如系重病员需协助完成洗漱,进食,大小便等 3. 鼓励患者进行适当的活动	清洁及活动的意义:防止压疮发生,防止长时间卧床导致的身体不适
	病因诱因	间接暴力,如滑倒 骨质疏松,常见于老年人	加强老年人基础护理,防跌倒	根据发病原因进行相关的健康教育
	专科体征	1. 骨折的类型及发生股骨头坏死的可能性 2. 疼痛部位、程度、性质及持续时间 3. 位置是否为有效牵引 4. 肌肉有无萎缩	1. 保持患者患肢的有效牵引 2. 纠正患者不良的姿态,指导正确的卧位姿势 3. 告知患者及家属不可自行调整牵引的重量和位置,避免患肢疼痛的加重	1. 指导协助患者床上移动,预防压疮 2. 指导并协助患者家属床上使用大、小便器 3. 告知并指导患者深呼吸、有效咳嗽的方法及技巧
术前	治疗配合	1. 评估患者相关检查项目是否完善,如有其他相关疾病,如高血压、心脏病、糖尿病等,请相关科室进行会诊 2. 评估心理因素,对手术的耐受程度	1. 抽取血液生化标本,并送检 2. 继续协助患者进行相关检查 3. 督促相关科室进行会诊	1. 讲解术前准备的目的及意义 2. 介绍手术的方式、时间、麻醉方式及可能出现的不适以及术中配合的技巧,减轻患者的焦虑情绪 3. 告知患者及家属术前晚饮食宜清淡 4. 术前 8h 禁饮,12h 禁食水
术日		1. 评估患者及病情观察 2. 手术中的情况 3. 手术回房后的病	1. 协助患者取下金属饰品及义齿 2. 准备床单元,备齐各种物品	1. 告知患者手术后的饮食、体位、伤口疼痛等的相关知识 2. 告知患者及家属

续表

阶段	护理评估		护理措施	健康教育
	项目	内容		
术日	治疗配合	情观察	3. 术后体位应先去枕平卧6h;患肢膝下垫软枕,两膝间垫软枕,患肢外展中立位 4. 生命体征的观察,根据医嘱定时测量 5. 各种导管妥善固定,做好引流管的护理 6. 伤口疼痛的观察,如伤口疼痛明显,遵医嘱使用止痛剂	引流的目的,减少患者及家属因对引流不了解而产生的焦虑情绪
术后		评估患者及病情观察	1. 观察患者生命体征,注意观察体温变化 2. 观察下肢运动情况 3. 观察伤区引流情况,记录引流液的颜色、性质、量等	1. 术后第一日进行呼吸功能锻炼,患者缓慢深呼吸、腹式呼吸练习,其方法有主动咳嗽、吹气球等 2. 患肢进行踝关节主动背伸、跖屈活动,被动活动膝关节;主动活动健侧肢体
	康复指导	评估患者及病情观察	下肢促进血液循环仪治疗	1. 继续患肢进行踝关节主动背伸、跖屈活动,被动活动膝关节;主动活动健侧肢体,为下床活动做准备 2. 在医生的指导下,扶双拐或助行器做患侧下肢不负重下地恢复人体直立模式,练习行走
	出院指导	评估患者手术恢复情况	检查督促患者功能锻炼的进展	1. 下床活动时,建议家属在旁,注意安全,防止再次跌倒损伤 2. 骨折不牢固时,应始终保持外展中立位,忌内收

阶段	护理评估		护理措施	健康教育
	项目	内容		
	出院指导			3. 继续患肢的被动功能锻炼,活动膝关节和踝关节,髋关节活动角度不宜超过 90° 4. 定期拍片复查,骨折愈合牢固方可弃拐负重行走

十、大 肠 癌

阶段	护理评估		护理措施	健康教育
	项目	内容		
入院	一般情况	患者姓名、年龄、身高体重、性别、文化程度、职业、社会背景、经济基础、家庭成员、家族病史、精神状态、饮食习惯、有无烟酒不良嗜好、高血压、糖尿病史	1. 根据病人情况采取适宜的健康教育方法,制定健康教育内容 2. 标记过敏史 3. 测量生命体征	1. 入院宣教的相关内容 2. 疾病简单介绍,以消除患者的紧张与焦虑 3. 次日晨采集各种标本的注意事项及检查注意事项
	自理能力	详见自理能力评估表,注意活动、转移、用厕等内容	1. 填写自理能力评估表标识 2. 如系重病员需协助完成洗漱、进食、大小便等 3. 鼓励患者进行适当的活动	清洁及活动的意义:防止压疮发生,防止长时间卧床导致的身体不适
	病因诱因	1. 饮食习惯:长期食用高脂、高蛋白、低纤或大量腌制食品可增加发病率 2. 遗传因素 3. 癌前病变:多数来自腺瘤癌变,其中毛状腺瘤及家族肠息肉癌变率最高	遵医嘱制定相应的饮食计划(高蛋白、高热量、少渣易消化的饮食)	根据发病原因进行相关的健康教育

阶段	护理评估		护理措施	健康教育
	项目	内容		
入院	专科体征	1. 结肠癌:排便习惯和粪便性状改变,腹痛,腹部包块,肠梗阻及全身症状:消瘦、乏力、低热等 2. 直肠癌:直肠刺激症状,癌肿刺激直肠产生频繁便意,便前常有肛门下坠,里急后重和排便不尽感。黏液血便:为直肠癌病人最常见的临床症状,80%~90% 的病人会出现便血;粪便变细和排便困难;转移症状:当癌肿穿透肠壁侵犯邻近脏器出现相应症状	1. 术前 3 天指导患者进食高蛋白、高热量、高维生素、易消化的营养丰富的少渣饮食。术前 3 天给予流食并酌情补液输血 2. 术前 2~3 天口服肠道不吸收药物,以抑制肠道细菌,同时补充维生素 K_1 3. 皮肤护理:交接班时观察患者肛周皮肤,避免因腹泻引起肛周皮肤红肿现象	1. 告知患者及家属饮食要求及预防便秘的具体措施及意义 2. 提供安静、舒适的休养环境,保证病人充足的睡眠,以减轻病人疼痛。教会病人一些分散疼痛注意力的方法,如全身放松术,催眠术等 3. 饮食指导:进食清淡易消化的食物,如蔬菜、水果、软饭、鱼、清肉汤等,避免进食硬、粗糙、辛辣油腻的食物;腹泻时避免进食牛奶、豆浆、番薯等产气的食物,避免增加肠蠕动和增加排便的次数,可进食米汤、粥等,并按医嘱咐服止泻药,每天喝水 2500ml 以上 4. 皮肤护理:保持皮肤清洁、干燥,穿宽松的衣服,特别是内衣裤
术前	治疗配合	1. 饮食 2. 各项相关检查,及家族史、既往史、身体状况 3. 做好心理护理,使其树立信心 4. 输血、输液改善全身情况	1. 饮食:给予高蛋白、高热量、高维生素、易消化的营养丰富的少渣饮食,忌辛辣、坚硬食物,减少对肠道的刺激 2. 检查:直肠指检、实验室检查、血液检查、影像学检查、内镜检查等以及心肺肝肾等各重要脏器的检查	1. 术前宣教 2. 术前检查的意义 3. 告知患者术前备皮的意义,取得配合 4. 告知患者灌肠的意义 5. 了解患者的心理状态以及社会支持程度,消除患者的紧张情绪

续表

阶段	护理评估		护理措施	健康教育
	项目	内容		
术前	治疗配合		3. 肠道准备： （1）饮食的控制：术前 2 天给足够的流质,4、5 餐 / 日, 量约 300~500ml, 如稀饭、蒸蛋、菜汤、藕粉等, 以减少粪便, 清洁肠道, 有梗阻的病人应禁食 （2）术前 2、3 天口服肠道不吸收药物, 以抑制肠道细菌的生长, 同时要口服 V-K1 （3）术前下午口服轻泻剂 （4）术前晚清洁灌肠, 给予患者心理护理 4. 备皮: 范围包括腹部、会阴、肛门周围皮肤	
术日		1. 患者的精神状态 2. 术前准备情况是否完善 3. 术前检查是否完善 4. 实验室检查是否完善 5. 患者对疾病及手术的了解程度	1. 术晨测量生命体征, 如有异常及时通知医生 2. 术晨遵医嘱留置胃管行胃肠减压, 必要时准备空肠营养管 3. 协助患者取下随身饰品及义齿, 携带 CT 片入手术室	1. 告知患者术前准备是否完善的重要性 2. 保持良好的情绪对术后恢复的意义
术后		1. 患者生命体征是否平稳 2. 引流是否通畅, 引流液的颜色、性质、量及切口愈合情况等 3. 有无发生出血、切口感染、吻合口瘘、造口缺血、造口周围皮肤糜烂等并发症	1. 根据病情需要遵医嘱按时巡视病房, 测量生命体征, 并详细及时记录 2. 患者的各种管道包括胃管、尿管、引流管等妥善固定并保持引流通畅, 密切观察各引流液的颜色、性质、	指导患者家属如何正确使用人工肛袋: 1. 注意造口清洁, 勤洗澡。术后早期睡眠宜取侧卧位, 人工肛门的一侧在上, 可避免粪便污染伤口而引起感染。人工肛门周围的皮肤应保持清洁, 每次

阶段	护理评估		护理措施	健康教育
	项目	内容		
术后	治疗配合	4. 患者术后的情绪及精神状态	量是否正常,如有异常及时通知医生处理;记录24小时出入量 3. 麻醉清醒后6h,结肠癌患者血压平稳者取半卧位,以利于引流;直肠癌术后取平卧位;人工肛门术后,应向人工肛门侧侧卧,以防止大便或肠液流出污染腹部切口 4. 禁食3~4天,待肠蠕动恢复,肛门排气(人工肛门排气是指有气泡从造瘘口溢出)后,可进流食,1周后进半流食,两周左右可进容易消化的少渣普食,以减轻肠道负担,利于吻合口的愈合。为了防止人工肛门排出大便有恶臭,病人宜吃酸奶、藕粉等食物,避免蛋、蒜、葱、虾等食物,以防止食物消化吸收后产生臭气 5. 肛瘘周围伤口愈合后,教会病人及家属用人工肛袋 6. 术后1周拔除各种引流管后,鼓励病人离床活动	排便后,用温水擦洗干净,并涂以凡士林软膏,以保护皮肤 2. 正确看待人工造口。因手术而做肛门再造的病人,由于人工肛门没有括约肌,浑身上下都有异常的味道,病人常常产生思想负担,因此要多解释和鼓励,并帮助和指导病人做好人工肛门护理。要让病人明白肛门再造仅仅是把肛门从会阴部转移到了腹部而已,并没有人用异样的目光看这件事,他自己完全可以控制自己的排便,自己和正常人没有任何差别。或者让他知道只有患者自己知道肛门在腹部,没有人能发现这个秘密。衣着方面不需穿特制衣服,造口用品既轻便平坦又不显眼,只需穿柔软、宽松、富于弹性的服装即可,所用腰带不宜太紧,弹性腰带不压迫造口,背带裤可使用

阶段	护理评估		护理措施	健康教育
	项目	内容		
康复指导		1. 评估患者对人工肛门的了解程度 2. 术后患者的心理状态 3. 评估对疾病转归的信心 4. 评估患者有无定期复查意识	1. 帮助病人接纳并主动参与造口的护理 2. 术后1~3个月内避免重体力劳动,防止增加腹压	指导患者家属有效扩肛方法:人工肛门开放1周后,应开始扩肛,以松弛肛周肌肉,保持人工肛门通畅,避免因腹肌收缩及肠管回缩引起肛门狭窄,致排便困难。其方法为:戴手套用食指伸入肛门内4cm左右,1~2min/次,1次/日,插入手指时,切勿粗暴过深,防止肠穿孔;扩肛时,可张口呵气,防止增加腹压
出院指导		1. 患者对出院后需要注意的情况的了解程度 2. 患者原有不良习惯是否能及时改正	1. 养成定时排便的习惯,如数日无大便,可遵医嘱服用导泻药或到医院进行人工肛门灌肠。为防止腹泻,要注意饮食卫生,少吃纤维素类食品或生冷油腻的食物。若病人有消瘦、骶骨部疼痛、会阴部硬块、腹块、腹水、肝脏肿大,应及时到医院就诊,以早期发现转移等情况 2. 指导患者定期复查,不适随诊 3. 定期电话随访,询问患者术后生活质量,饮食习惯,有无不适感等	

十一、下肢静脉曲张

阶段	护理评估		护理措施	健康教育
	项目	内容		
入院	一般情况	生活方式、职业、烟酒史、心理、社会、精神状况、家庭支持情况、体重、营养状况、既往史、基础生命体征和下肢疼痛情况、静脉曲张程度、患肢皮肤情况,有无溃烂出血等	1. 根据病人情况采取适宜的健康教育方法、制定健康教育内容 2. 标记过敏史	1. 入院宣教的相关内容 2. 疾病简单介绍,让患者保持良好的心态,正确对待疾病 3. 次日晨采集各种标本的注意事项及相关检查的注意事项 4. 避免长时间站立或坐位
	自理能力	详见自理能力评估表,注意活动、转移、用厕等内容	1. 填写自理能力评估表并标识 2. 协助患者完成洗漱、进食、大小便 3. 鼓励患者进行适当的活动	清洁及活动的意义
	病因诱因	1. 静脉内压持久升高 2. 静脉壁薄弱和瓣膜缺陷 3. 年龄、性别	据发病原因采取相关的措施	据发病原因进行相关的健康教育
	专科体征	1. 明显的临床症状:肢体沉重感、乏力、胀痛、瘙痒等 2. 典型体征:静脉迂曲扩张、色素沉着、血栓性浅静脉炎、皮肤硬化、溃疡等	1. 嘱病人避免站立过久或长时间行走,宜卧床休息,抬高患肢30°~40°,使患肢位置高于心脏水平,有利于静脉、淋巴回流,从而减轻患肢水肿,减轻下肢静脉内压力 2. 指导患者养成良好的排便习惯。习惯性便秘者,睡前饮白开水一杯或口服轻泻剂,避免长期长时间蹲位 3. 告诉患者患肢穿弹力袜或使用弹力绷带,使曲张静脉处于萎瘪状态,减轻患肢症状	1. 缓解疼痛的方法 2. 指导病人进行肢体运动 3. 绝对戒烟

阶段	护理评估		护理措施	健康教育
	项目	内容		
入院	专科体征		4. 用温水泡洗患肢 1、2 次,擦干后涂护肤脂保护 5. 溃疡处湿敷或清创后定期换药或用 1∶5000 的高锰酸钾溶液浸泡患处,每天 2、3 次 6. 减轻疼痛,必要时遵医嘱行急诊手术	
术前	治疗配合	1. 评估患者对疾病的了解程度 2. 评估患者患肢情况 3. 伤口渗出情况 4. 术前检查是否完善 5. 术前准备是否完善 6. 患者的心理情况	1. 同外科一般术前护理常规 2. 向患者说明手术过程,及需要配合的内容 3. 如有小腿合并症,术前需卧床休息,抬高患肢休息 5~7 天,待肿胀及炎症消退后施行手术,术前应将曲张静脉用龙胆紫标记	1. 术前宣教 2. 患肢抬高的意义 3. 术前检查的意义 4. 告知患者术区备皮的意义 5. 如需急诊手术,做好相应的准备及告知 6. 做好相应的心理护理,以便术后恢复
术日		1. 术前的各项工作是否完成 2. 生命体征 3. 患者的心理状况	1. 检查患者术前准备工作的完成情况及患者生命体征是否正常,及时与医生进行沟通,保障手术的顺利进行 2. 给予患者关心、理解,了解病人的顾虑,尽可能地予以解除,增加其心理上的安全感	1. 告知患者术前准备是否完善的重要性 2. 保持良好的情绪对术后恢复的意义
术后		1. 手术情况:手术方式、术中出血、输血、麻醉等 2. 生命体征、血氧饱和度和疼痛 3. 营养:患者的进食情况及有无贫血、低蛋白血症	1. 体位及活动 ①抬高患肢 30°,且局部垫枕,以利下肢静脉血回流 ②鼓励早期下床活动,并在床上做足关节屈伸活动,防止血栓形成,促进侧支循环建立 2. 了解患者术后心理反应及认知状况,给予心理支持	1. 绝对忌烟,消除烟碱对血管的毒性作用 2. 指导患者进行肢体活动,以促进侧支循环的建立。方法:病人平卧,抬高患

续表

阶段	护理评估		护理措施	健康教育
	项目	内容		
术后	治疗配合	4. 患者的活动能力 5. 两肺呼吸音、咳嗽、咳痰及其痰的性状、颜色、量 6. 是否有引流管,各引流管是否妥善固定、引流通畅,密切观察引流液的量、性质、颜色 7. 切口敷料渗血渗液情况 8. 患肢血液循环情况 9. 实验室/辅助检查	3. 注意观察患肢血液循环,绷带包扎松紧度是否影响关节活动或肢端血液供应,以判断是否包扎过紧或有无其他并发症 4. 注意有无切口或皮下渗血,应用抗凝药者,应密切观察切口、穿刺点、牙龈部有无异常出血及有无血尿、黑便等	肢45°,坚持2~3min,然后双足下垂床边2~3min,再将患肢平放2~3min,同时进行踝部和足趾运动,如此反复锻炼5次,每日4次
	康复指导	1. 患者遵医嘱治疗的配合程度 2. 有无定期复查的意识	1. 遵医嘱完成治疗计划 2. 定期复查 3. 必要时,住院复查	术后宣教的相关内容
	出院指导	1. 患者对出院后需要注意的情况的了解的程度 2. 患者原有不良习惯是否能及时改正	1. 定期电话随访 2. 了解患者术后恢复情况 3. 询问患者原有不良习惯是否改正	1. 出院后仍需穿弹力袜或弹力绷带1~2个月,晚上抬高患肢20°~30°,为维持下肢血运,平时应注意体位,勿长时间站立或坐位;3个月内避免重体力劳动 2. 患者术后半年到一年内可能有下肢酸痛或麻木感 3. 禁烟,坚持适量运动 4. 定期门诊随访

十二、胆囊结石

阶段	护理评估		护理措施	健康教育
	项目	内容		
入院	一般情况	身高、体重、营养状况、文化程度、生命体征、职业、居住地及饮食习惯、生活方式、经济状况、社会支持系统、吸烟、饮酒史、过敏史、既往史及健康史,女性病人的月经周期及生育史,心理健康状况等	1. 根据病人情况采取适宜的健康教育方法、制定健康教育内容 2. 标记过敏史	1. 介绍环境,主治医师,责任护士,尽快适应医院环境 2. 验血及检查各项的注意事项 3. 宜清淡、易消化,禁食豆类、牛奶等产气食物,避免肠胀气的发生,禁烟、酒 4. 协作患者完成生活护理,注意保暖,避免感冒,减少呼吸道分泌物 5. 介绍疾病相关知识 6. 教会患者调节自我情绪
	自理能力	应用基础护理等级评估表(见附录)对患者的自理能力进行全方位的评估	1. 协助自理能力不足的患者完成基础护理;无自理能力者护士全程照顾 2. 鼓励患者参与,提高其自理能力 3. 有护理风险的患者,在醒目位置安放警示标志	1. 讲解基础护理的重要性 2. 指导患者学会正确的生活护理 3. 讲解各种并发症的严重性,告知如何预防
	病因诱因	1. 疾病的发生与脂类代谢异常、胆囊的细菌感染和收缩排空功能减退有关 2. 成核因子、雌激素及其水平可能与胆囊结石的形成有关	1. 饮食护理 2. 查找与患者疾病有关的可能病因,并告知患者	1. 清淡饮食、忌油腻食物 2. 指导改变生活习惯,避免诱因

阶段	护理评估		护理措施	健康教育
	项目	内容		
入院	专科体征	1. 腹痛特点:突发性右上腹阵发性剧烈绞痛,可向右肩部、肩胛部或背部放射 2. 消化道症状:恶心、呕吐、厌食、腹胀、腹部不适等 3. 体征:Murphy 征阳性	1. 注意休息:采取舒适卧位,指导患者有节律的深呼吸 2. 观察病人腹痛程度、性质,发作时间、诱因,消化道症状及 Murphy 征,评估疼痛程度 3. 病情严重者予以禁食,胃肠减压以减轻腹胀和腹痛 4. 遵医嘱输液、药物治疗	1. 向患者及家属讲解疾病相关知识 2. 输液的目的及药物的作用、注意事项
术前	治疗配合	1. 患者的生命体征 2. 术前检查是否完善 3. 术前准备是否完善 4. 患者的心理状况	1. 沐浴时用蘸取肥皂水的棉棒清洁脐部 2. 指导训练正确的咳嗽、咳痰方法,利于术后呼吸道分泌物的排出 3. 手术前 6 小时停止进食及饮水,术前需留置胃管 4. 手术前晚予灌肠,排出积存在肠腔内的大便,以减少术中肠道对氨的吸收,并可防止腹胀的发生 5. 评估患者睡眠情况及心理状况	1. 告知术前准备意义 2. 手术前的常规宣教 3. 讲解疾病相关知识,指导正确进行自我调节,缓解术前焦虑、恐惧情绪
术日		1. 术前各项检查是否完备 2. 患者对疾病及手术的了解程度 3. 患者手术麻醉方式、手术方式和手术范围 4. 患者生命体征	1. 术晨测量生命体征,如有异常及时通知医生 2. 手术当日禁食 3. 必要时术晨留置胃管,行胃肠减压 4. 准备麻醉床,床旁备心电监护、氧气装置	1. 向患者及家属讲解手术及麻醉方式,消除紧张焦虑情绪 2. 告知患者及家属手术当日需要进行的准备工作及其重要性

续表

阶段	护理评估		护理措施	健康教育
	项目	内容		
术日		5. 患者自理能力 6. 饮食护理 7. 病情观察 8. 心理状况	5. 协助患者取下随身饰品及义齿等,禁止带入手术室的物品(告知女性病人手术当日禁化妆) 6. 手术前遵医嘱输液,必要时应用抗生素预防感染	
术后	治疗配合	1. 手术情况麻醉方式、手术方式和手术范围 2. 患者自理能力、休息、活动情况 3. 饮食护理 4. 患者术后病情 5. 潜在并发症	1. 术后取平卧位6h,给予心电监护,血氧饱和度监测及吸氧,观察病情变化,术后6h完全清醒可取半卧位 2. 采用《基础护理等级评估表》进行评估,提供适合患者个性化的生活护理 3. 手术后如无呕吐、腹胀等特殊情况,当日即可进少量流质饮食,宜低脂、高糖、适量蛋白、高维生素饮食,且少量多餐 4. 患者生命体征稳定后拔除尿管 5. 腹腔镜手术患者一般术后恢复快,生活均能自理,如情况稳定,24h后可以下床活动 6. 皮肤护理:定时翻身,保护皮肤,促进肠功能的恢复 7. 管道护理:术后一般不留置引流管,如放置需定时观察引流液的色、质、量;留置尿管	1. 告知半卧位有利于呼吸、引流,减轻疼痛与不适 2. 告知床上翻身、活动的重要意义 3. 指导患者正确咳嗽、咳痰 4. 告知不良反应的症状、原因及处理措施,取得配合,共同预防

阶段	护理评估		护理措施	健康教育
	项目	内容		
术后	治疗配合		妥善固定并保持通畅,观察尿液的色、质、量 8. 术后不良反应的观察 ① 恶心呕吐:因为二氧化碳积存在腹腔内,刺激横膈膜,可能引致恶心、呕吐或肩部不适,数小时症状会逐渐消失 ② 肩部酸痛:由于残留于腹腔内的 CO_2 常积聚于膈下间隙,刺激双侧膈神经引起,全部吸收大约需要 3~4 天 ③ 术后疼痛:可发生在上腹、下腹、背部或肩膀,疼痛通常 24h 后明显减轻,术后疼痛与腹膜的急性扩张至小血管撕裂,神经牵拉损伤和疼痛介质的释放有关 9. 遵医嘱补液对症治疗	
	康复指导	1. 患者病情恢复情况 2. 活动情况	1. 监测生命体征 2. 观察病人引流液的情况 3. 根据病情适当增加活动量	1. 鼓励病人适当增加活动量 2. 患者遵医行为的重要性 3. 指导患者或家属学会护理引流管,告知引流管护理的重要性
	出院指导	1. 饮食指导 2. 活动情况 3. 随时就诊 4. 生活护理 5. 定时复查	1. 指导患者进食低脂、高糖、适量蛋白、高维生素饮食,注意饮食卫生,限制动物内脏、蛋黄、咸鸭蛋、松花蛋等胆固醇含量高的食物	1. 指导留置 T 管患者导管自我护理方法:解释留置 T 管的重要性,注意休息,避免剧烈活动导致脱管;禁盆浴,宜采用淋浴,用塑

阶段	护理评估		护理措施	健康教育
	项目	内容		
出院指导			2. 避免粗重工作，注意劳逸结合，适当运动，约 15 日后可恢复日常活动 3. 当出现腹痛不止、发热、伤口红肿、流血流脓、皮肤巩膜黄染，小便呈茶色等症状时，立即到医院就诊 4. 3 个月内应避免重体力劳动及剧烈运动、避免举重物 5. 术后第 1 年每半年复查 1 次 B 超、肝功能，如无特殊不适可延长至每年复查 1 次，如有腹痛等不适症状及时到医院就诊	料薄膜保护置管处，以防感染；管口处敷料每日更换 1 次；发现异常或不适及时到医院检查 2. 切忌暴饮暴食及刺激性食物，2 周后可过渡到普食，3~6 个月内吃油腻食物后，少数患者出现腹泻，建议减少摄入；一般在 6 个月后可逐渐适应。注意保持大便通畅，同时戒烟限酒

十三、急性胰腺炎

阶段	护理评估		护理措施	健康教育
	项目	内容		
入院	一般情况	身高、体重、年龄、文化程度、心理状态、家庭支持力度、经济状况、饮食、职业、生活习惯、病史、过敏史等	1. 根据病人情况采取适宜的健康教育方法、制定健康教育 2. 标记过敏史	1. 入院宣教的相关内容 2. 疾病简单介绍，以消除患者的紧张与焦虑 3. 次日晨采集各种标本的注意事项及检查注意事项
	自理能力	详见自理能力评估表,注意活动、转移、用厕等内容	1. 进行自理能力评估并标识 2. 协助患者完成洗漱、进食、大小便 3. 鼓励患者进行适当的活动	清洁及活动的意义

阶段	护理评估		护理措施	健康教育
	项目	内容		
入院	病因诱因	1. 暴饮暴食 2. 胆道疾病 3. 大量饮酒 4. 胰管阻塞 5. 手术与创伤 6. 感染	1. 禁饮食,给予胃肠减压 2. 维持水、电解质的平衡,并准确记录出入量 3. 解痉止痛,可适合当给予镇痛药,禁用吗啡 4. 抑制胰腺外分泌及胰酶抑制剂 5. 营养支持 6. 抗生素的应用 7. 中药治疗	1. 向患者说明禁水、禁食的重要性 2. 准确记录尿量,胃液及呕吐物的量及颜色、性质;注意病人脱水程度,及时给予补充,纠正酸碱平衡失调 3. 病人要绝对卧床休息,降低机体代谢率 4. 给予患者半卧位,使腹肌放松以减轻疼痛
	专科体征	1. 轻症急性胰腺炎患者腹部体征较轻,可有腹胀和肠鸣音减少,无肌紧张和反跳痛 2. 重症急性胰腺炎患者上腹或全腹压痛明显,并有腹肌紧张、反跳痛、肠鸣音减弱或消失,可出现移动性腹部肿块	1. 缓解或解除疼痛 ① 禁食,胃肠减压,观察胃液颜色,性质及量 ② 协助病人改变体位,给予按摩以增加其舒适感,并注意安全 ③ 关心并安慰病人 ④ 遵医嘱给予哌替啶肌内注射以缓解疼痛 2. 密切观察生命体征、意识、尿量变化 3. 给予补液,补充电解质 4. 给予抗胰酶的药物和抑制胰腺分泌的药物 5. 准确记录出入量 6. 监测中心静脉压及动脉血气分析结果	1. 禁食者协助患者漱口,加强口腔护理,防止口腔并发症的发生 2. 转移患者的注意力来缓解疼痛,如听音乐等 3. 休克、烦躁患者要注意防止坠床,必要时可以给予约束带,加床栏 4. 安慰患者,给予鼓励,减轻紧张、焦虑

阶段	护理评估		护理措施	健康教育
	项目	内容		
非手术治疗	治疗配合	1. 有无暴饮暴食,酗酒及胆道疾病等诱发因素 2. 腹痛的性质、程度、时间及部位、呕吐的内容物、量及次数 3. 监测生命体征,注意有无休克征象和腹胀、腹膜炎体征 4. 评估营养状况,为胃肠外营养提供依据 5. 评估精神心理状态 6. 观察有无呼吸衰竭、肾衰竭、胃肠道出血等征象	1. 禁食,持续胃肠减压,防止呕吐物误吸,遵医嘱应用全胃肠动力药以减轻腹胀 2. 解痉止痛:诊断明确者发病早期可对症给予镇痛药(如哌替啶),但宜同时给解痉药(山莨菪碱等),禁用吗啡,以免引起 Oddi 括约肌痉挛 3. 抑制胰腺外分泌及胰酶分泌:遵医嘱应用生长抑素、乌司他丁等 4. 营养支持:早期禁食,主要靠完全肠外营养(TPN);待病情稳定、血淀粉酶恢复正常,可在肠外营养的同时给予肠内营养(TEN),由小剂量开始逐渐过渡,给予外部加热尽量使营养液的温度接近体温,过冷可引起腹泻的;当腹痛和肠梗阻症状减轻后逐渐恢复饮食 5. 抗生素的应用:早期给予抗生素治疗,询问患者有无过敏史,遵医嘱给予相应的抗炎补液治疗 6. 中药治疗:通过胃管注入中药,注入后夹管 2h,如复方清胰汤,每日 2 次 7. 心理支持护理	1. 急性期患者禁食、禁水,如口干难忍可采用含漱或湿润口唇等方式帮助缓解 2. 禁食期间补液量大,留置中心静脉导管的患者每日需给予冲管 2 次,每周换药 2 次 3. 指导病人减轻腹痛的方法:取半卧位,按摩背部等 4. 应用肠内营养的患者,温开水 50ml 冲管,每 4h 一次,以预防堵管;向患者强调患者留置营养空肠管的重要性 5. 妥善固定营养管,防止脱管、堵管等情况的发生
	康复指导	1. 患者遵医嘱配合治疗的程度 2. 有无定期复查的意识	1. 遵医嘱完成治疗计划 2. 定期复查 3. 必要时住院复查	1. 向病人说明导致本病发生的相关因素,强调合理饮食的重要性,宜进食低脂、易消化

阶段	护理评估		护理措施	健康教育
	项目	内容		
康复指导				饮食,避免暴饮暴食、忌刺激性食物,戒烟酒等 2. 禁食期间静脉补充营养,待临床症状控制后可给少油、易消化饮食,每日脂肪摄入量不宜超过 50g 3. 病情危重者应卧床休息,待病情稳定后可做轻微活动 4. 积极防治胆囊炎、胆石症、胆道蛔虫感染、高脂血症、糖尿病等导致胰腺炎发病可能的疾病
出院指导		1. 患者对出院后需要注意的相关知识的了解程度 2. 患者原有不良习惯是否能及时改正	1. 定期电话随访 2. 询问患者原有不良习惯是否改正	1. 改变饮食习惯,定时定量,避免暴饮暴食,戒烟酒,忌食油腻食物 2. 积极治疗胆道疾病,防治胆道蛔虫 3. 如有高血糖症,定时监测血糖,尽量血糖控制在稳定的水平,防治各种并发症 4. 加强自我观察,定期随访

十四、甲状腺肿瘤

阶段	护理评估		护理措施	健康教育
	项目	内容		
入院	一般情况	病人的年龄、身高、体重、营养状况、文化程度、生命体征、职业、居住地及饮食习惯、生活方式、经济状况、社会支持系统、吸烟、饮酒史、过敏史、既往史及健康史,家族史;女性病人的月经周期及生育史;心理健康状况	1. 根据病人情况采取适宜的健康教育方法、制定健康教育 2. 标记过敏史	1. 入院宣教的相关内容 2. 疾病简单介绍,以消除患者的紧张与焦虑 3. 次日晨采集各种标本的注意事项及检查注意事项
	自理能力	应用基础护理等级评估表对患者的自理能力进行全方位的评估	1. 对自理能力不足的患者协助完成基础护理 2. 鼓励患者参与,提高其自理能力 3. 为自理能力缺失的患者安放警醒标志 4. 预防坠床、跌倒及并发症的发生	1. 讲解基础护理的重要性 2. 指导患者学会正确的生活护理 3. 讲解各种并发症的严重性,告知有效预防措施
	病因诱因	询问病史	查找与患者疾病有关的可能病因,并告知患者	指导避免诱因的方法
	专科体征	肿块的大小、形状、质地、活动度;与吞咽运动的关系;生长速度;颈部有无肿大的淋巴结以及全身症状	指导采取舒适卧位,注意休息,保证有节律的深呼吸	向患者及家属讲解疾病相关知识
术前	治疗配合	1. 患者的生命体征 2. 术前检查是否完善 3. 术前准备是否完善 4. 患者的心理状况	1. 完善术前检查(如各种检验、心电图、胸片、B超、声带检查、颈部X线片等) 2. 完善术前准备 3. 教会患者正确的咳嗽、咳痰方法,利于术后呼吸道分泌物的排出 4. 提前预约冰冻检查	1. 告知术前准备意义 2. 手术前的常规宣教 3. 讲解疾病相关知识,指导正确进行自我调节,缓解术前焦虑、恐惧情绪

续表

阶段	护理评估		护理措施	健康教育
	项目	内容		
术前			5. 体位训练(颈过伸位训练:仰卧位,颈后垫以卷枕,抬高 10°~20° 或取半卧位,肩下垫枕头,头后仰尽量暴露颈部,持续 30 分钟,并逐渐延长至 1~2h/d,以耐受手术时的体位) 6. 评估患者睡眠情况及心理状况	
术日	治疗配合	1. 术前各项检查是否完备 2. 患者对疾病的了解程度 3. 手术麻醉方式、手术方式和手术范围 4. 患者生命体征 5. 患者自理能力 6. 饮食护理 7. 心理状况	1. 术晨测量生命体征,如有异常及时通知医生 2. 手术当日禁食 3. 准备麻醉床,床旁备心电监护、氧气装置、气管切开包,无菌手套、吸痰装置、急救药物等 4. 未留置尿管者嘱患者术前排空膀胱 5. 术前遵医嘱补液,必要时应用抗生素预防感染	讲解手术治疗相关知识,指导患者进行自我调节,缓解术前焦虑、恐惧情绪
术后		1. 手术情况、麻醉方式、手术方式和手术范围 2. 患者自理能力、休息、活动情况 3. 饮食护理 4. 患者术后病情观察 5. 潜在并发症	1. 术后平卧位 6 小时,心电监护、血氧饱和度监测及中心吸氧,观察病情变化,待患者完全清醒后可改为半卧位 2. 使用《基础护理等级评估表》(见附录)评估患者自理能力,提供个性化的生活护理 3. 保持液路通畅,遵医嘱补液治疗 4. 患者生命体征稳定,遵医嘱拔除尿管 5. 床旁备气管切开包 6. 病情稳定者,在术后 24 小时下床活动,但要注	1. 告知采取半卧位的意义,有利于呼吸、引流,减轻疼痛与不适 2. 告知床上翻身、活动的重要意义 3. 指导患者正确咳嗽、咳痰 4. 向患者及家属讲解并发症相关知识及危害性,取得理解与配合

阶段	护理评估		护理措施	健康教育
	项目	内容		
术后	治疗配合		意颈部保护,减少颈部活动,以免伤口因过度活动而出血 7. 饮食护理:术后 6h 可进流质饮食,注意不可过热、过快进食;饮水时应取坐位,头稍低,主动吞咽,注意防止呛咳和误咽,观察有无喉上神经损伤的症状 8. 皮肤护理:定时翻身,保护皮肤,促进肠功能的恢复 9. 管道护理:术后常规留置潘氏引流管,注意观察引流液的色、质、量;注意妥善固定导尿管并保持通畅,观察尿液的色、质、量 10. 保持呼吸道通畅,注意观察切口有无渗血、血肿形成,痰液堵塞气管等情况,防止气管受压塌陷;注意观察有无喉头水肿等诱发呼吸困难、窒息等并发症的发生 11. 鼓励病人发音,注意有无声调降低或声音嘶哑,了解有无喉返神经损伤 12. 观察有无甲状旁腺的损伤的症状:部分病人术后 1~2 天可出现面部、唇或手足部的针刺、麻木感或肌肉强直,少数严重者可出现面肌和手足伴有疼痛的持续性痉挛,每天发作多次,每次持续 10~20 分钟或更长,甚至可发生喉、膈肌痉挛和窒息;若有此并发症的发生,应给予低磷高钙饮食	

续表

阶段	护理评估		护理措施	健康教育
	项目	内容		
康复指导		1. 患者恢复情况 2. 评估伤口愈合情况	1. 监测生命体征 2. 观察病人引流情况 3. 饮食护理:易消化,高蛋白、高热量、高维生素饮食 4. 定时巡视病房,观察病情变化 5. 观察术后切口愈合情况,配合医生进行拆线	1. 饮食指导 2. 患者遵医行为的重要性
出院指导		1. 心理调适 2. 用药护理 3. 功能锻炼 4. 随时就诊 5. 定时复查	1. 正性引导患者,调整心态,积极配合 2. 对于甲状腺全切患者,应强调患者遵医嘱坚持服用甲状腺素制剂的重要性 3. 拆线后,指导患者做颈部活动,防止瘢痕挛缩 4. 教会患者颈部自行体检的方法;定期随访,建议患者按照要求复诊颈部、肺部和甲状腺功能等;若发现结节、肿块或异常等,应及时就诊	1. 出院指导 2. 教会患者颈部功能锻炼的方法,坚持锻炼至出院后3个月

十五、胃　癌

阶段	护理评估		护理措施	健康教育
	项目	内容		
入院	一般情况	身高、体重、年龄、文化程度、职业、心理状态、家庭支持力度、经济状况、饮食习惯、病史、过敏史等	1. 根据病人情况采取适宜的健康教育方法、制定健康教育内容 2. 标记过敏史	1. 入院宣教的相关内容 2. 疾病简单介绍,消除患者的紧张与焦虑 3. 次日晨采集各种标本的注意事项及检查注意事项

阶段	护理评估		护理措施	健康教育
	项目	内容		
入院	自理能力	详见自理能力评估表,注意活动、转移、用厕等内容	1. 填写自理能力评估表并标识 2. 协助患者完成床上洗漱、进食、大小便 3. 协助患者翻身、床上活动	清洁及活动的意义:防止压疮发生,防止长时间卧床导致的身体不适
	病因诱因	1. 地域环境及饮食生活因素 2. 幽门螺杆菌感染 3. 癌前病变和癌前状态(如慢性萎缩性胃炎、胃息肉、胃溃疡等) 4. 遗传因素(胃癌有明显家族聚集倾向)	1. 视基础疾病采取相关措施 2. 遵医嘱制定相应的饮食计划	根据发病原因进行相关的健康教育
	专科体征	1. 约10%病人有胃癌扩散的表现:左锁骨上淋巴结肿大、黄疸、腹水、腹部包块、直肠前凹扪及肿块等 2. 晚期胃癌病人可出现消瘦、贫血、营养不良,甚至恶病质	遵医嘱给予对症治疗	告知患者及家属如有相应体征出现及时就诊
术前	治疗配合	1. 消化道症状和家族史 病人有无腹痛、嗳气、反酸、食欲不振、呕血黑便、有无吸烟史,家族中有无胃癌或胃溃疡患者 2. 身体状况 ① 腹部有无压痛、肿块,有无腹胀或者腹水	1. 心理护理 2. 营养支持 ① 给予高蛋白、高热量、高维生素、低脂肪、易消化的食物,少渣饮食 ② 对不能经口进食的患者,通过静脉补充营养 ③ 术前一天流质饮食 3. 肠道准备 ① 幽门梗阻者术前3天用温盐水洗胃,每日2	1. 告知患者及家属肠道准备的要求及重要性,取得配合 2. 教会患者深呼吸和有效咳嗽的方法 3. 教会患者放松心情的方法,消除紧张恐惧心理

阶段	护理评估		护理措施	健康教育
	项目	内容		
术前		② 病人有无胃癌远处转移迹象,如黄疸、消瘦、贫血、营养不良等表现 ③ 辅助检查:了解各项检查的结果 3. 心理社会支持状况	次,以消除胃内积存物,减少胃黏膜水肿 ② 术前3日给病人口服肠道不吸收的抗菌药物,必要时清洁肠道 ③ 术前12小时禁食水,术前夜灌肠 4. 呼吸道准备 劝告吸烟者戒烟,指导病人进行有效咳嗽和深呼吸的训练(腹式呼吸)	
术日	治疗配合	1. 患者的精神状态 2. 术前准备是否完善 3. 术前检查是否完善 4. 实验室检查是否完善 5. 患者对疾病及手术的了解程度	1. 术晨测量生命体征,如有异常及时通知医生 2. 术晨遵医嘱留置胃管行胃肠减压,必要时准备空肠营养管 3. 备好麻醉床,床旁备心电监护仪、氧气装置等 4. 告知患者取下活动的义齿,随身饰品等禁止带入手术室的;建议女性患者手术当日不要化妆 5. 与患者沟通,缓解其紧张情绪,取得配合	1. 告知患者术前准备是否完善的重要性 2. 保持良好的情绪对术后恢复的意义
术后		1. 一般情况 包括麻醉和手术方式、术后生命体征、切口和引流情况 2. 早期并发症 术后出血、感染、吻合口	1. 全麻醉清醒前取去枕平卧位,头偏向一侧;全麻清醒后若血压稳定,协助取低半卧位 2. 妥善固定各种引流管,并保持通畅	1. 告知半卧位的益处,有利于呼吸,减少切口缝合处张力,减轻疼痛与不适 2. 强调饮食注意事项,采用逐渐过渡的

阶段	护理评估		护理措施	健康教育
	项目	内容		
术后	治疗配合	瘘和梗阻 3. 远期并发症 碱性反流性胃炎、倾倒综合征和营养障碍	3. 病情观察 监测生命体征和神志、皮肤黏膜色泽、尿量、切口渗液情况等,观察并记录引流量、性质及颜色 4. 禁食 胃肠减压48h,禁食期间静脉补充液体,并应用抗生素预防感染 5. 口腔护理 保持口腔清洁卫生,预防感染 6. 更换引流袋,每周二次 7. 术后早期活动,促进肠蠕动,预防肠粘连。鼓励病人做深呼吸,有效咳嗽排痰;协助病人做肢体的伸屈运动,预防深静脉血栓形成;第一天可协助病人坐起并做轻微床上活动,第二日下地床边活动,第三日室内活动,根据个体差异决定活动量 8. 肠蠕动恢复并有排气或者排便,可拔除胃管,先饮少量温水,若无腹胀腹痛等症状,术后72h可进流质饮食	方法,从稀到稠,从少到多,从低热量到高热量,少食多餐。以清淡饮食为宜,含有丰富的维生素、蛋白质,且易消化,限制油炸、辛辣、过甜过热和刺激性等食物
	康复指导		1. 纠正不良饮食习惯及生活习惯 2. 定期复诊	

续表

阶段	护理评估		护理措施	健康教育
	项目	内容		
	出院指导		1. 定期电话随访 2. 询问患者原有不良习惯是否改正	1. 改变饮食习惯,定时定量,避免暴饮暴食,戒烟酒,忌食油腻食物 2. 告知患者注意休息,避免过于劳累,劳逸结合 3. 告知患者保持良好的心理状态的重要性,可适当运动 4. 定期复查:术后放化疗期间定期门诊随访,检查肝功、血常规等。注意预防感染,术后初期每3个月复查一次,以后每半年复查一次,至少复查5年,若有腹部不适随时检查 5. 告知病人及家属有关胃癌的知识,使之更好地配合术后长期治疗和自我护理

十六、泌尿系结石

阶段	护理评估		护理措施	健康教育
	项目	内容		
入院	一般情况	身高、体重、年龄、文化程度、职业、心理状态、家庭支持力度、经济状况、饮食习惯、病史、过敏史等	1. 根据病人情况采取适宜的健康教育方法、制定健康教育内容 2. 标记过敏史	1. 入院宣教的相关内容 2. 疾病简单介绍,以消除患者的紧张与焦虑 3. 次日晨采集各种标本的注意事项及检查注意事项

阶段	护理评估		护理措施	健康教育
	项目	内容		
入院	自理能力	详见自理能力评估表,注意有无跌倒、烫伤等危险因素及排尿、留置尿管的内容	1. 填写自理能力评估表并标识 2. 及时评估患者的排尿情况,有尿管的患者,做好引流管的护理:每日尿道外口护理两次,定期更换引流袋 3. 有压疮及皮肤擦伤的患者,及时上报并采取相应措施	1. 清洁及活动的意义:防止压疮发生,防止长时间卧床导致的身体不适 2. 住院期间禁止自行使用热水袋,防止烫伤
	病因诱因	尚未完全明确。原因很多,包括外界自然条件和社会环境的影响及个体自身的先天和后天因素,其中遗传、生活习惯、所患疾病、饮食、药物等	1. 观察病情 2. 饮食护理:多喝水,忌食辛辣烟酒等 3. 运动指导:肾结石患者局部拍打,输尿管结石患者多跳跃 4. 高热护理:尿结石并发感染、梗阻时可见高热,白细胞增多	为患者讲解导致疾病的相关因素,使其配合治疗
	专科体征	1. 疼痛 2. 血尿 3. 尿频、尿急、尿痛 4. 发热	1. 保持尿液排出通畅 2. 缓解疼痛 3. 做好引流管的护理	1. 鼓励病人多饮水、勤排尿 2. 多摄入粗纤维食物,忌饮酒及辛辣食物,以防便秘
术前	治疗配合	1. 健康史及相关因素 2. 身体状况包括局部、全身及相应的辅助检查 3. 心理和社会支持状况	1. 了解吸烟、饮食、饮酒和性生活等情况;鼓励患者多饮水,勤排尿;注意有无高血压及糖尿病病史 2. 了解病人及家属对拟采取的治疗方法、手术及可能导致并发症的认知程度,以提供相应的心理支持	1. 加强与病人及家属的沟通,用通俗易懂的语言介绍疾病相关知识,在各项检查前做好解释工作,取得病人及家属的理解和配合 2. 相关饮食介绍 3. 相应的术前宣教 4. 告知良好的心理素质对手术及术后恢复的重要性

续表

阶段	护理评估		护理措施	健康教育
	项目	内容		
术日		病人对疾病了解的程度及配合度	1. 讲解手术的必要性,取得病人的理解 2. 做好手术前准备:皮肤准备,血标本采集,取下义齿,更换清洁衣裤等 3. 麻醉方式、手术的大致过程及手术后可能出现的不适和并发症,教会病人有效咳嗽、咳痰方法,注意口腔卫生和早期下床活动等	1. 妥善安置床位,保持输液通畅,使病人有安全感 2. 给予相应的心理指导
术后	治疗配合	健康维护能力下降,与手术创伤、术后留置静脉导管、导尿管有关	1. 监测生命体征,每30min 测血压、脉搏、呼吸 1 次,直至平稳 2. 密切观察伤口的渗血情况,有异常及时与医生联系 3. 观察病人的神志、体温并及时记录。告知病人及家属手术后因创伤等反应可出现发热,避免过度的紧张 4. 准备好平整舒适的床单位,协助患者取舒适卧位,避免局部受压 5. 观察静脉输液处有无红肿、渗出并保持通畅 6. 妥善固定各种导管,避免滑脱 7. 观察结石排出情况	1. 床头抬高 30°,病人取半卧位,减轻伤口疼痛,同时使膈肌下降,改善呼吸;必要时给予镇痛剂,在止痛剂给予后 3 分钟,指导病人做深呼吸运动,有效翻身及咳嗽 2. 鼓励病人做深呼吸后有效咳嗽、咳痰,咳嗽时按压住腹部伤口,减轻震动引起的疼痛 3. 每日雾化吸入 2 次,协助病人翻身拍背,使痰液松动易于咳出,保持呼吸道通畅

阶段	护理评估		护理措施	健康教育
	项目	内容		
康复指导		病人能说出相关康复知识的内容	1. 指导病人注意休息,适当的户外活动,劳逸结合,逐渐恢复体力。同时保持良好的心理状态 2. 指导病人合理进食,摄入高蛋白质和丰富维生素的饮食,有利于伤口愈合。初起少量多餐,从流质、半流质过渡到普食 3. 擦浴时注意保护伤口免受污染 4. 如再次出现腰痛等情况,应及时就诊 5. 绝对卧床3天,3天后可下床活动	1. 大量饮水　每天大于2000ml 2. 合理补钙 3. 限制糖的摄入量 4. 宜多食水果蔬菜
出院指导		指导及随访	1. 多饮水 2. 适当运动 3. 避免服用与结石形成有关的药物 4. 饮食调节与药物预防	1. 告知患者出院手续办理流程 2. 出院后戒烟酒,忌刺激性食物,养成健康良好的生活习惯 3. 出院后每3个月门诊复查

十七、膀　胱　癌

阶段	护理评估		护理措施	健康教育
	项目	内容		
入院	一般情况	身高、体重、年龄、文化程度、职业、心理状态、家庭支持力度、经济状况、饮食习惯、病史、过敏史等	1. 根据病人情况采取适宜的健康教育方法、制定健康教育内容 2. 标记过敏史	1. 入院宣教的相关内容 2. 疾病简单介绍,以消除患者的紧张与焦虑 3. 次日晨采集各种标本的注意事项及检查注意事项

阶段	护理评估		护理措施	健康教育
	项目	内容		
入院	自理能力	详见自理能力评估表,注意有无跌倒、坠床、压疮烫伤等危险因素	1. 填写自理能力评估表并给予标识 2. 及时评估患者的基础代谢率,定期监测血压 3. 有压疮及皮肤擦伤的患者,及时上报并采取相应护理措施	1. 清洁及活动的意义:防止压疮发生,防止长时间卧床导致的身体不适 2. 住院期间禁止自行使用热水袋,防止烫伤
	病因诱因	1. 吸烟 2. 体内色氨酸代谢的异常 3. 与职业有关 4. 膀胱黏膜长期遭受刺激 5. 寄生虫病 6. 药物	1. 戒烟 2. 积极治疗高血压病,控制体重 3. 加强职业防护 4. 养成良好的卫生习惯,不食用霉变腐烂腌制食品 5. 避免放射线侵害,慎用激素 6. 经常参加体育锻炼,增强身体素质,增加机体免疫力	为患者讲解导致疾病的相关因素,使其配合治疗
	专科体征	1. 血尿:间歇性无痛性肉眼血尿 2. 膀胱刺激症状 3. 排尿困难和尿潴留	1. 保持尿液排出通畅 2. 缓解疼痛 3. 做好引流管的护理	1. 分散注意,缓解疼痛 2. 多摄入粗纤维食物,忌饮酒及辛辣食物 3. 加强营养,多食用高蛋白、高热量、高维生素饮食,纠正贫血和低蛋白血症
术前	治疗配合	1. 健康史及相关因素 2. 身体状况包括局部、全身及相应的辅助检查 3. 心理和社会支持状况	1. 了解吸烟、饮食、饮酒等生活习惯;鼓励患者多饮水;注意有无高血压及糖尿病病史 2. 了解病人及家属对拟采取的治疗方法、对手术及可能导致并发症的认知程度,护士和患者家属应深切理解病人的心理变化,关怀体贴病人,给予最	1. 相关饮食介绍 2. 相应的术前宣教 3. 告知良好的心理素质对手术及术后恢复的重要性

阶段	护理评估		护理措施	健康教育
	项目	内容		
术前			大的精神鼓励,与病人建立良好的护患关系耐心解释治疗的安全性和手术对挽救生命的必要性,减轻焦虑	
术日	治疗配合	1. 由于术后会引起出血,需密切观察生命体征;留置尿管或手术刺激等引起的排尿型态异常 2. 心理状态	1. 严密观察患者生命体征的变化:术后应注意患者的体温、脉搏、血压和肢体颜色的变化,尤其是术侧足背动脉搏动情况及末梢血运、皮肤温度 2. 观察切口敷料情况 3. 保持引流通畅:做好留置导尿管的护理 4. 密切观察尿液的颜色、性状,并记录24h尿量	1. 告知患者术后采取平卧位的重要性 2. 告知患者观察尿色及尿量的意义 3. 给予相应的心理指导
术后		1. 疼痛 2. 出血 3. 压疮 4. 尿量及尿色	1. 术后护理:严密观察生命体征:每30min测血压、脉搏、呼吸1次,并记录 2. 详细观察术后尿量和颜色:注意每日的尿量、颜色、性质 3. 观察腹部情况:有无腹痛、腹胀 4. 协助患者翻身并按摩,防止压疮发生 5. 观察肛门排气情况	1. 做好术后宣教 2. 保持引流管通畅,勿打折,扭曲
	康复指导	1. 合理饮食 2. 心理指导 3. 观察尿量及尿色 4. 观察手术部位	1. 术后注意稳定患者情绪,鼓励配合治疗,帮助其树立战胜疾病的信心 2. 注意多补充高蛋白质、高热量、高维生素的食物,纠正贫血和低蛋白血症	1. 注意休息,加强疾病知识的讲解 2. 多食粗纤维食物,保持大便通畅 3. 养成良好的生活习惯,合理安排睡眠、工作、学习、活动等

阶段	护理评估		护理措施	健康教育
	项目	内容		
康复指导			3. 自我观察:家属应学会密切观察患者术后每日的尿量、颜色等,若术后排出大量血尿,应及时与医生联系 4. 观察手术部位敷料情况,如敷料浸湿及时给予更换;对尿失禁、尿漏者,应保持会阴部清洁干燥	
出院指导	指导及随访		1. 避免直接接触有害物质 2. 养成良好的生活习惯 3. 及时治疗慢性膀胱炎、尿路结石等疾病 4. 保持心情愉悦	1. 告知患者出院手续办理流程 2. 出院后戒烟酒,忌刺激性食物,养成良好的生活习惯 3. 告知病人膀胱癌易复发,术后3年内应定期复查

十八、前列腺增生症

阶段	护理评估		护理措施	健康教育
	项目	内容		
入院	一般情况	身高、体重、年龄、文化程度、职业、心理状态、家庭支持力度、经济状况、饮食习惯、病史、过敏史等	1. 根据病人情况采取适宜的健康教育方法、制定健康教育内容 2. 标记过敏史	1. 入院宣教的相关内容 2. 疾病简单介绍,以消除患者的紧张与焦虑 3. 次日晨采集各种标本的注意事项及检查注意事项
入院	自理能力	详见自理能力评估表,注意有无跌倒、坠床、压疮、烫伤等危险因素及自行排尿、留置尿管自我护理能力等内容	1. 填写自理能力评估表并标识 2. 及时评估患者的排尿情况:有尿管的患者,做好引流管的护理,尿道外口每日护理	1. 清洁及活动的意义:防止压疮发生,防止长时间卧床导致的身体不适 2. 住院期间禁止自行使用热水袋,防止烫伤

续表

阶段	护理评估		护理措施	健康教育
	项目	内容		
入院	自理能力		两次,定期更换引流袋 3. 有压疮及皮肤擦伤的患者,及时上报并采取相应护理措施	
	病因诱因	尚未完全明确。目前公认老龄和有功能的睾丸是发病的基础	视排尿情况采取相关措施	为患者讲解导致疾病的相关因素,使其配合治疗
	专科体征	1. 尿频:是最常见的早期症状,夜间更为明显 2. 进行性排尿困难:是前列腺增生症最主要的症状 3. 部分尿潴留患者还可出现无痛性血尿	1. 保持尿液排出通畅 2. 缓解疼痛 3. 做好引流管的护理	1. 鼓励病人多饮水、勤排尿 2. 多摄入粗纤维食物,忌饮酒及辛辣食物,以防便秘
术前	治疗配合	1. 健康史及相关因素 2. 身体状况包括局部、全身及相应的辅助检查 3. 心理和社会支持状况	1. 了解吸烟、饮食、饮酒和性生活等情况;鼓励患者多饮水,勤排尿;注意有无高血压及糖尿病病史 2. 了解病人及家属对拟采取的治疗方法、对手术及可能导致并发症的认知程度,以提供相应的心理支持	1. 相关饮食介绍 2. 相应的术前宣教 3. 告知良好的心理素质对手术及术后恢复的重要性
术日		1. 由于膀胱出口梗阻、逼尿肌受损、留置尿管或手术刺激等可引起排尿型态异常 2. 由于导管刺激、血块堵塞行导管冲洗时可引起膀胱痉挛导致疼痛	1. 保持尿液排出通畅 (1) 观察排尿情况:注意排尿次数和特点,特别是夜尿次数,为保证病人的休息和减轻焦虑的情绪,可遵医嘱给予镇静安眠药 (2) 避免急性尿潴留发生:鼓励病人多饮水,勤排尿	1. 告知患者术后采取平卧位的重要性 2. 告知患者持续膀胱冲洗的意义 3. 给予相应的心理指导

续表

阶段	护理评估		护理措施	健康教育
	项目	内容		
术日	治疗配合		（3）及时引流尿液：做好留置导尿管或膀胱造瘘病人的护理 （4）做好膀胱冲洗的护理：①冲洗速度：可根据尿色而定，尿深则快，尿浅则慢。若尿色深红或逐渐加深，说明有活动性出血，应及时通知医生处理；②确保冲洗及引流管通畅，以免造成膀胱充盈、痉挛而加重出血；③准确记录尿量、冲洗量和排出量，尿量＝排出量－冲洗量 2. 缓解疼痛：可术中留置止痛泵或遵医嘱给予必要的镇痛药物	
术后		1. TUR 综合征(稀释性低钠血症)：病人可在几个小时内出现烦躁、恶心、呕吐、抽搐、昏迷，严重者可出现肺水肿、脑水肿、心衰等症状 2. 出血 3. 压疮 4. 下肢静脉血栓	1. 加强观察，一旦出现，遵医嘱给予利尿剂、脱水剂，减慢输液速度，对症处理 2. 术后 5 天内勿肛管排气或灌肠，必要时喝番泻叶，以免造成前列腺窝出血 3. 术后 24h 患者出血减少时，应协助患者翻身并按摩，防止压疮发生 4. 卧床期间注意下肢的主动、被动活动	1. 做好术后宣教 2. 术后第 2、3 天嘱病人练习收缩腹肌、臀肌及肛门括约肌，防止术后尿频、尿失禁的发生 3. 指导病人在术后一周逐渐离床活动，防止出血的发生
	康复指导	1. 排尿功能的评估 2. 是否有尿道狭窄的发生	1. 强调"术后三个第一次"的护理：第一次下床、第一次如厕、第一次活动时，均应循	1. 术后若尿线逐渐变细，甚至出现排尿困难，应及时到医院检查和处理

续表

阶段	护理评估		护理措施	健康教育
	项目	内容		
康复指导			序渐进,防止直立性低血压和肺栓塞的发生 2. 排尿功能训练:若尿失禁现象,应锻炼肛提肌功能,尽快恢复尿道括约肌功能 3. 自我观察:TURP术后病人有可能发生尿道狭窄,应定期行尿道扩张	2. 术后膀胱黏膜的恢复期约为30天,故告知患者当出现术后血尿勿恐慌,及时就诊即可 3. 术后前列腺窝的恢复需3~6个月,故术后仍会有排尿异常现象,鼓励患者多饮水
出院指导		指导及随访	1. 预防出血:术后1~2个月内避免剧烈活动,如跑步、骑自行车、性生活等,防止继发性出血 2. 前列腺切除术常会出现逆行射精,不影响性交。少数病人可出现阳痿,可先采取心理治疗,查明原因后,再进行针对性治疗	1. 告知患者出院手续办理流程 2. 出院后戒烟酒,忌刺激性食物,养成良好的生活习惯 3. 出院后每3个月来门诊复查

十九、肾 癌

阶段	护理评估		护理措施	健康教育
	项目	内容		
入院	一般情况	身高、体重、年龄、文化程度、职业、心理状态、家庭支持力度、经济状况、饮食习惯、病史、过敏史等	1. 根据病人情况采取适宜的健康教育方法、制定健康教育内容 2. 标记过敏史	1. 入院宣教的相关内容 2. 疾病相关知识的介绍,以消除患者的紧张与焦虑 3. 次日晨采集各种标本的注意事项及检查注意事项

续表

阶段	护理评估		护理措施	健康教育
	项目	内容		
入院	自理能力	详见自理能力评估表,注意有无跌倒、坠床、压疮、烫伤等危险因素及自行排尿、留置尿管自我护理能力等内容	1. 填写自理能力评估表并标识 2. 及时评估患者的排尿情况:有尿管的患者,做好引流管的护理,尿道外口每日护理两次,定期更换引流袋 3. 有压疮及皮肤擦伤的患者,及时上报并采取相应护理措施	1. 清洁及活动的意义:防止压疮发生,防止长时间卧床导致的身体不适 2. 住院期间禁止自行使用热水袋,防止烫伤
	病因诱因	1. 吸烟 2. 肥胖和高血压 3. 职业因素 4. 接触放射线 5. 遗传因素 6. 食品和药物	1. 戒烟 2. 积极治疗高血压病,控制体重 3. 加强职业防护 4. 养成良好的生活习惯,不食用霉变腐烂腌制食品宜清淡饮食,适当进食鱼、鸡蛋及少量动物瘦肉等优质蛋白质 5. 避免放射线侵害,慎用激素 6. 经常参加体育锻炼,增强身体素质,增加机体免疫力	为患者讲解导致疾病的相关因素,使其配合治疗
	专科体征	1. 腹部肿块:是最常见的早期症状 2. 疼痛:表现为持续性钝痛 3. 血尿:约40%的肾癌病人会出现血尿	1. 观察腹部肿块的大小及位置 2. 缓解疼痛 3. 做好引流管的护理	1. 分散注意,缓解疼痛;必要时遵医嘱使用镇痛剂 2. 多摄入粗纤维食物,忌饮酒及辛辣食物 3. 加强营养,多食用高蛋白、高热量、高维生素饮食,纠正贫血和低蛋白血症

阶段	护理评估		护理措施	健康教育
	项目	内容		
术前		1. 健康史及相关因素 2. 身体状况包括局部、全身及相应的辅助检查 3. 心理和社会支持状况	1. 了解吸烟、饮食、饮酒;鼓励患者多饮水;注意有无高血压及糖尿病病史 2. 了解病人及家属对拟采取的治疗方法、对手术及可能导致并发症的认知程度,护士和患者家属应深切理解病人的心理变化,关怀体贴病人,给予最大的精神鼓励与病人建立良好的病护关系。耐心解释治疗的安全性和手术对挽救生命的必要性,以使病人思想稳定,配合治疗	1. 相关饮食介绍 2. 相应的术前宣教 3. 告知良好的心理素质对手术及术后恢复的重要性
术日	治疗配合	1. 出血:术后常见,且一侧肾切除后有引起肾衰竭的风险,需密切观察生命体征的变化 2. 留置尿管或手术刺激等引起的排尿型态异常 3. 疼痛程度 4. 心理状况	1. 严密观察患者生命体征的变化 (1) 术后应注意患者的体温、脉搏、血压和肢体颜色的变化,尤其是术侧足背动脉搏动情况及末梢血运、皮肤温度 (2) 控制进水量:由于肾脏部分被摘除,肾脏的排水功能减弱,故术后不宜过多饮水输液 (3) 保持引流通畅,做好留置导尿管的护理并记录尿量 2. 缓解疼痛:可术中留置止痛泵或遵医嘱给予必要的镇痛药物	1. 告知患者术后采取平卧位的重要性 2. 告知患者观察尿色及尿量的意义 3. 给予相应的心理指导 4. 观察排尿情况:注意排尿次数和特点,特别是夜尿次数,为保证病人的休息和减轻焦虑的情绪,可遵医嘱给予镇静安眠药
术后		1. 疼痛 2. 出血 3. 压疮 4. 下肢静脉血栓 5. 尿量及尿色	1. 严密观察生命体征:专人护理,每15~30min测血压、脉搏、呼吸1次并记录,至病人完全清醒、病情平稳改为1~2h测量1次	1. 做好术后宣教 2. 保持引流管通畅,勿打折,扭曲 3. 指导病人在术后一周逐渐离床活

续表

阶段	护理评估		护理措施	健康教育
	项目	内容		
术后	治疗配合		2. 详细观察术后第一次排尿的时间、量和颜色:如术后6h无尿或排出大量血尿,及时通知医生 3. 注意每日的尿量、颜色、性质,必要时留取标本送检 4. 术后卧床5~7天,勿早期活动以免引起手术部位出血;协助患者翻身并按摩,防止压疮发生 5. 卧床期间注意下肢的主动、被动活动 6. 观察并记录24h尿量及尿色,观察健侧肾功能	动,防止出血的发生
	康复指导	1. 合理饮食 2. 心理指导 3. 观察尿量、尿色 4. 观察手术部位	1. 稳定患者情绪,鼓励积极配合治疗,帮助树立战胜疾病的信心 2. 补充高蛋白、高热量、高维生素的食物,纠正贫血和低蛋白血症 3. 教会患者及家属自我观察的方法,若术后排出大量血尿,应及时与医生联系 4. 观察手术部位敷料情况,如敷料浸湿,及时更换;对尿失禁、尿漏者,保持会阴部清洁干燥	1. 注意休息,加强疾病知识的讲解 2. 多食粗纤维食物,保持大便通畅 3. 养成良好的生活习惯,合理安排睡眠、工作、学习、活动等
	出院指导	指导及随访	1. 预防出血:术后3个月内避免剧烈活动,防止继发性出血 2. 养成良好的生活习惯 3. 定期检查肾功能 4. 保持心情愉悦	1. 告知患者出院手续办理流程 2. 出院后戒烟酒,忌刺激性食物,养成良好的生活习惯 3. 出院后每3个月来门诊复查,定期随诊

二十、手部烧伤瘢痕挛缩畸形

阶段	护理评估		护理措施	健康教育
	项目	内容		
入院	一般情况	身高、体重、性别、文化程度、职业、社会背景、经济基础、家庭成员、家族病史、精神状态、饮食习惯、有无烟酒不良嗜好、高血压、糖尿病史等	1. 根据病人情况采取适宜的健康教育方法、制定健康教育内容 2. 标记过敏史 3. 测生命体征	1. 入院宣教的相关内容 2. 疾病简单介绍,以消除患者的紧张与焦虑 3. 次日晨采集各种标本的注意事项及检查注意事项
	自理能力	详见自理能力评估表,注意活动、转移、用厕等内容	1. 填写自理能力评估表并标识 2. 病情重且自理能力缺失的患者病员协助完成洗漱、进食、大小便等 3. 鼓励患者进行适当的活动	清洁及活动的意义:防止压疮发生,防止长时间卧床导致的身体不适
	病因诱因	烧伤后造成的畸形,局部功能障碍	遵医嘱制定相应的计划	据发病原因进行相关的健康教育
	专科体征	1. 手部烧伤瘢痕痉挛畸形分类 ①轻度畸形型 ②爪形畸形型 ③严重歪扭畸形型 ④残缺畸形型 2. 手背瘢痕痉挛畸形 3. 手掌瘢痕挛缩畸形	1. 术前观察手术部位,如发现湿疹、炎症、溃疡等情况,应暂停手术,给予治疗再进行手术 2. 术前3日用1∶1000苯扎溴铵溶液浸泡患肢,每日两次,每次20min,并在清洗时尽量多做关节活动 3. 术前1日做皮肤准备工作,剪短指甲,清除瘢痕缝隙中的积垢及汗毛,若臂丛麻醉时还需剔腋毛 4. 术前晚八点通知禁食水,术晨更换清洁衣裤,排空膀胱,准备好术中所需药物及用品	1. 告知患者相对应的具体饮食及预防便秘的具体措施及意义 2. 饮食指导:进食高蛋白、易消化、富含维生素的食物,如新鲜蔬菜、水果、鱼瘦肉等 3. 皮肤护理:保持皮肤清洁、干燥

阶段	护理评估		护理措施	健康教育
	项目	内容		
术前	治疗配合	1. 饮食 2. 各项相关检查 3. 家族史、既往史、身体状况等,做好心理护理,配合手术,树立信心 4. 输血、输液,改善全身状况	1. 饮食:给予高蛋白、高热量、高维生素、易于消化的营养丰富的饮食,忌辛辣、坚硬食物,减少对肠道的刺激 2. 检查:术前协助医生完善各项常规检查,手部摄片,以便了解手部畸形的部位、性质、程度、时间长短等 3. 注意事项:预防上呼吸道感染,注意保暖,如有感冒、咳嗽、发烧等,及时通知医生	1. 术前宣教 2. 术前检查的意义 3. 告知患者术前备皮的意义,取得配合 4. 了解患者的心理状态以及社会支持程度,消除患者的紧张情绪
术日		1. 患者的精神状态 2. 术前准备情况是否完善 3. 术前检查是否完善 4. 实验室检查是否完善 5. 患者对疾病及手术的了解程度	1. 术晨测量生命体征,如有异常及时通知医生 2. 术晨留置静脉留置针 3. 协助患者取下随身饰品	1. 告知患者术前准备完善的重要性 2. 保持良好的情绪对术后恢复的意义
术后		1. 患者生命体征是否平稳 2. 引流是否通畅,引流液的颜色、性质、量及切口愈合情况等 3. 有无发生出血、切口感染、等并发症 4. 患者术后的情绪及精神状态	1. 严密观察生命体征,监测体温、呼吸、脉搏、血压的变化,保持呼吸道通畅,有异常应及时通知医生进行处理 2. 观察伤口渗血情况,指端血运,皮肤、毛细血管充盈情况,引流是否通畅,引流液的颜色、性质、量及切口愈合情况等 3. 术后患肢抬高 30°~40°,应超过心脏水平,以利静脉回流,减轻组织肿胀,起床时上肢可用绷带悬吊,保持高于心脏水平 4. 神经吻合或皮管皮瓣	1. 提供安静、舒适的休养环境,保证病人充足的睡眠,以减轻疼痛 2. 教会病人一些分散疼痛注意力的方法,如全身放松术,催眠术等

阶段	护理评估		护理措施	健康教育
	项目	内容		
术后	治疗配合		修复后局部感觉差,注意防止冻伤和烫伤 5. 患肢有钢针固定时,暴露处应用胶布固定,避免钢针碰撞和回缩,造成钩出和逆行感染 6. 手部植皮一般在术后10天内拆线,注意保持伤口清洁、干燥,以防感染 7. 拔钢针时间:关节融合术6周后拔除,关节部位植皮2~3周拔除,一般不超过4周,以免关节僵硬	
	康复指导	1. 评估患者对手部烧伤瘢痕痉挛畸形的了解程度 2. 术后患者的心理状态 3. 评估对疾病转归的信心 4. 评估患者有无定期复查意识	1. 注意休息,适当进行锻炼,提高机体抵抗力 2. 合理饮食,促进机体早日康复 3. 鼓励和指导功能锻炼:拆线后皮片生长良好,将手浸入温水中做主动活动训练,手掌用力做握掌活动或用2只核桃放入手掌进行揉转动作,以训练肌力及关节活动。每晚必须进行功能位包扎3~6个月,包扎时手腕背伸30°,掌指关节轻度屈曲,手心填纱布团,各指尖用纱布分开,各指屈曲15°,绷带自手指向桡侧缠绕,使关节保持拇指对掌位,有时可制成弹性金属支架。手掌植皮拆线后,白天主动锻炼,做用力伸掌、伸指动作,每晚必须用手型夹板,将手平坦于夹板上,分指包扎	1. 告知患者手部烧伤瘢痕挛缩畸形手术到创面愈合阶段,往往出现瘢痕挛缩、关节畸形、功能障碍等,所以功能锻炼对于手部烧伤尤其重要,是提高手术治疗的重要措施 2. 鼓励患者坚持锻炼
	出院指导	患者对出院后需要注意的情况的了解的程度	定期复诊,以便及早发现病情变化	出院宣教的相关内容视情况进行相关内容教育

二十一、白 内 障

阶段	护理评估 项目	护理评估 内容	护理措施	健康教育
入院	一般情况	身高、体重、年龄、文化程度、职业、心理状态、家庭支持力度、经济状况、饮食习惯、病史、过敏史等	1. 根据病人情况采取适宜的健康教育方法、制定健康教育内容 2. 标记过敏史	1. 入院宣教的相关内容 2. 疾病简单介绍,以消除患者的紧张与焦虑 3. 次日晨采集各种标本的注意事项及检查注意事项
	自理能力	详见自理能力评估表,注意活动、转移、用厕等内容	1. 填写自理能力评估表并标识 2. 必要时协助或指导患者完成床上洗漱、进食、大小便等 3. 必要时协助或指导患者翻身、床上活动	清洁及活动的意义:防止压疮发生,防止长时间卧床导致的身体不适
	病因诱因	原有基础疾病诱发因素	1. 视基础疾病采取相关措施 2. 询问相关科室疾病注意事项	以各科疾病教育为主
	专科体征	视物模糊,视力下降	1. 做好宣教指导,确保患者安全 2. 做好防跌倒具体措施 3. 集中治疗护理时间,减少不良刺激,睡眠充足 4. 保持大便通畅	1. 教会患者及家属正确点眼药水的方法 2 讲解白内障的知识,消除顾虑,减轻心理负担,保持良好的精神状态,积极面对现实 3. 患者视力下降,应协助患者熟悉环境 4. 饮食指导:清淡易消化
术前	治疗配合	1. 常规检查及专科检查	1. 术前检查:包括各种检验、胸片、心电图、血压、血糖,尤其是视力、眼压、A/B超检查 2. 对年老体弱病人,应注意观察血压、呼吸,是否伴有咳嗽等症状	1. 有合并症的患者,依据相应护理告知内容,对疾病相关知识进行讲解 2. 告知患者各项检查、检验的意义及重要性 3. 告知患者手术的方式,消除紧张情绪

阶段	护理评估		护理措施	健康教育
	项目	内容		
术前	治疗配合		3. 对有合并症的患者,遵医嘱完成糖尿病、心脏病、高血压等相应护理 4. 指导患者平卧以及了解有无其他特殊生活习惯等	
		2. 术中配合方法	1. 指导患者练习仰卧位 2. 训练患者在卧位状态下,在注视器光源引导下做眼球上下左右转动训练 3. 保证患者睡眠,如有入睡困难,遵医嘱给予的镇静安眠药	向患者讲解眼位和头位配合训练的重要性,弥补了常规护理方法的不足,得到患者的主动配合并可以减轻心理压力
术日		术眼准备	1. 术前剪术眼睫毛 2. 冲洗泪道及结膜囊 3. 着宽松舒适的衣服 4. 有高血压、糖尿病患者需正常服药,同时监测血压、血糖变化 5. 遵医嘱术前散瞳 6. 手术当日眼部包盖纱布不能打开,不点眼药水	1. 告知患者手术中如想要打喷嚏和咳嗽时,可用舌尖顶住上腭,及时交谈分散注意力 2. 告知患者若有不适需移动头部时,及时通知手术医生,得到许可后方可活动
术后		病情观察	1. 术日至术后1日观察术眼敷料渗出情况 2. 观察术眼疼痛情况 3. 给患者讲解预防性保护措施 4. 遵医嘱合理使用抗生素 5. 饮食指导,给予清淡易消化食物,防止便秘	1. 评估患者疼痛程度。24h内伤口疼痛属正常现象,遵医嘱使用镇痛剂即可缓解;如不能缓解,且难以忍受时,可能由于眼内伤口出血、眼压高、眼内感染等情况引起,应立即通知医生 2. 限制头部剧烈活动,避免突然翻身或坐起,避免咳嗽及用力闭眼 3. 眼压升高时,遵医嘱降眼压治疗

续表

阶段	护理评估		护理措施	健康教育
	项目	内容		
	康复指导		1. 戒烟酒,不饮浓茶、咖啡等 2. 饮食指导:术后忌辛辣及刺激性食物,避免过度咀嚼,食过硬食物 3. 术后避免碰伤术眼,避免低头取物等重体力活动	
	出院指导		1. 告知办理出院手续的程序 2. 继续保持眼部清洁,预防感染,遵医嘱点眼药水 3. 告知复诊及主管医师出诊时间及联系电话	

二十二、眼 外 伤

阶段	护理评估		护理措施	健康教育
	项目	内容		
入院	一般情况	身高、体重、年龄、文化程度、职业、心理状态、家庭支持力度、经济状况、饮食习惯、病史、过敏史等	1. 根据病人情况采取适宜的健康教育方法、制定健康教育内容 2. 标记过敏史	1. 入院宣教的相关内容 2. 疾病简单介绍,以消除患者的紧张与焦虑 3. 次日晨采集各种标本的注意事项及检查注意事项
	自理能力	详见自理能力评估表,注意活动、转移、用厕等内容	1. 填写自理能力评估表并标识 2. 协助患者完成床上洗漱、进食、大小便 3. 协助患者翻身、床上活动	清洁及活动的意义:防止压疮发生,防止长时间卧床导致的身体不适
	病因诱因	原有基础疾病诱发因素	1. 视基础疾病采取相关措施 2. 询问相关科室疾病注意事项	以各科疾病教育为主

续表

阶段	护理评估		护理措施	健康教育
	项目	内容		
入院	专科体征	1. 视力下降,甚至失明 2. 疼痛、怕光、流泪等刺激症状	1. 心理护理 2. 配合医生治疗,遵医嘱使用抗生素眼药水,并注射破伤风抗毒素 3. 有手术指征者,8h内急诊手术 4. 眼球贯通伤时,禁忌冲洗;眼前部异物应尽量从远入口去除 5. 观察病情变化,警惕术后感染和高眼压发生 6. 密切观察健眼情况,预防交感眼炎 7. 对于严重的眼外伤,必要时行眼球摘除术 8. 严格无菌操作	1. 讲解眼外伤的相关知识,消除顾虑,减轻心理负担,及时处理患眼,稳定其情绪,坚定其治疗信心 2. 讲解使用药物的作用和副作用 3. 患者视力下降,应协助患者熟悉环境 4. 根据病情取合适的体位,注意休息;外伤造成的前房积血时,取半卧位 5. 饮食指导:清淡易消化
术前	治疗配合	常规检查及专科检查	1. 术前检查:各种检验、胸片、心电图、血压、血糖,尤其是视力、视野、前房角镜检查、眼压等 2. 对年老体弱病人,应注意观察血压、呼吸,是否伴有咳嗽等症状 3. 对有合并症的患者,遵医嘱完成糖尿病、心脏病、高血压等相应护理 4. 指导患者平卧以及了解有无其他特殊生活习惯等	1. 有合并症的患者,依据相应护理告知内容,对疾病相关知识进行讲解 2. 告知患者各项检查、检验的意义及重要性 3. 告知患者手术的方式,消除紧张情绪
		教会正确的术中配合方法	1. 指导患者练习仰卧位,使其适应在床上大小便 2. 训练患者在卧位状态,在注视器光源引导下做眼球上下左右转动 3. 保证充足睡眠。如有入睡困难,可通知医生遵医嘱给予使用镇静安眠类药物	向患者讲解眼位和头位配合训练的重要性,弥补了常规护理方法的不足,得到患者的主动配合并可以减轻心理压力

续表

阶段	护理评估		护理措施	健康教育
	项目	内容		
术日		术眼准备	1. 术前剪术眼睫毛 2. 冲洗泪道及结膜囊 3. 着宽松舒适的衣服 4. 有高血压、糖尿病需正常服药	1. 告知患者手术中如想要打喷嚏和咳嗽时,可用舌尖顶住上腭,及时交谈分散注意力 2. 告知患者若有不适需移动头部时,及时通知手术医生,得到许可后方可活动
术后	治疗配合	病情观察	1. 观察眼压及伤口敷料情况 2. 观察术眼疼痛情况 3. 遵医嘱合理使用抗生素 4. 饮食指导	1. 避免伤口出血、眼压升高,故术后24h内绝对卧床休息 2. 根据患者全身情况行遵医嘱给予支持治疗 3. 术后仍需应用抗生素及激素一周,预防感染及交感性眼炎 4. 术后第2天根据情况进行床上或床下活动 5. 增加营养的摄入,促进肠蠕动,增进食欲,促进伤口愈合
	康复指导		行眼球摘除术后,应坚持戴合适义眼,防止结膜囊畸形	

二十三、气 管 异 物

阶段	护理评估		护理措施	健康教育
	项目	内容		
入院	一般情况	身高、体重、性别、文化程度、职业、社会背景、经济基础、家庭成员、家族病史、精神状态、饮食习惯、有无烟酒不良嗜好、高血压、糖尿病病史	1. 根据病人情况采取适宜的健康教育方法,制定健康教育内容 2. 标记过敏史 3. 测生命体征	1. 入院宣教的相关内容 2. 疾病简单介绍,以消除患者的紧张与焦虑 3. 次日晨采集各种标本的注意事项及检查注意事项

阶段	护理评估		护理措施	健康教育
	项目	内容		
入院	自理能力	详见自理能力评估表,注意活动、转移、用厕等内容	1. 填写自理能力评估表并标识 2. 如系重病员需协助完成洗漱,进食,大小便等 3. 鼓励患者进行适当的活动	清洁及活动的意义:防止压疮发生,防止长时间卧床导致的身体不适
	病因诱因	1. 小儿咀嚼功能及喉反射功能不健全,易误吸 2. 小儿在突然惊吓、哭闹时,易将口中玩具或食物吸入 3. 成人在睡眠或昏迷时可将呕吐物或义齿等吸入气管	视基础疾病采取相关措施	根据发病原因进行相关的健康教育
	专科体征	呼吸困难、紫绀、咳嗽、三凹征	1. 遵医嘱给予对症治疗 2. 密切观察呼吸、面色	有相应体征及时就诊
术前	治疗配合	评估病人病情,如烦躁不安、大汗淋漓、青紫、明显三凹征,且病史明确,立即手术	1. 减少对病人刺激,避免哭闹、躁动,防止异物突然移位 2. 床旁备各种抢救物品、氧气、吸痰器、喉镜、气管插管、气管切开包等 3. 严密观察病人的呼吸情况,注意观察呼吸的节律、深浅度、呼吸音及咳嗽等情况的变化	1. 术前 4~8h 禁食水,配合医生向病人及家属的告知,如手术方式、可能发生的情况、注意事项等 2. 做好患者及家属心理安抚工作,减轻其焦虑情绪
术日		1. 呼吸型态的改变 2. 有无呼吸道感染征象	1. 保持呼吸道通畅,密切观察患者呼吸情况 2. 气管内有效吸痰,一般 2h 吸痰一次,严格执行无菌操作	1. 心理疏导,减轻患者及家属的紧张情绪 2. 指导家属加强安全看护,防止坠床、跌倒等护理

续表

阶段	护理评估		护理措施	健康教育
	项目	内容		
术日	治疗配合		3. 呼吸道有效湿化,保持通畅,防止肺部感染 4. 密切观察体温变化,遵医嘱使用抗生素 5. 术后禁食6h,后给予半流饮食	风险的发生
术后		呼吸型态	观察呼吸有无异常,如有异常及时通知医师	注意预防感冒,避免加重呼吸道感染
康复指导		饮食情况	术后1、2天可进温软食,后逐步过渡到普食	1. 初进食之前,先试以小口饮食,若无呛出,再改为半流质饮食,注意勿大口进食吞咽 2. 饭后漱口,保持口腔清洁
出院指导		呼吸型态	避免引起气管异物的诱因,做好健康宣教	1. 避免给3~5岁以下的小儿吃花生米、瓜子、豆类等食物 2. 小儿食物应尽可能捣烂、碾碎 3. 家长在孩子吃饭时不应训斥、打骂孩子;哭闹时不可往口中塞食物 4. 不要给孩子易拆成小块的玩具 5. 发现孩子口中有异物时,应婉言劝说使其吐出,不要用手指强行挖取,以免引起哭闹而吸入气道

二十四、喉　癌

阶段	护理评估		护理措施	健康教育
	项目	内容		
入院	一般情况	身高、体重、性别、文化程度、职业、社会背景、经济基础、家庭成员、家族病史、精神状态、饮食习惯、有无烟酒不良嗜好、高血压、糖尿病史	1. 根据病人情况采取适宜的健康教育方法,制定健康教育内容 2. 标记过敏史 3. 测生命体征	1. 入院宣教的相关内容 2. 疾病简单介绍,以消除患者的紧张与焦虑 3. 次日晨采集各种标本的注意事项及检查注意事项
	自理能力	详见自理能力评估表,注意活动、转移、用厕等内容	1. 填写自理能力评估表并标识 2. 如系重病员需协助完成洗漱,进食,大小便等 3. 鼓励患者进行适当的活动	清洁及活动的意义:防止压疮发生,防止长时间卧床导致的身体不适
	病因诱因	1. 吸烟 2. 饮酒 3. 空气污染 4. 病毒感染 5. 癌前期病变 6. 用声过度、慢性喉炎	视基础疾病采取相关措施	根据发病原因进行相关的健康教育
	专科体征	1. 声音嘶哑 2. 咽喉部异物感 3. 咳嗽和痰中带血 4. 呼吸困难 5. 颈部包块	遵医嘱给予对症治疗	有相应体征及时就诊
术前	治疗配合	1. 评估患者相关检查项目是否完善 2. 如有其他相关疾病,如高血压、心脏病、糖尿病等,请相关科室进行会诊 3. 评估心理因素,对手术的耐受程度	1. 抽取血液生化标本,并送检 2. 继续协助患者进行相关检查 3. 督促相关科室进行会诊	1. 告知患者及家属术前晚饮食宜清淡,术前8h禁饮,12h禁食等 2. 练习床上大、小便排泄 3. 做好患者心理安抚工作,减轻患者焦虑情绪训练

续表

阶段	护理评估		护理措施	健康教育
	项目	内容		
术日	治疗配合	1. 呼吸型态的改变 2. 术区疼痛情况 3. 术区渗血情况 4. 胃管有效性 5. 套管的位置及固定情况、适应性 6. 术区感染的风险 7. 失语护理	1. 术后去枕平卧,6h后生命体征平稳,可协助抬高床头 30°~45°,24h内勿下床活动 2. 妥善固定气管套管,松紧度以能插入一指为宜,及时吸出套管及口鼻内分泌物,保持套管通畅,套管口覆盖湿纱布,每日气切护理两次 3. 雾化吸入、气道点药、对症输液补液治疗 4. 勿使引流管打折,观察引流液性质、颜色、量 5. 妥善固定尿管,做好尿道口护理,及时倾倒尿液,观察色、量、性质 6. 妥善固定胃管行持续胃肠减压,观察引出物量、色、性质 7. 保持术区敷料清洁、干燥,有无渗血 8. 做好口腔护理 9. 疼痛明显者,给予心理安慰,必要时遵医嘱使用镇痛剂 10. 保证氧气有效吸入,监测血氧饱和度	心理疏导,减轻患者及家属的紧张情绪
术后		1. 术区引流通畅情况 2. 鼻饲进食情况 3. 套管护理 4. 活动指导 5. 术区愈合情况	1. 每日至少两次口腔护理和气管切开护理 2. 保持气道通畅,及时吸出气道及口鼻腔内分泌物 3. 观察痰液,必要时做痰培养 4. 鼻饲进食,少量多	1. 指导患者术后一日下在床周围缓慢活动,以后可逐渐加大活动量 2. 做好心理疏导,消除患者悲观情绪 3. 保持病室舒适、安静

续表

阶段	护理评估		护理措施	健康教育
	项目	内容		
术后	治疗配合		餐,均衡营养,定期化验电解质 5. 遵医嘱输液治疗,严格无菌技术操作,减少陪侍人 6. 及时处理咳出的分泌物,保持术区清洁干燥	
	康复指导	1. 经口进食的情况 2. 试堵管后的反应 3. 发音情况	饮食指导: 1. 半喉切除的患者,由黏稠食物如:藕粉、香蕉、老豆腐逐渐过渡到拌汤、牛奶、水等 2. 全喉切除的患者由流食水、奶、稀饭逐渐过渡到拌汤、汤面、到馒头、菜,再到普食	1. 初经口进食时,应放慢进食速度,低头寻找最佳吞咽动作,减少呛咳,做好心理疏导,告知患者勿着急 2. 半喉切除患者堵管时,先间断开始,堵管3天后无憋气即可拔除套管,用创可贴粘贴伤口,每日更换,一般2、3天即可愈合 3. 半喉堵管后可练习发食管音 4. 饭后漱口,保持口腔清洁
	出院指导	1. 做好带管宣教 2. 练习发声	1. 指导患者套管护理的方法 2. 练习发食管音或者安装电子喉 3. 术后放疗注意事项	1. 告知患者保持口腔清洁的重要性,预防感冒 2. 戒烟酒,保持环境温湿度适宜,避免体力劳动,保持大便通畅 3. 教会患者取放套管的方法、消毒方法及套管内点药及更换敷料的方法,讲解套管固定的重要性及发生脱管的急救处理

续表

阶段	护理评估		护理措施	健康教育
	项目	内容		
	出院指导			4. 根据患者需要练习食管音:咽下一口气流存在食管内,然后慢慢排除并做发"呃"音的动作,即可发出声音 5. 安装发音钮或者人工喉 6. 如发现颈部或者其他部位肿块、切口不愈合、声音的改变或者喉痛等不适症状应及时复查 7. 定期复查:不适随诊

二十五、先天性唇裂

阶段	护理评估		护理措施	健康教育
	项目	内容		
入院	一般情况	身高、体重、年龄、文化程度、职业、心理状态、家庭支持力度、经济状况、饮食习惯、病史、过敏史等	1. 根据病人情况采取适宜的健康教育方法、制定健康教育内容 2. 标记过敏史	1. 入院宣教的相关内容 2. 疾病简单介绍,以消除患者的紧张与焦虑 3. 次日晨采集各种标本的注意事项及检查注意事项
	自理能力	详见自理能力评估表	评估患儿并填写自理能力评估表,根据缺陷程度给予相应的护理照顾	保持个人卫生,预防感冒,小孩预防坠床
	病因诱因	遗传因素、营养缺乏、药物因素、放射线、外伤等	完整收集资料,评估患病因素	做好健康教育,减少患病因素

阶段	护理评估		护理措施	健康教育
	项目	内容		
入院	专科体征	唇裂的程度、分类	1. 术前一般无特殊处理 2. 嘱病人保持个人卫生,防止感冒	1. 嘱患儿家属如发现患儿有不适,及时通知 2. 注意安全,防止感冒
术前		1. 完善各项化验检查,有异常请相关科室会诊 2. 查看病人的各项检查是否完整 3. 评估患者身体状况,有无感冒等手术禁忌证	1. 测量生命体征,有异常及时通知医师 2. 汤勺喂养 3. 与患者及家属沟通做好心理指导 4. 成年男性口周备皮	1. 告知患者术前一日晚12点后禁饮食 2. 术前洗澡 3. 预防感冒
术日	治疗配合	1. 体位 2. 生命体征监测 3. 术区护理 4. 饮食 5. 遵医嘱用药	1. 全麻术后去枕平卧头偏向一侧 2. 生命体征监测,做好记录 3. 观察术区渗血情况,及时清洁伤口 4. 全麻清醒后6小时,如无恶心、呕吐等时可进食少量温开水 5. 遵医嘱及时用药,观察药物	1. 告知患者家属体位的意义:防止呕吐物误吸入气道,有分泌物及时吐出 2. 全麻清醒后6小时,如无恶心、呕吐等时可进食少量温开水,半小时后可进流质饮食,进食后及时清理口腔,保持口腔清洁 3. 指导家属及时清理鼻腔分泌物 4. 手术当天可进流质、半流质饮食(牛奶、豆浆、稀饭、蒸水蛋、老豆腐等) 5. 用药期间如有不适及时告知医护人员
术后		伤口护理	1. 每班观察并认真交接,观察伤口有无肿胀、出血、疼痛等,如有异常及时通知医师 2. 注意患者术区清洁,每日生理盐水清洁伤口至少两次,必要时随时清洗	1. 做好安全教育,勿碰撞、抓挠术区 2. 指导家属及时清理口鼻腔分泌物 3. 术后7天拆线

续表

阶段	护理评估		护理措施	健康教育
	项目	内容		
	康复指导	预防伤口裂开 减轻瘢痕形成		1. 进食营养丰富的软食 2. 拆线后7天伤口愈合良好可做瘢痕按摩,局部涂瘢痕凝胶 3. 嘱家属看护好孩子,以防碰撞、抓挠、锐器伤等 4. 3个月后复查,不适随诊

妇产科、儿科"一病一优"优质护理服务规范

一、功能失调性子宫出血

护理评估		护理措施	健康教育
项目	内容		
一般情况	年龄、月经史、婚育史、避孕措施、既往史、有无慢性疾病、有无月经紊乱的诱发因素、发病经过	1. 测量生命体征,完善各项记录 2. 填写危险因素评估表,床头悬挂提示牌,并采取相应措施: ① 预防压疮:使用气垫床,勤翻身 ② 预防坠床:使用床栏 3. 加强心理护理,避免精神紧张:病人应合理调整情绪,避免过度紧张,积极配合治疗,家属给病人更多的关爱和体贴 4. 补充营养,维持正常血容量	1. 入院宣教:详见入院患者须知 2. 安全告知:预防压疮和坠床的注意事项 3. 生活指导: ① 指导患者合理饮食,可补充铁剂、蛋白质等,保证足够的营养 ② 指导患者保持外阴清洁,防止感染
自理能力	详见自理能力评估表,注意活动、用厕等内容	填写自理能力评估表,确认需要为患者提供的生活照顾项目,并在基础护理公示栏中进行公示,做到人所共知	出血量较多时,指导其卧床休息,避免过度疲劳和剧烈活动
专科体征	正确评估患者阴道出血量	观察并记录生命体征、出入量,保留出血期间使用的会阴垫及内裤,以便准确估计出血量,病人要学会自己估计流血	讲解健康教育处方内容,必要时进行动作示范

续表

护理评估		护理措施	健康教育
项目	内容		
专科体征		量,平均一片会阴垫完全浸湿时可吸收 20~30ml 血量;若在 1~2 小时内完全浸湿两片棉垫,表示出血量大,应及时告知	
治疗配合	分为无排卵型功血和排卵型功血,评估患者需对症治疗	1. 遵医嘱使用性激素,功血病人的治疗以性激素应用为主 2. 正确使用性激素,大剂量服雌激素会引起恶心、呕吐,宜在饭后、睡前服用 3. 应按时按量服用,不能随意增减或停药,否则会出现不规则阴道流血或男性化等副反应 4. 严格遵医嘱用药,告知患者雌激素、孕激素剂量过大时可引起乳房胀痛、水肿、色素沉着等	告知患者使用性激素的注意事项,指导患者正确用药,严格遵医嘱用药,不得漏服或随意停药,坚持疗程用药
康复指导	1. 评估患者恢复情况 2. 评估患者对康复知识的个性化需求	1. 观察患者身体恢复情况,得到家属配合 2. 观察患者有无情绪变化,鼓励患者表达内心感受,耐心倾听患者的倾诉,了解患者的疑虑	1. 指导患者应视病情逐步进行活动 2. 解释病情,提供疾病相关信息,教会使用放松技术
出院指导	评估患者需求及疾病相关知识了解情况	1. 完成各项出院指导内容 2. 定期电话随访,了解患者一般状况,情绪改变及生活情况	1. 保持情绪稳定,保证充足的睡眠 2. 饮食指导:指导患者加强营养,进食适量蛋白,高维生素,富含铁剂的饮食,少量多餐 3. 活动情况:视病情逐步进行活动,鼓励患者参加有益于身心健康的社区活动,增强坚持治疗的信心,缓解心理压力 4. 指导患者养成良好的生活与卫生习惯,出血期间注意勤换月经垫,保持外阴清洁,禁止坐浴或盆浴,预防感染 5. 告知门诊复查的时间、内容及主管医生出诊时间,不适随诊

二、滋养细胞肿瘤

护理评估		护理措施	健康教育
项目	内容		
一般情况	月经史、婚育史、既往史(滋养细胞疾病史、用药史)、本次妊娠早孕发生的时间及程度、有无阴道流血等	1. 测量生命体征,完善各项记录 2. 填写危险因素评估表,床头悬挂提示牌,并采取相应措施: ① 预防外伤:保持地面干燥,协助生活护理 ② 禁止做不必要的阴道检查 ③ 预防感染:保持外阴清洁	1. 入院宣教:详见入院患者须知 2. 安全告知:预防感染和外伤的注意事项 3. 生活指导: ① 告知患者勤换内衣裤 ② 指导患者合理休息,避免突然的体位改变,预防跌倒
自理能力	详见自理能力评估表,注意活动、用厕等内容	填写自理能力评估表,确认需要为患者提供的生活照顾项目,并在基础护理公示栏中进行公示,做到人所共知	告知相关注意事项
专科体征	1. 子宫的大小 2. 阴道出血情况及有无贫血 3. 腹痛情况 4. 血 HCG 的值 5. 转移灶症状	1. 注意观察阴道出血的量 2. 遵医嘱于次日晨静脉采血 3. 贫血患者遵医嘱指导按时服药 4. 必要时遵医嘱静脉输血	1. 告知患者勤换会阴垫并保留,以评估出血情况 2. 告知患者尽量卧床休息 3. 告知患者补血药物宜在饭后服用,减少药物对胃的刺激,避免与咖啡、浓茶、牛奶同时服用 4. 嘱病人进食高热量、高维生素、高蛋白、含铁丰富的食物,如鱼、瘦肉、动物肝、菠菜等食物 5. 讲解健康教育处方内容
治疗配合	化疗前: 1. 患者心理状态,对化疗的耐受程度 2. 评估患者血管情况 3. 测量体重	1. 告知患者化疗药物可能出现的毒副作用及应对措施 2. 心理疏导 3. 准确测量并记录体重,应在早上空腹,排空大小便后进行测量,酌情减去衣服重量	1. 讲解化疗目的及用药期间注意事项 2. 减轻患者的焦虑情绪

续表

护理评估		护理措施	健康教育
项目	内容		
治疗配合	化疗期间: 1. 再次评估患者心理状况 2. 监测血常规、尿常规、肝肾功能、血小板计数,了解化疗药物对个体的毒性反应	1. 正确溶解和稀释药物,化疗药物现配现用 2. 合理使用静脉血管并注意保护,避免药物外渗 3. 遵医嘱准确调节输液滴数 4. 给予心理安慰,减轻患者恐惧心理 5. 严格无菌操作 6. 密切观察化疗药物毒副作用,如出现毒副作用应给予对症处理	1. 告知患者保持口腔清洁,出现口腔溃疡时进食前后应漱口,使用软毛刷,进食温凉流食或软食 2. 告知患者饮食的重要性,根据患者的口味选择高蛋白、高维生素、易消化饮食,保证营养摄入,避免油腻食品,少量多餐 3. 告知患者自我保护的意义:尽量避免去公共场所,必须去时戴口罩,加强保暖,以免感染 4. 告知患者保持良好卫生习惯的重要性,经常擦身更衣,保持皮肤清洁干燥
康复指导	1. 评估患者对康复知识的个性化需求 2. 评估患者配合康复训练依从性和能力	1. 观察患者身体恢复情况,适当活动 2. 加强心理护理	1. 告知患者家属,适当活动与休息的意义 2. 做好沟通,告知患者情绪对康复的意义,帮助病人度过脱发等所造成的心理危险期
出院指导	1. 评估患者全身状况 2. 评估患者对定期随访时间的掌握情况	1. 完成各项出院指导内容 2. 强调定期随访的重要意义	1. 告知患者加强营养,进食高蛋白、高维生素、营养丰富、易消化的食物,保证休息与睡眠,促进患者康复 2. 告知患者门诊复查的时间、内容及主管医生出诊时间 3. 避孕指导:随访期间应严格避孕,应于化疗停止≥12个月方可妊娠,避孕方法以避孕套为宜,不选用宫内节育器 4. 告知患者如出现异常阴道出血、咳嗽、咯血等症状应及时就医

三、子宫肌瘤

护理评估		护理措施	健康教育
项目	内容		
一般情况	月经史、婚育史、不孕或自然流产史、是否存在长期使用雌激素等诱发因素、病发后的月经变化及伴随症状、用药史	1. 测量生命体征,完善各项记录 2. 填写危险因素评估表,床头悬挂提示牌,并采取相应措施: ① 预防压疮:使用气垫床,勤翻身 ② 预防坠床:使用床栏	1. 入院宣教:详见入院患者须知 2. 安全告知:预防压疮和坠床的注意事项 3. 生活指导 ① 告知患者饮食对疾病的重要性,指导患者合理饮食 ② 防止因贫血导致的跌倒发生。防止长时间卧床导致的身体不适
自理能力	详见自理能力评估表,注意活动、用厕等内容	填写自理能力评估表,确认需要为患者提供的生活照顾项目,并在基础护理公示栏中进行公示,做到人所共知	告知相关注意事项
专科体征	1. 评估肌瘤的分类,分析月经改变的原因 2. 正确评估出血量,必要时补血治疗 3. 评估肌瘤压迫症状,及时提供缓解的方法	1. 密切观察月经改变的情况,有贫血者遵医嘱采取相应的措施,多食富含铁剂的饮食,如木耳、红枣、猪肝等 2. 肌瘤压迫出现尿频、排尿困难、尿潴留时,可采取诱导排尿、必要时遵医嘱留置尿管;出现排便困难时,采取相应的措施,多食粗纤维食物,如芹菜、笋等,保持大便通畅,必要时遵医嘱灌肠	1. 避免重体力劳动的意义 2. 缓解压迫症状的方法 3. 告知患者口服补血药用法 4. 告知患者收集会阴垫,正确评估出血量 5. 告知患者外阴清洁、阴道上药的意义和方法 6. 讲解健康教育处方内容,必要时进行动作示范
治疗配合	术前: 患者心理状态对手术的耐受程度	1. 向患者提供"手术科室患者术前须知",并详细指导 2. 告知患者及家属术前准备内容 3. 心理疏导 4. 术前饮食指导 术前晚流食,术日晨禁食,术前一日下午14点口服聚乙二醇电解质散	1. 讲解术前准备的目的及意义 2. 介绍手术的方式、时间、麻醉方式及可能出现的不适以及术中配合的技巧,减轻患者的焦虑情绪 3. 告知患者术前晚流食,术日晨禁食,术前一日下午14点口服聚乙二醇电解质散

护理评估		护理措施	健康教育
项目	内容		
治疗配合	术日: 1. 术晨再次评估患者心理状况 2. 手术前的准备:术前带药、影像资料等 3. 术后回病房,了解术中生命体征、手术过程、术中出血及液体出入量等情况 4. 手术交接记录中规定项目的测量和记录 5. 术后病情评估及观察:生命体征、体位、术区引流、伤口疼痛等	1. 术前2小时备皮 2. 抗菌药物过敏试验 3. 协助患者取下金属饰品及义齿 4. 核对腕带和手术部位标识 5. 给予心理安慰,减轻患者恐惧心理 6. 与手术室护士交接患者皮肤、病情和术中带药等情况 7. 准备床单元,备齐监护等各种物品 8. 术后回房后根据麻醉种类执行相应麻醉后护理常规 9. 去枕平卧6小时 10. 根据医嘱定时测量生命体征 11. 定时翻身,防止压疮发生 12. 各种导管妥善固定,做好引流管护理,保持引流通畅,观察引流量、颜色、性质等,并准确记录 13. 伤口疼痛的观察,疼痛明显可遵医嘱使用镇痛剂 14. 饮食指导	1. 告知患者手术当日禁食,口干时可以漱口或涂抹润滑油 2. 体位指导:患者回病房后可取去枕平卧位6小时,头偏向一侧,腹部压沙袋8小时 3. 伤口疼痛管理等相关知识讲解,如患者使用止痛泵,配合麻醉科人员讲解止痛泵的使用方法 4. 告知患者及家属留置引流管的目的,保持引流管通畅和防止引流管脱出的方法,避免引流管扭曲、打折,减少患者及家属因对引流不了解而产生的焦虑情绪
	术后: 1. 病情及生命体征监测 2. 自理能力和危险因素的动态变化情况 3. 评估术后并发症发生的可能性和预防措施落实情况	1. 观察患者生命体征的变化 2. 观察引流管情况,记录引流液的颜色、性质、量等 3. 做好术后并发症的观察和预防:询问患者有无腹胀、阴道出血、肩痛、腹部伤口渗出情况 4. 预防压疮、肺部感染等并发症	1. 术后第一天,可进流食,如水、米汤;忌食:奶、豆类、糖等产气产酸的食物;少量多餐,以后改为半流食,逐渐过渡至普食 2. 定时翻身,保护皮肤,促进肠功能的恢复 3. 做好沟通,告知患者情绪对术后恢复的意义 4. 指导患者正确咳嗽、咳痰

续表

护理评估		护理措施	健康教育
项目	内容		
治疗配合			方法,利于术后呼吸道分泌物的排出 5. 保持会阴清洁,勤换内衣裤
康复指导	1. 评估患者手术恢复情况 2. 评估患者配合康复训练依从性和能力	1. 观察患者身体恢复情况,下床活动时,必须有家属陪同,注意安全,防止跌倒 2. 腹腔镜手术患者于次日晨6时拔除尿管后下床活动;暂不能下床的患者,指导其翻身拍背,在床上进行功能锻炼,逐日增加活动量,循序渐进执行康复锻炼	1. 告知患者家属,适当活动与休息的意义 2. 做好沟通,告知患者情绪对术后恢复的意义
出院指导	1. 了解患者出院后一般状况,如有不适及时就诊 2. 了解患者术后活动情况	1. 定期电话随访 2. 了解患者一般状况 3. 了解患者情绪改变及生活情况	1. 告知患者避免粗重工作,半年内避免增加腹压的活动,如咳嗽、便秘、久蹲、提重物等 2. 指导患者加强营养,进食适量蛋白,高维生素,富含铁剂的饮食,少量多餐 3. 告知患者家属避免性生活,盆浴2个月 4. 告知门诊复查的时间、内容及主管医生出诊时间,出院后1~2个月门诊复查,不适随诊

四、子宫内膜癌

护理评估		护理措施	健康教育
项目	内容		
一般情况	高危因素如老年、肥胖、绝经期推迟、少育、不育及停经	1. 测量生命体征,完善各项记录 2. 填写危险因素评估表,床头悬挂提示牌,并采取相应措施:	1. 入院宣教:详见我院入院患者须知 2. 安全告知:预防压疮和跌倒、坠床的注意事项

护理评估		护理措施	健康教育
项目	内容		
一般情况	后接受雌激素补充治疗等病史、家属的肿瘤病史、育龄妇女曾用激素治疗效果不佳的月经失调史	① 预防压疮:鼓励患者更换体位 ② 预防坠床:使用床栏 ③ 预防感染:保持外阴清洁	3. 生活指导 ① 指导并协助患者家属床上使用大、小便器,防止损伤皮肤 ② 告知并指导患者深呼吸、有效咳嗽的方法及技巧
自理能力	详见自理能力评估表,注意活动、用厕等内容	填写自理能力评估表,确认需要为患者提供的生活照顾项目,并在基础护理公示栏中进行公示,做到人所共知	告知相关注意事项
专科体征	1. 阴道流血的量 2. 阴道排液的量及性状 3. 疼痛部位、程度、性质、持续时间及疼痛评分值 4. 晚期患者可出现贫血、消瘦等恶病质表现 5. 发生下肢深静脉血栓的可能性	1. 阴道出血者,观察出血量,出血多者应注意观察血压、脉搏、呼吸等生命体征 2. 遵医嘱入院次晨静脉采血 3. 依据疼痛评分值遵医嘱采取相应对症处理措施 4. 了解影响手术的药物,如阿司匹林、华法林等,为手术治疗做好准备	1. 疾病相关知识,以消除患者的紧张与焦虑 2. 告知患者次日晨采集各种标本的注意事项及检查注意事项 3. 指导患者勤换会阴垫 4. 指导患者床上活动的方法,预防术后下肢深静脉血栓的发生
治疗配合	术前: 心理状态 对手术的耐受程度	1. 向患者提供"手术科室患者术前须知",并详细指导 2. 告知患者及家属术前准备内容 3. 心理疏导 4. 术前一日下午口服复方聚乙二醇电解质散,术日晨给予灌肠 5. 术前饮食指导:12 小时禁食,术前 6 小时禁饮	1. 讲解术前准备的目的及意义 2. 介绍手术的方式、时间、麻醉方式及可能出现的不适以及术中配合的技巧,减轻患者的焦虑情绪 3. 告知患者术前日晚饮食宜清淡,术前 6 小时禁饮、12 小时禁食

护理评估		护理措施	健康教育
项目	内容		
治疗配合	术日: 1. 术晨再次评估患者心理状况 2. 手术前的准备:术前带药、影像资料等 3. 术后回房,了解术中生命体征、手术过程、术中出血及液体出入量等情况 4. 手术交接记录表规定项目的测量和记录 5. 术后病情评估及观察:生命体征、体位、伤口、引流管、疼痛等	1. 术前 2 小时备皮 2. 抗菌药物过敏试验 3. 协助患者取下金属饰品及活动的义齿 4. 核对腕带和手术部位 5. 给予心理安慰,减轻患者恐惧心理 6. 与手术室护士交接患者皮肤、病情和术中带药等 7. 准备床单元,备齐监护仪等设备、物品 8. 术后回房后根据麻醉种类执行相应麻醉后护理常规 9. 去枕平卧 6 小时 10. 腹部压沙袋 8 小时 11. 根据医嘱定时测量生命体征并记录 12. 伤口疼痛的观察,疼痛明显可遵医嘱使用镇痛剂 13. 各种导管妥善固定,做好引流管护理,保持引流管通畅,观察引流量、颜色、性质等,并准确记录 14. 协助患者定时翻身 15. 饮食指导 16. 会阴护理	1. 告知患者术后进饮食的时间和种类:术后次日无腹胀者开始饮水,无不适后可进流食,应禁食牛奶、豆浆等易引起胃肠道胀气的食物,以后可逐渐过渡到普食 2. 体位指导:告知患者术后 6 小时后勤翻身,预防下肢深静脉血栓形成 3. 伤口疼痛管理等相关知识讲解,如患者使用止痛泵,配合麻醉科人员讲解止痛泵的使用方法 4. 告知患者及家属术区引流的目的,保持引流管通畅和防止引流管脱出的方法,避免引流管扭曲、打折,减少患者及家属因对引流不了解而产生的焦虑情绪
	术后: 1. 病情及生命体征监测 2. 自理能力和危险因素的动态变化情况 3. 患者对化疗、放疗的耐受性	1. 观察患者生命体征的变化 2. 观察伤口有无渗血、渗液 3. 观察并记录引流液的颜色、性质、量等 4. 做好术后并发症的观察和预防 5. 协助患者床上活动促进血液循环,防止深静脉血栓发生 6. 预防压疮、肺部感染等并发症	1. 告知患者饮食的重要性,根据患者的口味选择高蛋白、高维生素、易消化饮食,保证营养摄入,避免油腻食品,少量多餐 2. 告知患者适量活动,逐日增加活动量 3. 告知患者引流袋不能高于耻骨联合,以免引流液逆流引起感染

护理评估		护理措施	健康教育
项目	内容		
治疗配合		7. 遵医嘱正确给予化疗 8. 严密观察化疗药物的毒副作用	4. 告知患者化疗期间可能出现的副作用及应对措施
康复指导	1. 评估患者手术恢复情况 2. 评估患者配合康复训练依从性和能力	观察患者身体恢复情况,鼓励病人渐进性下床活动及生活自理的训练	1. 告知患者家属,适当活动与休息的意义 2. 做好沟通,告知患者情绪对术后恢复的意义
出院指导	1. 评估患者出院时情况 2. 评估患者对康复知识的个性化需求 3. 评估患者对定期随访时间的掌握情况	1. 完成各项出院指导内容 2. 强调坚持随访的重要性 3. 提示患者定期门诊复查,需化疗、放疗者定期入院治疗	1. 饮食指导:指导患者加强营养,进食高蛋白、高维生素、营养丰富、易消化的食物,保证休息与睡眠,促进患者康复 2. 鼓励患者参加有益于身心健康的社区活动,增强坚持治疗的信心,缓解心理压力 3. 手术后 3~6 个月内避免重体力劳动,2、3 个月内,避免性生活,术后坚持随访 4. 随访:术后两年内,每 3~6 个月一次,3 年后每 6~12 个月一次,5 年后每年一次 5. 告知患者随访内容及主管医生出诊时间,出现不适随时就诊

五、卵巢肿瘤

护理评估		护理措施	健康教育
项目	内容		
一般情况	月经史、婚育史、不孕或自然流产史、是否存在长期使用雌	1. 测量生命体征,完善各项记录 2. 指导患者适当活动,不可突然变换体位	1. 入院宣教:详见入院患者须知 2. 安全告知:预防跌倒的注意事项

续表

护理评估		护理措施	健康教育
项目	内容		
一般情况	激素的诱发因素、病发后的月经变化及伴随症状、用药史	3. 提供支持,协助病人应对压力 4. 协助病人接受各种检查和治疗	3. 生活指导 ① 告知患者卧床休息的重要性,避免体位突然改变,如猛起、蹲、转身等 ② 告知并指导患者深呼吸、有效咳嗽的方法及技巧
自理能力	详见自理能力评估表,注意活动、用厕等内容	填写自理能力评估表,确认需要为患者提供的生活照顾项目,并在基础护理公示栏中进行公示,做到人所共知	告知相关注意事项
专科体征	1. 评估肿块大小、质地、生长速度;有无腹胀、膀胱直肠等压迫症状;营养消耗,食欲下降等恶性肿瘤体征;其他伴随症状 2. 心理社会评估:病人对肿瘤性质未确定而导致的恐惧程度	1. 阴道出血者,观察出血量,出血多者应注意观察血压、脉搏、呼吸等生命体征 2. 遵医嘱入院次晨静脉采血 3. 依据疼痛评分值遵医嘱采取相应对症处理措施 4. 了解影响手术的药物,如阿司匹林、华法林,为手术治疗做好准备	1. 讲解治疗疾病的重要性 2. 避免突然变换体位的意义 3. 告知安静休息 4. 讲解健康教育处方内容,必要时进行动作示范
治疗配合	术前: 心理状态 对手术的耐受程度	1. 向患者提供"手术科室患者术前须知",并详细指导 2. 告知患者及家属术前准备内容 3. 心理疏导 4. 术前饮食指导:12 小时禁食,术前 6 小时禁饮 5. 全面掌握患者病情,如高血压、糖尿病,协助患者会诊,待控制在正常范围内方可手术	1. 讲解术前准备的目的及意义 2. 介绍手术的方式、时间、麻醉方式及可能出现的不适以及术中配合的技巧,减轻患者的焦虑情绪 3. 告知患者术前日晚饮食宜清淡,术前 6 小时禁饮、12 小时禁食

续表

护理评估		护理措施	健康教育
项目	内容		
治疗配合	术日: 1. 术晨再次评估患者心理状况 2. 手术前的准备:术前带药、影像资料等 3. 术后回病房,了解术中生命体征、手术过程、术中出血及液体出入量等情况 4. 手术交接记录表中规定项目的测量和记录 5. 术后病情评估及观察:生命体征、体位、术区引流、伤口疼痛等	1. 术前 2 小时备皮 2. 抗菌药物过敏试验 3. 协助患者取下金属饰品及义齿 4. 核对腕带和手术部位标识 5. 给予心理安慰,减轻患者恐惧心理 6. 与手术室护士交接患者皮肤、病情和术中带药等情况 7. 准备床单元,备齐监护仪等设备、物品 8. 术后回房后根据麻醉种类执行相应麻醉后护理常规 9. 去枕平卧 6 小时 10. 根据医嘱定时测量生命体征 11. 腹部伤口压沙袋 8 小时 12. 各种导管妥善固定,做好引流管护理,保持引流管通畅,观察引流量、颜色、性质等,并准确记录 13. 伤口疼痛的观察,疼痛明显可遵医嘱使用镇痛药 14. 饮食指导 15. 指导并协助患者翻身	1. 告知患者术日禁饮食 2. 体位指导:患者掌握翻身技巧 3. 伤口疼痛管理等相关知识讲解,如患者使用止痛泵,配合麻醉科人员讲解止痛泵的使用方法 4. 告知患者及家属术区引流的目的,保持引流管通畅和防止引流管脱出的方法,避免引流管扭曲、打折,减少患者及家属因对引流不了解而产生的焦虑情绪
	术后: 1. 病情及生命体征监测 2. 自理能力和危险因素的动态变化情况 3. 如卵巢恶性肿瘤老年患	1. 观察患者生命体征的变化 2. 观察术区引流情况,记录引流液的颜色、性质、量等 3. 做好术后并发症的观察和预防:询问患者双下肢有无灼热感、疼痛、肿胀有异常及时上报医生,必要时遵医嘱用药	1. 告知患者术后饮食注意事项,从流食过渡为普食,少食或不食含糖量高的饮食、牛奶、豆浆等,以免胀气 2. 告知患者术后翻身及活动下肢的必要性,防止压疮、下肢静脉血栓的发生 3. 告知患者下床活动时注

护理评估		护理措施	健康教育
项目	内容		
治疗配合	者评估压疮、深静脉血栓等并发症发生的可能性和预防措施落实情况	4. 协助患者做好会阴护理 5. 饮食指导 良性肿瘤患者:术后第一日给予流食,逐步过渡为普食 恶性肿瘤患者:肠道转移患者,待肠蠕动恢复,排气排液后方可进食 6. 指导患者术后活动应遵循渐进原则,预防跌倒 7. 医护配合,协助患者完成第一次在院化疗	意防跌倒 4. 告知患者化疗注意事项、应对方法,调整心态正确对待化疗,并积极配合
康复指导	1. 评估患者手术恢复情况 2. 评估患者配合康复训练依从性和能力 3. 患肢康复锻炼的效果,及时纠正偏差	观察患者身体恢复情况,鼓励病人渐进性下床活动及生活自理的训练	1. 告知患者家属,适当活动与休息的意义 2. 做好沟通,告知患者情绪对术后恢复的意义
出院指导	1. 评估患者出院时伤口恢复情况 2. 恶性肿瘤患者评估经济状况,能否完成后续治疗 3. 评估患者对定期随访时间的掌握情况	1. 完成各项出院指导内容 2. 与恶性肿瘤患者、家属沟通,鼓励坚持完成后期化疗;随诊时间:术后一年内,每月一次;术后两年内,每3个月一次;术后3~5年,每4~6个月一次;5年以上每年一次;强调坚持随访的重要性 3. 定期电话随访,了解患者一般状况,恶性肿瘤患者化疗后反应等情况 4. 提示患者定期门诊复查	1. 告知门诊复查的时间、内容及主管医生出诊时间,不适随时就诊 2. 告知患者加强营养,避免重体力活动,半年内避免增加腹压的活动,如咳嗽、便秘、久蹲,提重物等 3. 避免性生活、盆浴1个月

六、自 然 分 娩

护理评估		护理措施	健康教育
项目	内容		
一般情况	年龄、身高、体重、孕周、生育史、文化程度、职业、饮食习惯、心理状态、家庭支持力度、经济状况、宗教信仰、家族史、病史、过敏史等	1. 评估孕妇自理能力和认知情况;测量生命体征,完善各项记录 2. 根据病人需求,给予适宜的健康教育 3. 标记过敏史	1. 入院宣教的相关内容 2. 讲解分娩前后的相关知识,以消除患者的紧张与焦虑 3. 告知采集各种标本、胎心监护、心电图的注意事项等
自理能力	详见自理能力评估表,注意活动、如厕等内容	1. 根据孕妇自理能力评估,给予生活照顾 2. 指导孕妇洗漱、进食、适当下床活动、排解大小便等	1. 告知下地活动的意义,防止下肢静脉血栓的发生 2. 告知有尿意时,尽早排解,防止膀胱充盈致尿潴留,影响子宫收缩
专科体征	1. 病史认真阅读产前记录、既往分娩记录、用药史等;特别注意异常情况及其处理经过,如产时出血多、会阴撕裂、新生儿窒息等 2. 生命体征、子宫收缩情况、会阴、恶露、排泄、乳房及母乳喂养 3. 产后常规体检	1. 评估本次妊娠情况,询问规律宫缩开始时间,强度及频率,遵医嘱常规监测胎心 2. 遵医嘱治疗:如用药、吸氧、监测血压、血糖等 3. 观察有无阴道流水、见红以及宫缩情况 4. 观察产程进展情况;如有规律宫缩或胎膜早破,立即通知医生,遵医嘱送入产房待产 5. 产后督促产妇尽早排小便,防止尿潴留 6. 遵医嘱给予会阴护理,每日1~2次;观察伤口及恶露排出情况 7. 协助产妇清洁外阴,更换	1. 分娩前相关知识、治疗意义 2. 分娩后见康复指导

续表

护理评估		护理措施	健康教育
项目	内容		
专科体征	4. 心理因素及社会因素等	会阴垫、内裤及带汗的衣物 8. 保持床单元清洁、干净,及时更换污染的被褥 9. 巡视病房,按摩子宫,观察宫缩及阴道出血情况;如有会阴侧切,查看会阴部伤口,嘱患者尽可能健侧卧位 10. 监测生命体征、必要时心电监护 11. 观察新生儿:监测黄疸、血糖、脉率、血氧饱和度;面色、哭声、大小便、吃奶情况等 12. 提供安静、舒适、轻松的休养环境	
治疗配合	评估产妇心理状况及对疼痛的耐受程度	1. 遵医嘱给予听胎心、胎心监护、用药、会阴护理、母乳喂养指导项目等 2. 观察生命体征及皮肤张力情况 3. 尊重产妇并给予鼓励,态度和蔼、亲切,多与产妇交流,对其不良情绪和表现进行安抚 4. 评估孕产妇对疼痛的耐受性。鼓励孕产妇描述疼痛的感受,帮助孕产妇采取有效措施缓解疼痛	1. 各项治疗的意义 2. 耐心做好分娩宣教,对分娩过程中的变化和出现的问题,指导产妇积极配合,并按指令采取相应措施
康复指导	母乳喂养、产后康复	1. 指导母乳喂养,给予早接触、早吸吮 2. 协助产妇适当下床活动 3. 指导乳房护理:指导正确哺乳,第一次哺乳前应将乳房、乳头用清水洗干净,以后每次	1. 讲解母乳喂养好处,正确清洁乳房 2. 讲解新生儿安全注意事项 3. 鼓励适当下床活动,对长期卧床保胎的产妇,首次下地

护理评估		护理措施	健康教育
项目	内容		
康复指导		哺乳前均用温水擦洗乳房；发生乳房胀痛时,可服用中药散结通乳,同时用热毛巾湿敷配以按揉乳房;鼓励及早进行哺乳,促使乳汁尽快分泌,每侧乳房哺乳至少30分钟以上 4. 指导子宫复旧:观察子宫复旧及恶露情况。产后24小时内,做到巡视观察,尤其产后前2小时内发现子宫底升高或不清,子宫体大而软,阴道出血量多是子宫收缩不好的表现,应按摩子宫,并观察恶露的量、色泽、性质、味的改变 5. 指导会阴护理:观察会阴伤口有无红肿、压痛、分泌物等感染现象,用1∶5000高锰酸钾溶液冲洗会阴,每日2次,会阴侧切伤口用75%酒精纱布湿敷,每日2次,侧切伤口拆线一周内,避免下蹲姿势,以防伤口裂开。督导产妇勤换会阴垫、及时更换内裤及带汗的衣物 6. 指导新生儿护理项目:沐浴、脐部护理、臀部护理、黄疸、两病筛查、听力筛查等	防跌倒、晕倒等意外事件发生 4. 饮食指导:产妇饭(定餐或自备) 5. 讲解两种疫苗接种、两病筛查意义 6. 给予心理护理,讲解角色转换的重要性
出院指导	1. 母乳喂养、产后康复、新生儿护理 2. 告知母乳喂养热线和筛查热线	遵医嘱通知产妇出院,结清费用,办理出院手续 1. 指导母乳喂养 2. 指导乳房护理 3. 指导子宫复旧 4. 指导会阴护理	宣教内容见出院宣教单 1. 强调母乳喂养的好处 2. 强调新生儿安全注意事项 3. 饮食指导,营养的供给 4. 充分休息,保证乳汁的

护理评估		护理措施	健康教育
项目	内容		
出院指导		5. 指导新生儿护理	分泌 5. 心理指导,角色转换后的适应

七、剖 宫 产

护理评估		护理措施	健康教育
项目	内容		
一般情况	年龄、身高、体重、孕周、生育史、文化程度、职业、饮食习惯、心理状态、家庭支持力度、经济状况、宗教信仰、家族史、病史、过敏史等	1. 接诊:评估孕妇自理能力和认知情况;测量生命体征,完善各项记录 2. 根据病人情况,落实适宜的健康教育 3. 标记过敏史	1. 入院宣教的相关内容 2. 讲解分娩前后的相关知识,以消除患者的紧张与焦虑 3. 告知采集各种标本、胎心监护、心电图的注意事项等
自理能力	详见自理能力评估表,注意活动、如厕等内容	1. 根据孕妇自理能力评估结果,给予生活照顾 2. 指导孕妇洗漱、进食、适当下床活动、排解大小便等	1. 讲解下地活动的意义,防止下肢静脉血栓的发生 2. 告知有尿意时,尽早排解,防止膀胱充盈致尿潴留,影响子宫收缩
专科体征	1. 病史 认真阅读产前记录、既往分娩记录、用药史,特别注意异常情况及其处理经过,如产时出血多、会阴撕裂、新生儿窒息等 2. 生命体征、子宫收缩情况、	1. 提供安静、舒适、轻松的待产环境 2. 评估本次妊娠情况,询问规律宫缩开始时间,强度及频率;遵医嘱常规监测胎心 3. 遵医嘱治疗:如用药、吸氧、监测血压、血糖等 4. 观察产程进展情况,有无阴道流水、见红以及子宫收缩 5. 通知手术时间,告知术前注意事项	1. 手术前相关知识的讲解 2. 术后禁食6小时,逐渐改为少渣饮食,后改为产妇饮食。饮食应营养丰富,易于消化,少食多餐,多食汤汁类可促进乳汁分泌 3. 产后鼓励早期下床活动,防止盆腔粘连 4. 告知安全喂养婴儿知识,如吃饱后,应当取右侧卧位,防止婴儿呛奶引起窒息

续表

护理评估		护理措施	健康教育
项目	内容		
专科体征	会阴、恶露、排泄、乳房及母乳喂养 3. 产后常规体检 4. 心理因素及社会因素等	6. 准备新生儿物品 7. 术后监测生命体征,评估出血情况 8. 去枕平卧6小时后改半卧位,利于恶露的排出 9. 产妇手术回房后,如无不适即可进行早接触、早吸吮 10. 遵医嘱给予会阴护理,观察恶露排出情况 11. 指导能够自理的产妇清洁卫生、督导勤换会阴垫、及时更换内裤及带汗的衣物 12. 整理床单元,及时更换一次性中单、污染的被褥 13. 每15分钟巡视病房,按摩子宫,观察宫缩及阴道出血情况 14. 观察新生儿:监测黄疸、血糖、脉率、血氧饱和度;面色、哭声、大小便、吃奶情况等	
治疗配合	评估产妇心理状况及对疼痛的耐受程度	1. 遵医嘱给予听胎心、胎心监护、用药、会阴护理、母乳喂养指导、项目等 2. 观察生命体征及皮肤张力情况 3. 尊重产妇并给予鼓励,态度和蔼、亲切;与产妇多交流,对其不良情绪和表现进行安抚 4. 评估产妇对疼痛的耐受性,鼓励产妇描述疼痛的感受,帮助孕妇采取有效措施缓解疼痛	1. 各项治疗的意义 2. 耐心做好手术宣教
康复指导	母乳喂养、产后康复	1. 指导母乳喂养 2. 协助产妇适当下床活动 3. 指导乳房护理 4. 指导子宫复旧:观察子宫	1. 讲解母乳喂养好处,正确清洁乳房 2. 讲解新生儿安全注意事项

续表

护理评估		护理措施	健康教育
项目	内容		
康复指导		复旧及恶露情况,定时按摩子宫,并观察恶露的量、色泽、性质、味的改变 5. 指导会阴护理:用1:5000高锰酸钾溶液冲洗会阴,每日2次,督导产妇勤换会阴垫、及时更换内裤及带汗的衣物 6. 指导新生儿护理项目:沐浴、脐部护理、臀部护理、黄疸、两病筛查、听力筛查等	3. 鼓励适当下床活动,对剖宫产术前长期卧床保胎的产妇,首次下地防跌倒、晕倒等意外事件发生 4. 饮食指导:供给全面的营养 5. 讲解两种疫苗接种、两病筛查意义 6. 给予心理护理,讲解角色转换的重要性 7. 鼓励坚持做产妇操 8. 充分的休息,以促进乳汁分泌
出院指导	1. 母乳喂养、产后康复、新生儿护理 2. 告知母乳喂养热线和筛查热线	遵医嘱通知产妇出院,结清费用,办理出院手续 1. 指导母乳喂养 2. 指导乳房护理 3. 指导子宫复旧 4. 指导新生儿护理 5. 指导会阴护理	1. 产后42天门诊复查子宫复原情况 2. 避孕指导,做好计划生育工作 3. 其他宣教内容见出院宣教单

八、妊娠期高血压疾病

护理评估		护理措施	健康教育
项目	内容		
一般情况	1. 同自然分娩 2. 评估头痛、胸闷、眼花、上腹部疼痛等自觉症状程度;血压、尿常规、尿量、胎心、胎动情况	1. 同自然分娩 2. 监测血压;留取血尿标本,观察浮肿情况 3. 协助辅助检查、请求会诊 4. 监测体重 5. 倾听病人主诉 6. 密切观察病情变化,重视患者是否有自觉症状	1. 同自然分娩 2. 注意休息,并取左侧卧位 3. 保证摄入充足的蛋白质和热量,不建议限制食盐摄入 4. 保证安静环境、充足睡眠

续表

护理评估		护理措施	健康教育
项目	内容		
一般情况	3. 孕妇特殊检查:包括眼底检查、凝血功能、心肝肾功能等 4. 胎儿的特殊检查:B超包括胎儿发育情况、监测胎儿宫内状况和脐动脉血等		
自理能力	根据自理能力评估表,注意活动,转移,用厕等情况	1. 同自然分娩 2. 协助患者翻身,床上活动 3. 协助患者完成床上洗漱、进食、大小便等	1. 同自然分娩 2. 浮肿患者防止长期卧床导致身体不适、压疮等发生 3. 子痫抽搐患者要防止坠床发生
病因诱因	1. 寒冷季节或气温变化过大 2. 精神过度紧张或受刺激 3. 年轻初产妇或高龄初产妇 4. 有慢性高血压、慢性肾炎等病史的孕妇	1. 遵医嘱定时治疗,如吸氧、监测血压、用药等 2. 指导合理饮食 3. 心理护理 4. 医护配合,积极消除或治疗诱因 5. 观察尿量,可留取24小时尿进行尿蛋白检查 6. 密切观察抽搐发生的状态、频率、时间、间隔时间、神志情况	1. 给予足够的蛋白质(100g/d以上)、蔬菜,补充维生素、铁和钙剂,不必限制食盐,如出现全身浮肿应限制食盐 2. 休息,避免声光刺激,以左侧卧位为宜 3. 按顿督导口服药 4. 给予心理护理,与患者沟通,消除患者紧张情绪 5. 使患者舒适 6. 向孕妇及家属讲解疾病相关知识,提高孕妇自我保健意识 7. 进行宣教孕期自我监护的知识;及时发现,及时纠正,减少本病的发生及发展 8. 告知好发因素为:寒冷季节、气温变化大,精神过度紧

护理评估		护理措施	健康教育
项目	内容		
病因诱因			张,年轻初产妇或高龄初产,有慢性高血压、肾炎、糖尿病史,营养不良,体形矮胖者,子宫张力过高等,告知患者如有上述情况需积极避免
专科体征	1. 高血压 2. 水肿 3. 蛋白尿	1. 控制血压、观察血压变化尤其舒张压的变化 2. 定时送检尿常规及24小时尿蛋白定量 3. 每日或隔日测体重,检查水肿消退情况 4. 倾听患者主诉,随时观察孕妇有无疼痛、眼花、恶心等自觉症状	1. 告知监测血压,体重的重要性 2. 指导病人如何留取标本 3. 告知患者主诉的重要性
治疗配合	术前 1. 观察血压变化 2. 定时检查眼底,评估小动脉痉挛程度 3. 倾听患者主诉,随时观察孕妇有无疼痛、眼花、胸闷、恶心及呕吐等症状 4. 监测胎心、胎动变化	1. 治疗原则为解痉、降压、镇静、扩容、利尿,并适时终止妊娠;严密观察病情变化,遵医嘱监测血压,随时观察和询问自觉症状;记录24小时尿量 2. 观察胎心、胎动、宫缩及临产情况 3. 专人特护,密切观察病情,注意并发症的发生 4. 加用床栏,以防坠床 5. 保持病室安静,空气新鲜,避免声、光刺激,操作集中,减少探视,避免干扰病人,必要时给予吸氧 6. 给予解痉、镇静、脱水等治疗,观察用药效果 7. 做好术前准备	1. 适当时间,向患者讲解手术的流程,缓解患者紧张情绪 2. 嘱患者术前6~8h禁饮食 3. 讲解治疗的意义 4. 嘱患者放松心情,保证休息
	术后 1. 给予一级护理或专人护理	1. 做好抢救准备,床旁备抢救物品,加用床栏,以防坠床 2. 密切观察病情,防止产后	1. 术后保持安静,做到四轻:操作轻,走路轻,开、关门轻 2. 6h去枕平卧,8h协助病

续表

护理评估		护理措施	健康教育
项目	内容		
治疗配合	2. 观察液路是否通畅 3. 遵医嘱抗感染、解痉、镇静、降压、脱水治疗 4. 观察子宫收缩、阴道出血情况 5. 观察降压效果,水肿消退情况	子痫发生。治疗中注意药物不良反应;病人昏迷或未完全清醒时,禁饮食,防止误入呼吸道而致吸入性肺炎 3. 监测生命体征,观察阴道流血、恶露的性质、颜色、气味等 4. 做好会阴部护理 5. 督促患者床上活动,促进肠蠕动,指导协助下地活动	人翻身 3. 患者术后饮食同剖宫产 4. 注意休息,防止发生产后子痫 5. 做好个人卫生,加强基础护理 6. 指导孕妇保持心情愉快 7. 床上适量活动,防止压疮
康复指导	1. 饮食 2. 活动 3. 母乳喂养	1. 同自然分娩 2. 饮食指导,产妇饭 3. 督促患者下床适当活动,促进肠蠕动 4. 早活动、早排气、早进食、早回家 5. 教会母乳喂养的姿势及技巧	1. 同自然分娩 2. 指导适当的活动,注重劳逸结合 3. 定期内科门诊复查血压、尿蛋白等生化指标
出院指导	出院指导	1. 同自然分娩 2. 遵医嘱完成血压控制计划 3. 定期门诊复查 4. 必要时住院复查	1. 同自然分娩 2. 饮食指导,建议高血压饮食 3. 心血管内科门诊复查血压情况 4. 做好计划生育指导,注意避孕,下次妊娠需间隔2年以上

九、妊娠合并糖尿病

护理评估		护理措施	健康教育
项目	内容		
一般情况	同自然分娩饮食、皮肤情况	同自然分娩 1. 指导糖尿病饮食:制定饮食计划 2. 查看皮肤情况,包括胰岛素注射部位	同自然分娩 1. 根据血糖变化,讲解相关妊娠期糖尿病饮食 2. 讲解皮肤护理的重要性,特别是注射部位、足部护理
自理能力	详见自理能力评估表,注意活动、转移、用厕等内容	同自然分娩 如自测血糖,指导监测血糖方法、记录	同自然分娩 讲解监测血糖方法
病因诱因	原因尚未明了,但是可能由几种因素所造成,包括胎盘胰岛素降解作用,循环中游离皮质醇、雌激素及孕激素水平升高的影响,以及胎盘催乳素(HPL)对胰岛素拮抗作用的结果等	遵医嘱采取相应的治疗护理措施	1. 讲解产前检查的重要性 2. 关注内分泌科检查、治疗
专科体征	1. 轻者"多食、多饮、多尿"症状不明显 2. 重症多饮、多尿、多食及体重减轻明显,皮肤瘙痒,合并感染可有皮肤化脓感染,霉菌性阴道炎;腹部过大、羊水	1. 观察孕妇有无糖代谢紊乱症候群,即三多一少症状,观察糖尿病孕妇有无产科并发症 2. 教会患者自我监测血糖的方法;定时监测血糖,异常时及时通知医生 3. 遵医嘱正确使用胰岛素。分娩当日及分娩后,胰岛素用量要减少,以防止发生低血糖症	1. 监测血糖的意义 2. 耐心讲解疾病知识,使患者积极参与配合治疗,减轻恐惧心理 3. 告知家属,多倾听孕妇内心感受,给予安慰 4. 学习减轻分娩疼痛的方法,如呼吸训练和放松方法。新生儿易产生低血糖、低血钙及呼吸窘迫综合征等,应加强喂养

续表

护理评估		护理措施	健康教育
项目	内容		
专科体征	过多、巨大儿症状和胎儿发育异常等 3. 孕妇多肥胖,宫高、腹围测量大于孕龄、羊水过多,巨大儿体征	4. 吸氧,提高胎盘血氧供给。遵医嘱给予地塞米松肌注以促进胎儿肺成熟 5. 听胎心,观察胎儿宫内发育情况,注意有无巨大儿或胎儿生长受限 6. 分娩时间应在妊娠35周住院待产,一般以妊娠37周终止妊娠 7. 分娩期观察有无低血糖及酮症酸中毒症状 8. 如经阴道分娩,产程中应严密监测胎心率,如有异常或产程进展缓慢应行剖宫产 9. 巨大儿、胎盘功能不良、糖尿病病情严重、胎位异常 10. 产褥期观察有无低血糖或高血糖症状,控制血糖,防止低血糖昏迷及酮症酸中毒 11. 有无产后出血及感染征兆 12. 应注意饮食的控制,电解质平衡,并遵医嘱用广谱抗生素预防感染 13. 保持会阴清洁给予会阴冲洗 14. 糖尿病患者的新生儿抵抗力低下,无论其体重大小均应按早产儿护理,注意保暖、吸氧、血糖监测及糖的补充	5. 产后出现出汗、脉搏加快等,提示低血糖的发生,应及时报告医生 6. 摄入足够的热量、蛋白质,防止胎儿营养不良或发生酮症酸中毒 7. 适当运动,如散步或中速步行等,每日至少1次,于餐后1小时进行,持续20~40min 8. 饮食控制:控制饮食总热量在每公斤体重150kJ 9. 给予维生素、叶酸、铁剂和钙剂,适当限制食盐的摄入,应少量多餐 10. 预防产褥期感染,保持腹部和会阴伤口清洁,还应注意皮肤清洁 11. 新生儿同早产儿护理
康复指导	1. 同自然分娩 2. 血糖 3. 体温	同自然分娩 监测血糖变化	同自然分娩 1. 平稳降血糖的重要性 2. 根据血糖变化,建议到内分泌科复查 3. 定期产科和内科检查

护理评估		护理措施	健康教育
项目	内容		
康复指导			4. 鼓励母乳喂养 5. 保持会阴部清洁和皮肤清洁 6. 告知药物的服用剂量及注意事项
出院指导	同自然分娩	1. 同自然分娩 2. 监测血糖、体温 3. 重视会阴护理、皮肤护理	1. 同自然分娩 2. 根据血糖变化,必要时内分泌复查 3. 产后应长期避孕,最好不使用药物和宫内避孕器具

十、产后出血(介入术)

护理评估		护理措施	健康教育
项目	内容		
一般情况	身高、体重、年龄、文化程度、职业、心理状态、家庭支持力度、经济状况、饮食习惯、病史、过敏史等	1. 根据病人情况采取适宜的健康教育方法,制定健康教育内容 2. 标记过敏史	1. 入院宣教的相关内容 2. 疾病简单介绍,以消除患者的紧张与焦虑 3. 告知及时采集各种标本的注意事项及完善检查注意事项
自理能力	详见自理能力评估表,注意活动、转移、用厕等内容	1. 填写自理能力评估表并标识 2. 协助卧床患者完成床上洗漱、进食、大小便 3. 协助卧床患者翻身、床上活动	清洁及活动的意义:防止压疮发生,防止长时间卧床导致的身体不适
病因诱因	子宫收缩乏力、胎盘因素、软产道损伤及凝血功能障碍等	1. 加强宫缩,应用宫缩剂 2. 修补、缝合裂伤 3. 针对出血原因止血	1. 了解疾病相关知识 2. 用药的目的及意义 3. 教会患者按摩子宫的方法

护理评估		护理措施	健康教育
项目	内容		
专科体征	1. 子宫收缩乏力性出血,表现为子宫较大、柔软或轮廓不清,按摩后子宫收缩变硬,停止按摩又变软 2. 软产道损伤引起的出血多为持续性的出血 3. 胎盘因素所导致的出血如为间歇性出血,多为部分胎盘或胎膜残留 4. 凝血功能障碍引起的产后出血以量多、血液不凝为特点 均表现为血压下降,脉搏细速,按摩子宫时有大量出血	1. 评估产妇健康史和分娩期的状况 2. 严密观察面色、生命体征及尿量 3. 持续按摩子宫,收集阴道出血并测量、判断速度、观察颜色及有无血凝块 4. 密切配合医生查找出血原因,针对出血原因采取相应措施,遵医嘱补充血容量,应用止血药或收缩子宫药物 5. 建立静脉通路,维持足够的循环血量 6. 平卧位,密切监测生命体征、神志变化,及早发现休克的早期征兆 7. 评估产妇的心理反应,做好心理护理 8. 遵医嘱应用抗生素 9. 产后在产房观察2h,确认无出血后送入病房	1. 了解产后出血的原因,取得患者及家属治疗上的配合 2. 适当告诉产妇有关病情,耐心听取病人的主诉,给予心理支持,增强其安全感 3. 教会产妇一些放松疗法,如听音乐、与婴儿沟通,分散其注意力 4. 告知产妇产后4~6h必须排空膀胱 5. 告知产妇有关子宫复旧的过程和恶露的变化 6. 告知会阴护理知识,防止发生产后感染
治疗配合	介入治疗	1. 立即给予保暖、吸氧、建立静脉通道,补充血容量 2. 给予一级护理、心电监护,监测血氧饱和度及生命体征并做好记录 3. 准确评估出血量,必要时垫接血盘 4. 查找出血原因,针对不同原因给予相应处理:如子宫收缩乏力导致出血,即刻给予持续按摩子宫,应用促进宫缩药物;如软产道损伤所造成的损	1. 按产后护理常规指导 2. 告知用药的目的及意义 3. 饮食、活动指导

护理评估		护理措施	健康教育
项目	内容		
治疗配合		伤,积极推入产房给予会阴缝合止血;如胎盘因素导致出血,应配合医师做好刮宫准备 5. 预防感染,遵医嘱使用抗生素,做好会阴护理 6. 鼓励产妇进食营养丰富易消化,富含铁、蛋白质、维生素、高热量的食物,但注意少量多餐 7. 出血控制后鼓励产妇床上活动,逐渐增加活动量 8. 做好心理护理,让产妇应用放松的方法,稳定情绪积极配合 9. 注意观察5P征的发生　5P征即疼痛、麻木、运动障碍、无脉、苍白。注意观察下肢皮肤的颜色、温度、湿度、足背动脉的搏动,穿刺部位有无出血,敷料是否干燥,受压部位的血液循环情况 10. 穿刺部位的护理　术后取平卧位,穿刺部位制动24h,穿刺部位加压包扎24h,发现异常及时报告	
康复指导		1. 加强营养 2. 定期复诊 3. 病情稳定后鼓励下床活动,活动量宜逐渐增加 4. 告知用药注意事项 5. 协助产妇进行母乳喂养	1. 保持产妇充分的休息和睡眠 2. 多食富含铁的食物,宜少量多餐 3. 保持会阴清洁 4. 产妇应注意合理安排休息和活动,但避免做剧烈活动
出院指导	同自然分娩的出院指导	1. 注意休息 2. 产后42天复查 3. 饮食及活动指导 4. 注意避孕	1. 产妇出院后要多食高蛋白、高维生素、高热量的食物,忌辛辣生冷油腻等食物 2. 产后42天门诊复查,出

续表

护理评估		护理措施	健康教育
项目	内容		
出院指导			院后发现产后出血症状应立即就医 3. 指导产妇正确的哺乳方法。纯母乳喂养4~6个月 4. 其他出院宣教的相关内容

十一、羊 水 栓 塞

护理评估		护理措施	健康教育
项目	内容		
一般情况	身高、体重、年龄、文化程度、职业、心理状态、家庭支持力度、经济状况、饮食习惯、病史、过敏史等	1. 根据病人情况采取适宜的健康教育方法、制定健康教育内容 2. 标记过敏史	1. 入院宣教的相关内容 2. 疾病简单介绍,以消除患者的紧张与焦虑 3. 告知及时采集各种标本的注意事项及完善检查注意事项
自理能力	详见自理能力评估表,注意活动、转移、用厕等内容	1. 填写自理能力评估表并标识 2. 协助生活护理	清洁及活动的意义
病因诱因	发生羊水栓塞通常有以下诱因:①高龄初产妇居多;②多有胎膜早破或人工破膜史;③常见于宫缩过强或缩宫素(催产素)应用不当;④胎盘早期剥离、前置胎盘、子宫破裂或剖宫产等	1. 加强产前检查,注意诱发因素 2. 正确使用缩宫素,并严密观察,防止宫缩过强,在使用缩宫素时应专人看护 3. 对有诱发因素者,严密观察加强护理,警惕本病的发生,如剖宫产、前置胎盘、胎盘早期剥离,急产等;重视患者的主诉及临床表现 4. 保护好胎儿	1. 了解疾病相关知识 2. 产前检查的重要意义 3. 高危因素引起重视 4. 告知孕妇自数胎动的方法及意义

护理评估		护理措施	健康教育
项目	内容		
专科体征	体征主要是:心率增快,血压下降,肺部听诊有湿啰音,全身皮肤黏膜有出血点及瘀斑,阴道出血不止,切口渗血不凝等	1. 保持呼吸道通畅,做好心理护理 2. 积极预防 DIC 及肾衰竭 3. 积极抗过敏,抗休克,解除肺动脉高压	做好妊娠期的健康教育
治疗配合	解除肺动脉高压、抗过敏、防治 DIC、预防急性肾衰竭	1. 严格观察产程,尊重产妇的主诉,并能迅速辨认羊水栓塞的表现及症状,在立即报告医师的同时采取抢救措施 2. 维持呼吸功能及氧合作用,取半卧位或头肩部抬高卧式(供氧);加压给氧,必要时气管切开 3. 循环系统的支持,尽快开放静脉通路,抗休克,纠正心衰,消除肺水肿 4. 防止肾衰竭(应选用呋塞米 20~40mg 静脉注射,或 20% 甘露醇 250ml 快速静脉滴注,扩张肾小球动脉预防肾衰,并应监测血电解质) 5. 严密观察产妇生命体征的变化,测出血量及观察凝血情况、尿量;若子宫出血不止,立即作好子宫切除的术前准备 6. 积极配合处理 7. 重视预防,注意诱发因素,加强产前检查 8. 提供心理支持 9. 遵医嘱使用抗生素	1. 一旦发生羊水栓塞,医护人员需沉着冷静,陪伴患者并给予鼓励和支持,使其有信心,相信病情会得到控制 2. 做好家属的安抚工作,提供心理支持与精神安慰 3. 告知用药的目的及意义;药物的作用及不良反应 4. 相关疾病知识 5. 如果产妇不幸死亡,对家属进行安抚,帮助其度过悲哀期

续表

护理评估		护理措施	健康教育
项目	内容		
康复指导		1. 饮食需加强营养,以提高机体抵抗力 2. 指导活动需避免劳累 3. 产后康复指导 4. 按时用药及注意个人卫生 5. 落实避孕方法	1. 注意加强营养和适当休息与活动,以助体力恢复 2. 指导哺育婴儿知识,保持会阴清洁干净 3. 讲解和分析此次发病的可能因素,如经手术助产或丧失胎儿,应帮助其消除思想忧患,指导再次怀孕需间隔的时间及避孕方法等注意事项 4. 其他按产后护理常规指导
出院指导		1. 术后至少休养 1 个月 2. 定期复查 3. 必要时,住院复查 4. 其他内容同康复指导	出院宣教的相关内容

十二、产褥感染

护理评估		护理措施	健康教育
项目	内容		
一般情况	身高、体重、年龄、文化程度、职业、心理状态、家庭支持力度、经济状况、饮食习惯、病史、过敏史等	1. 根据病人情况采取适宜的健康教育方法、制定健康教育内容 2. 标记过敏	1. 入院宣教的相关内容 2. 疾病简单介绍,以消除患者的紧张与焦虑 3. 次日晨采集各种标本的注意事项及检查注意事项
自理能力	评估自理能力,注意活动、转移、用厕等内容	1. 填写自理能力评估表并标识 2. 协助生活护理	1. 卫生清洁及饮食的重要性 2. 卧位的重要性
病因诱因	任何削弱产妇生殖道和全身防御能力的因素均可成为产褥感染的诱因	防止诱因,降低感染	1. 加强营养,提高机体抵抗力 2. 保持生殖道卫生 3. 减少侵入性操作

护理评估		护理措施	健康教育
项目	内容		
专科体征	阴道炎、宫颈炎、外阴伤口感染、宫内膜肌炎、血栓性静脉炎和血栓栓塞 盆腔结缔组织炎、输卵管炎、盆腔腹膜炎、弥漫性腹膜炎 脓毒血症、败血症、疼痛	1. 密切观察体温及病情变化,预防败血症 2. 严格执行消毒隔离,无菌技术操作 3. 保持病室环境卫生,每日通风,并注意保暖 4. 保持床单元清洁、平整 5. 鼓励产妇多饮水,保证足够的液体摄入,加强营养 6. 保证充足睡眠和休息 7. 评估产褥感染的诱发因素;观察子宫复旧情况;恶露的量、色、气味;观察伤口情况;及时做好各种病情的观察记录 8. 会阴侧切者取健侧卧位,用1:5000高锰酸钾冲洗会阴,每日2次,伤口用75%酒精纱布湿敷,每日2次 9. 腹部伤口感染者,取半卧位,以减轻腹部切口张力,促进炎症局限 10. 做好心理护理 11. 遵医嘱正确使用抗生素,补充足够水分电解质,以维持机体水电解质的平衡	1. 做好思想工作,安心住院治疗 2. 高热时按高热护理常规,做血培养及宫腔培养 3. 指导产妇进食高蛋白、高热量、高维生素、易消化饮食 4. 指导产妇勤换会阴垫,保持卫生,预防感染 5. 告知产妇取侧卧位或半卧位,以便恶露排出,感染局限,保持引流通畅 6. 指导产妇适当活动
治疗配合	支持疗法	1. 加强营养并补充足够维生素,增强全身抵抗力 2. 纠正水电解质失衡 3. 病情危重或贫血者,多次少量输新鲜血或血浆,以增加抵抗力 4. 取半卧位,利于恶露引流或使炎症局限于盆腔	1. 告知产妇饮食的重要意义,纠正患者原有的不良饮食习惯 2. 告知产妇取侧卧位或半卧位的重要意义 3. 耐心解答产妇及家属提出的疑问并提供相关知识 4. 教会产妇做自我观察,识别产褥感染复发征象

续表

护理评估		护理措施	健康教育
项目	内容		
治疗配合			5. 提供母婴接触的机会,减轻顾虑,为婴儿提供良好的照顾
	切开引流	会阴伤口或腹部切口感染,及时行切开引流术;疑盆腔脓肿可经腹或后穹隆切开引流	1. 告知产妇治疗的目的及意义 2. 坚持完成治疗计划的重要性
康复指导		1. 饮食注意加强营养,提高机体抵抗力 2. 取半卧位,以便恶露排出,感染局限,保持引流的畅通 3. 保持产妇有足够的休息和睡眠 4. 告知患者用药剂量和方法	1. 鼓励产妇进食高蛋白、高热量、高维生素、易消化的食物,鼓励产妇多饮水,必要时可遵医嘱输液 2. 注意个人卫生 3. 定期复诊
出院指导	指导	计划生育指导:产褥期内禁止性生活,产后 6 周起采取避孕措施,不哺乳者用药物避孕,哺乳者工具避孕,正常分娩者产后 3 个月可放节育环,剖宫产术后半年方可放环,一年内不宜做人工流产	1. 产妇要营养丰富,少量多餐,增加机体的抗病能力 2. 产后注意休息和适当的活动 3. 做好个人卫生 4. 指导母乳喂养 5. 产后 42 天门诊复查
	随访	1. 定期电话随访 2. 了解患者用药情况、有无症状加重或新的症状出现	视情况进行相关内容教育

十三、产褥期抑郁症

护理评估		护理措施	健康教育
项目	内容		
一般情况	身高、体重、年龄、文化程度、职业、心理状态、家庭支	1. 根据病人情况采取适宜的健康教育方法、制定健康教育内容 2. 标记过敏史	1. 入院宣教的相关内容 2. 疾病简单介绍,以消除患者的紧张与焦虑 3. 次日晨采集各种标本的

护理评估		护理措施	健康教育
项目	内容		
一般情况	持力度、经济状况、饮食习惯、病史、过敏史等		注意事项及检查注意事项
自理能力	详见自理能力评估表,注意活动、转移、用厕等内容	1. 填写自理能力评估表并标识 2. 协助生活护理	1. 清洁及活动的意义 2. 沟通的重要性
病因诱因	分娩因素、心理因素、内分泌因素、社会因素、遗传因素	1. 识别诱因,缓解压力,对症处理 2. 评估产妇的婚姻家庭关系的支持系统,是否感觉到家庭提供的情感和物质支持 3. 观察产妇日常生活行为 4. 观察产妇与他人的交流接触情况是否有孤独感 5. 观察母婴之间的接触和交流情况 6. 应用心理测量标准对产妇的心理状态进行评估	1. 避免不良因素的刺激 2. 告知家属注意安全,防止产妇自杀行为 3. 告知家属如产妇出现严重行为障碍时,勿与婴儿单独相处
专科体征	1. 抑郁的心境表现为疲劳,注意力不集中,心情不佳,苦恼、忧伤、悲观、绝望 2. 丧失兴趣表现为不能体验生活乐趣,对事物缺乏兴趣 3. 自我评价低,有无用感,罪恶感 4. 精神运动迟滞是抑郁的典型症状之一	1. 倾听产妇诉说心理问题,做好产妇心理疏导工作 2. 对于有不良个性的产妇,给予相应的心理指导,减少或避免精神刺激,减轻生活中的应激性压力 3. 协助并促进产妇适应母亲角色,指导产妇和婴儿进行交流、接触,为婴儿提供照顾,培养产妇的自信心 4. 对有焦虑症状、抑郁症高危因素的产妇给予足够的重视 5. 有伤害性行为的,注意安全保护,重症患者需要请心理医师或精神科医师给予治疗 6. 密切观察病人的言语动	1. 加强沟通,鼓励产妇诉说心理感受,以实际行动消除病人自认为无能的心态 2. 缓解压力,与家人进行交流与沟通,配合医护人员及家属采取有效应对措施 3. 指导其适应母亲的角色及如何与新生儿交流等

续表

护理评估		护理措施	健康教育
项目	内容		
专科体征	5. 昼夜节律表现为心境有昼重夜轻变化 6. 自杀观念和行为严重者可伤害婴儿或自我伤害,是抑郁症最危险的症状	作行为,做到心中有数 7. 注意语言交流的意义和技巧,加强分娩前、后的护理	
治疗配合	心理治疗	为重要的治疗手段。通过心理咨询,解除致病的心理因素,对产褥期妇女多加关心和无微不至的照顾,尽量调整好家庭关系,指导其养成良好的睡眠习惯	1. 治疗的目的以及重要意义 2. 为产妇创造一个安全舒适的家庭环境 3. 帮患者养成良好的睡眠习惯,生活规律,注意劳逸结合,不要过度疲劳 4. 饮食要营养丰富,尽量满足产妇平时的饮食习惯
	药物治疗	应尽量选用不通过乳汁排泄的抗抑郁药,并在医师指导下用药为宜	坚持完成治疗计划的重要性
康复指导		1. 加强沟通 2. 定期复诊	1. 指导家人及亲戚朋友进行情感上的支持和心理疏导 2. 注意休息 3. 为产妇提供心理咨询和指导抗抑郁等精神病药物的使用 4. 可听轻柔、舒缓的音乐或看一些图文并茂的杂志
出院指导		加强沟通,鼓励产妇诉说心理问题并为其提供心理咨询	出院宣教的相关内容。出院后做好随访

十四、不 孕 症

阶段	护理评估		护理措施	健康教育
	项目	内容		
一般情况		1. 病史:一般情况、发育史、遗传病史、婚育史 2. 性生活情况 3. 月经周期及排卵情况 4. 夫妇双方有无不良嗜好 5. 身体评估:评估生殖器有无畸形或病变 6. 心理社会评估:情绪反应是否已影响生活 7. 婚姻有无危机	1. 根据病人情况采取适宜健康教育方法,制定健康教育内容 2. 标记过敏史 3. 鼓励患者与配偶讨论性感受	1. 改变不良生活习惯,如吸烟、酗酒 2. 保证睡眠充足,心情舒畅 3. 避免体重超重或肥胖 4. 解除心理压力,缓解紧张、焦虑情绪 5. 增加性生活知识 6. 避免接触毒素、放射性治疗
病因诱因		1. 接触高温、放射线等 2. 不良生活习惯 3. 睡眠因素、情绪因素、不良妊娠史等 4. 饲养宠物	1. 提示治疗的结局,使其能够坦然面对 2. 帮助男、女双方表达自己的心理感受,建立有效的夫妻交流	1. 介绍各辅助生殖技术的方法、过程、需要的检查内容及相关的费用等 2. 孕期前后避免饲养猫狗等宠物
专科体征		1. 卵巢功能障碍 2. 输卵管失去正常功能 3. 阴道、宫颈或子宫的畸形、炎症、肿瘤 4. 子宫内膜异位症 5. 不明原因性不孕	1. 介绍各辅助生殖技术的方法、过程、需要的检查内容及相关的费用等 2. 督促患者尽快完成各项化验和检查 3. 给予心理支持	1. 向女方解释诊断性检查可能造成的不适,取得患者配合 2. 提示治疗不孕症可能的费用,避免有些患者治疗过程中遭遇经济困窘
治疗配合			1. 按时注射和服用药物 2. 教会不孕症夫妇提高妊娠率的技巧 3. 提示治疗的结局,	1. 解除心理压力,缓解紧张、焦虑情绪 2. 增加性生活知识 3. 保持外阴清洁,勤换内衣裤

阶段	护理评估		护理措施	健康教育
	项目	内容		
	治疗配合		使其能够坦然面对 　4. 鼓励患者与配偶讨论性感受 　5. 讨论其他解决问题的方法	4. 告知患者按时注射和服用药物的重要性 　5. 教会不孕症夫妇提高妊娠率的技巧
	康复指导		1. 保持情绪稳定 　2. 保持充足的睡眠 　3. 低盐、低脂、低胆固醇饮食 　4. 视病情逐步进行活动 　5. 保持良好的生活习惯 　6. 定期复查	1. 避免接触毒素、放射性治疗或避免使用致畸药物 　2. 避免饲养猫、狗等宠物 　3. 避免使用各种化妆品,尤其是染发剂、烫发剂 　4. 避免使用过热的水清洗外阴 　5. 学习疾病相关知识,制定针对性措施 　6. 放松心情 　7. 按医生指定的就诊日前来就诊 　8. 按时注射或服用药物
	出院指导		1. 遵医嘱完成治疗计划 　2. 定期复查 　3. 通过心理护理,让患者与家属接受不孕症现实,愿意与别人交流,诉说自我感受并寻求支持系统帮助	1. 给予心理护理,在患者出院前可以正确评价自我能力,对既往工作、学习成就感到自豪,并能够寻找自我控制的方法 　2. 给予健康教育,让患者获得不孕症可能原因及各种治疗相关知识

十五、多囊卵巢综合征

阶段	护理评估		护理措施	健康教育
	项目	内容		
一般情况	一般情况	1. 病史:一般情况、发育史、遗传病史、婚育史 2. 性生活情况 3. 月经周期及排卵情况 4. 夫妇双方有无不良嗜好 5. 身体评估:评估生殖器有无畸形或病变 6. 心理社会评估:情绪反应是否已影响生活 7. 婚姻有无危机	1. 根据病人情况采取适宜健康教育方法,制定健康教育内容 2. 标记过敏史 3. 给予患者及丈夫心理指导,建立有效的夫妻交流 4. 给予患者心理指导,减轻或消除患者的焦虑、抑郁情绪	1. 给夫妇双方讲解治疗不孕的各种辅助生育技术,让其了解并取得解决不孕问题的方法 2. 讲解疾病知识,使患者能够积极预防各种远期并发症
	病因诱因	1. 有家族史者 2. 饮食不节制,体重超标 3. 缺乏锻炼	1. 让患者了解健康饮食及锻炼的重要性 2. 帮助患者建立健康生活方式	1. 告知该疾病的发病原因及对策 2. 讲解该项疾病其他的相关知识
	专科体征	1. 卵巢多囊样变 2. 月经失调或稀发,排卵障碍或无排卵 3. 高雄激素表现:多毛、痤疮、男性化体征 4. 肥胖 5. 黑棘皮症(颈后、腋下、外阴、腹股沟等皮肤皱褶处呈灰棕色、天鹅绒样、片状、角化过度的病变,有时呈疣状,皮肤色素加深) 6. 评估月经量、性质、持续时间等,判断有无月经失调	1. 给予心理指导,减轻或消除患者的焦虑、抑郁情绪 2. 教会不孕症夫妇提高妊娠率的技巧	1. 保持皮肤清洁 2. 月经失调,及时就诊

阶段	护理评估		护理措施	健康教育
	项目	内容		
治疗配合		1. 有无高血压及高血压程度 2. 有无糖尿病及糖尿病程度 3. 有无多毛及痤疮等高雄激素表现 4. 有无月经失调	1. 介绍各辅助生殖技术的方法、过程、需要的检查内容及相关的费用等 2. 督促患者尽快完成各项化验和检查 3. 给予心理支持 4. 按时注射和服用药物 5. 提示治疗的结局,使其能够坦然面对 6. 鼓励患者与配偶讨论性感受 7. 讨论其他解决问题的方法	1. 改变不良生活习惯,如吸烟、酗酒等 2. 避免体重超重或肥胖 3. 避免接触毒素、放射性 4. 解除心理压力,缓解紧张、焦虑情绪 5. 增加性生活知识 6. 健康教育,告知该疾病的发病原因及对策 7. 告知各种操作及化验时间及注意事项 8. 按时注射或服用药物 9. 告知复诊时间
康复指导		1. 自尊紊乱,与长期高雄激素的外在表现(多毛、痤疮、男性体征等)有关 2. 社交紊乱,与高雄激素表现及不孕有关 3. 焦虑 4. 潜在并发症:肿瘤、心血管疾病、糖尿病等	1. 按时注射或服用药物 2. 加强运动,坚持锻炼,放松心情	1. 坚持口服避孕药,定期进行B超检测子宫内膜厚度,预防内膜过度增生而癌变 2. 促排卵药物不可应用过多,防止长期卵巢刺激引发卵巢癌 3. 调节饮食结构,增加运动,防止肥胖,监测血糖、尿糖,防止糖尿病发生。同时注意防止饮食失调引起营养不良 4. 有高血压、糖尿病等及时就诊 5. 患者能接受健康饮食方式 6. 患者能自信地与他人交往

续表

阶段	护理评估		护理措施	健康教育
	项目	内容		
	康复指导			7. 无焦虑和抑郁表现 8. 不发生远期并发症 9. 患者体重减轻
	出院指导		1. 遵医嘱完成治疗计划 2. 定期复查 3. 其他同康复指导	1. 改变生活方式,控制体重,避免肥胖 2. 饮食调节与控制,给予低脂肪、低热量、无刺激性食物 3. 放松心情,加强运动,坚持锻炼,以减少心血管病发病率 4. 按时服用药物,定期检查

十六、高泌乳素血症

阶段	护理评估		护理措施	健康教育
	项目	内容		
	一般情况	1. 病史:一般情况、发育史、遗传病史、婚育史 2. 性生活情况 3. 月经周期及排卵情况 4. 夫妇双方有无不良嗜好 5. 身体评估:评估生殖器有无畸形或病变 6. 心理社会评估:情绪反应是否已影响生活 7. 婚姻有无危机	1. 根据病人情况采取适宜健康教育方法,制定健康教育内容 2. 标记过敏史	1. 改变不良生活习惯,如吸烟、酗酒等 2. 保证睡眠充足,心情舒畅 3. 避免体重超重或肥胖 4. 解除心理压力,缓解紧张、焦虑情绪 5. 增加性生活知识 6. 保持外阴清洁,勤换内衣裤

阶段	护理评估		护理措施	健康教育
	项目	内容		
	病因诱因	1. 排除垂体性疾病 2. 排除检查造成的误差	让患者在空腹、静息状态下休息至少半小时之后再采集标本	讲解采血前注意事项
	专科体征	1. 异常泌乳性状及泌乳量 2. 乳房大小, 有无肿块 3. 有无肢端肥大及黏液性水肿 4. 月经周期时间、月经量及性质 5. 低雌激素症状(生殖器萎缩程度及性生活状态) 6. 心理、社会评估 7. 焦虑程度 8. 睡眠障碍是否已影响日常生活、工作 9. 乳房周围皮肤情况 10. 多毛、青春期延迟 11. 头痛、眼花及视觉障碍	1. 保持乳房、乳头清洁 2. 心理护理, 消除焦虑情绪 3. 采用轻松、易接受的方式讨论性问题, 对患者表示接受和尊重 4. 采血前空腹, 需休息30分钟以上 5. 教会患者采用放松疗法, 促进睡眠, 提高睡眠质量 6. 按时服用或注射药物 7. 定期复查 8. 尽量减轻心理压力, 保持心情愉快	1. 与家属沟通, 帮助患者寻求解决改善睡眠质量的方法 2. 讲解疾病知识, 尽量让患者在家属的帮助下能够减轻心理压力, 保持心情愉快 3. 给予患者及丈夫心理指导, 建立有效的夫妻交流 4. 给予患者心理-社会评估, 判断是否存在障碍, 针对性进行指导
	治疗配合		1. 介绍各种辅助生殖技术的方法、过程、需要检查的内容及相关的费用等 2. 督促患者尽快完成各项化验和检查 3. 给予心理支持 4. 按时注射和服用药物 5. 教会不孕症夫妇提高妊娠率的技巧	1. 改变不良生活习惯, 如吸烟、酗酒等 2. 避免体重超重或肥胖 3. 避免接触毒素、放射线 4. 解除心理压力, 缓解紧张、焦虑情绪 5. 增加性生活知识 6. 教会患者减轻焦虑情绪的方法

续表

阶段	护理评估		护理措施	健康教育
	项目	内容		
	治疗配合		6. 提示治疗的结局,使其能够坦然面对 7. 鼓励患者与配偶讨论性感受 8. 讨论其他解决问题的方法	7. 患者舒适度增加 8. 睡眠障碍减轻或消失
	康复指导	潜在并发症:肿瘤、心血管疾病、糖尿病等	1. 健康教育,告知该疾病的发病原因及对策 2. 给予心理指导,减轻或消除患者的焦虑、抑郁情绪 3. 按时注射或服用药物 4. 放松心情 5. 有高血压、糖尿病等及时就诊	1. 避免接触毒素、放射性治疗 2. 避免饲养猫、狗等宠物 3. 避免使用各种化妆品,尤其是染发剂、烫发剂 4. 避免使用过热的水清洗外阴 5. 按时服用或注射药物 6. 定期复查 7. 保持乳房清洁、干燥,防止发生皮肤感染 8. 不孕者需就诊,确定 ART(人工辅助生殖技术)方式
	出院指导		1. 遵医嘱完成治疗计划 2. 定期复查 3. 其他同康复指导	给予讲解不孕症可能原因及各种治疗相关知识

十七、复发性自然流产

阶段	护理评估		护理措施	健康教育
	项目	内容		
一般情况		1. 病史:一般情况、发育史、遗传病史、婚育史 2. 夫妇双方有无不良嗜好 3. 身体评估:评估生殖器有无畸形或病变 4. 心理社会评估:情绪反应是否已影响生活 5. 婚姻有无危机	1. 根据病人情况采取适宜健康教育方法,制定健康教育内容 2. 标记过敏史	1. 避免接触有毒、有害物质及放射线等 2. 戒除烟酒等不良嗜好 3. 孕期前后避免饲养猫狗等宠物 4. 保证睡眠充足,心情舒畅 5. 保持外阴清洁,勤换内衣裤 6. 加强孕期营养
病因诱因		1. 宫颈机能不全 2. 遗传性疾病 3. 劳累 4. 生殖器官感染 5. 严重便秘 6. 孕早期性生活	1. 告知患者孕前进行内分泌及遗传学检查 2. 排除全身性疾病 3. 有阴道出血需卧床休息并及时就诊 4. 嘱患者少活动,保持大便通畅,减少流产诱发因素 5. 禁止性生活,减少各种刺激	1. 孕前防止生殖器感染 2. 避免紧张情绪 3. 妊娠期避免劳累 4. 告知勿触摸乳房及胸部以免诱发宫缩 5. 孕期前3个月及后3个月禁止性生活
专科体征		1. 有无腹痛及腹痛的程度 2. 有无阴道出血及出血性状、量 3. 有无宫颈机能不全 4. 评估患者对流产的预防措施,了解及掌握程度 5. 评估患者的焦虑程度	1. 保持环境安静以减少感官刺激 2. 多食用蔬菜、水果等食物,防止便秘 3. 观察阴道分泌物的性质、颜色、气味 4. 宫颈机能不全者孕期及时进行宫颈结扎手术 5. 加强心理护理,稳定患者情绪,增强保胎信心	1. 告知卧床休息的重要性 2. 告知动作过快过猛有严重的安全隐患 3. 孕期按时注射或服用药物 4. 保持外阴清洁,勤换内衣裤 5. 保证睡眠充足,心情舒畅

续表

阶段	护理评估		护理措施	健康教育
	项目	内容		
治疗配合		1. 监测患者体温、血象,及时发现感染倾向 2. 评估分泌物的性状、颜色、气味有无异常	1. 介绍各辅助生殖技术的方法、过程、需要的检查内容及相关的费用等 2. 督促患者尽快完成各项化验和检查 3. 按时注射和服用药物 4. 阴道出血过多者需严密监测生命体征 5. 提示治疗的结局,使其能够坦然面对 6. 禁止性生活,减少各种刺激 7. 观察阴道分泌物的性质、颜色、气味 8. 宫颈机能不全者孕期及时进行宫颈结扎手术	1. 慎做肛查和阴道检查,避免诱发宫缩等活动 2. 改变不良生活习惯,如吸烟、酗酒 3. 避免体重超重或肥胖 4. 解除心理压力,缓解紧张、焦虑情绪,使患者舒适度增加 5. 讲解疾病知识,增强保胎信心 6. 对有不良孕产史的患者,由于本次妊娠结果的不可预知,常会产生恐惧、焦虑的情绪,护士应积极给予安慰,争取丈夫、家人的配合,减轻孕妇负疚感 7. 给予患者及丈夫心理指导,建立有效的夫妻交流,建立强大的支持系统
康复指导			1. 健康教育,告知该疾病的发病原因及对策 2. 给予心理指导,减轻或消除患者的焦虑抑郁情绪 3. 按时注射或服用药物,定期检查	1. 孕期前3个月及后3个月禁止性生活 2. 告知勿触摸乳房及胸部,以免诱发宫缩 3. 多食用蔬菜、水果等食物,防止便秘 4. 定期产前检查 5. 孕期按时注射或服用药物 6. 告知再次怀孕的时间 7. 再次妊娠需及时就诊,提前预防再次流产

续表

阶段	护理评估		护理措施	健康教育
	项目	内容		
出院指导			1. 遵医嘱完成治疗计划 2. 定期复查 3. 其他同康复指导	1. 有先兆流产表现需积极就诊 2. 按时复查,顺利度过妊娠期

十八、TORCH 综合征

阶段	护理评估		护理措施	健康教育
	项目	内容		
一般情况		1. 病史:一般情况、发育史、遗传病史、婚育史 2. 性生活情况 3. 月经周期及排卵情况 4. 夫妇双方有无不良嗜好 5. 身体评估:评估生殖器有无畸形或病变 6. 心理社会评估:情绪反应是否已影响生活 7. 婚姻有无危机	1. 根据病人情况采取适宜健康教育方法,制定健康教育内容 2. 给予患者及丈夫心理指导,建立有效的夫妻交流,建立强大的支持系统 3. 讲解疾病知识,加强心理护理,稳定患者情绪,增强保胎信心	1. 介绍各辅助生殖技术的方法、过程、需要的检查内容及相关的费用等 2. 提示治疗的结局,使其能够坦然面对 3. 对有不良孕产史的患者,由于本次妊娠结果的不可预知,常会产生恐惧、焦虑的情绪,护士应积极给予安慰,争取丈夫、家人的配合,减轻孕妇负疚感
病因诱因		1. 饲养宠物 2. 饮食不洁	对易感且已妊娠者需进行相关疾病的排查	1. 提高对该疾病的认识 2. 避免与猫狗等宠物接触 3. 不食用不熟的肉、蛋及未清洗的蔬菜、水果
专科体征		1. 观察患者有无淋巴结炎,全身或局部淋巴结有无肿大、粘连 2. 观察患者有无低	1. 给易感人群普及TORCH 感染知识 2. 可疑 TORCH 感染者及早确诊	1. 保持外阴清洁 2. 身体任何部位淋巴结肿大需及时就医 3. 有生殖器疱疹需

续表

阶段	护理评估		护理措施	健康教育
	项目	内容		
	专科体征	热、咳嗽、咽痛等上呼吸道感染症状 3. 皮肤、外阴有无疱疹 4. 患者有反复流产、死胎、死产史及无法解释的新生儿畸形	3. 寻找感染因素对症护理	及时就医
	治疗配合		1. 督促患者尽快完成各项化验和检查 2. 给予心理支持 3. 按时注射和服用药物 4. 讨论其他解决问题的方法 5. 寻找感染因素对症护理	1. 介绍各辅助生殖技术的方法、过程、需要的检查内容及相关的费用等 2. 教会不孕症夫妇提高妊娠率的技巧 3. 提示治疗的结局,使其能够坦然面对
	康复指导		1. 健康教育,告知该疾病的发病原因及对策 2. 给予心理指导,减轻或消除患者的焦虑、抑郁情绪 3. 按时注射或服用药物,定期检查 4. 改变生活方式,不食用不洁食物 5. 不饲养宠物 6. 放松心情	1. 提高对该疾病的认识 2. 已妊娠者需积极治疗,防止发生流产、早产 3. 避免与猫狗等宠物接触 4. 不食用不熟的肉、蛋及未清洗的蔬菜、水果 5. 保持外阴清洁,勤更换内衣裤 6. 积极治疗,定期进行 TORCH 相关检查 7. 已妊娠者需预防流产、早产的发生
	出院指导		1. 遵医嘱完成治疗计划 2. 向患者介绍流产原因并能够避免危险	1. 身体任何部位淋巴结肿大需及时就医 2. 有生殖器疱疹需及时就医

续表

阶段	护理评估		护理措施	健康教育
	项目	内容		
出院指导			因素 3. 定期复查 4. 其他同康复指导	3. 有先兆流产表现需积极就诊 4. 需积极配合治疗,及时就诊,顺利度过妊娠期 5. 减轻或消除焦虑,再次妊娠能够及时就诊 6. 增加产前检查的次数

十九、卵巢过度刺激综合征

阶段	护理评估		护理措施	健康教育
	项目	内容		
一般情况		1. 腹痛情况 2. 食欲情况 3. 超声显示卵巢大小情况 4. 体重、腹围和腹水情况 5. 评估皮肤情况及对压力的感知情况	有高危的患者需及早预防	1. 提供心理支持,耐心做好解释工作,将病情和处理方案告知患者,取得配合,稳定情绪,减少患者及家属的恐惧感 2. 给予患者及丈夫心理指导,建立有效的夫妻交流 3. 提前告知治疗费用及所用药物的名称、方法及费用等,防止因增加的费用导致患者满意度的下降
病因诱因		1. 体重过轻 2. 所促卵泡数目较多	多食用牛奶、西瓜、橙汁等利尿食品	1. 及早发现卵巢过度刺激征的高危人群,采取积极的预防措施 2. 严密监测卵泡的发育,根据卵泡数量适时减少或终止药物使用 3. 保证尿量在2000ml/d 以上

阶段	护理评估		护理措施	健康教育
	项目	内容		
	专科体征	1. 卵巢体积显著增大 2. 恶心、呕吐、呼吸受限、食欲减退或完全不能进食 3. 毛细血管通透性增加引发全身或局部水肿,甚至出现腹水、胸水、心包积液、少尿、无尿等 4. 血液浓缩引发血栓形成,甚至低血容量休克 5. 电解质紊乱 6. 凝血功能障碍 7. 成人呼吸窘迫综合征(ARDS)或多器官功能衰竭潜在并发症 8. 肾功能受损	1. 腹胀或有腹水者需半坐卧位,减轻腹胀和呼吸困难 2. 重度者需卧床休息 3. 注意皮肤护理,保持床铺清洁	1. 提供心理支持 2. 鼓励进易消化饮食,富含蛋白质,少量多餐,适当水分摄入 3. 防止突然改变体位 4. 严密监测卵泡的发育,根据卵泡数量适时减少或终止药物使用 5. 观察有无腹胀,有腹胀者及时进行超声检查 6. 心理护理,消除患者紧张情绪,能够积极配合治疗
	治疗配合		1. 有恶心、呕吐、腹痛、腹胀加重,需及时告知医生进行处理 2. 为减少卵巢过度刺激综合征的发生可进行单侧卵巢全胚胎冷冻 3. 每日监测出入液量、腹围、体重和生命体征 4. 按时注射和服用药物 5. 腹胀明显或腹水过多时,需穿刺放腹水或卵巢囊肿穿刺,注意保持穿刺部位清洁、干燥	1. 年轻、体重指数低且卵巢储备好的妇女在进行促排卵前告知易发生卵巢过度刺激综合征 2. 告知该疾病的发病原因及对策,给予心理支持

阶段	护理评估		护理措施	健康教育
	项目	内容		
	康复指导		1. 及早发现卵巢过度刺激征的高危人群,采取积极的预防措施 2. 提供心理支持,消除患者紧张情绪,能够积极配合治疗 3. 轻度和中度患者严格随访制度,定期检查、化验,尽量减少运动或骤然翻身,防止卵巢蒂扭转	1. 促排卵患者给予高蛋白饮食,多饮牛奶、西瓜、橙汁等利尿食品,预防卵巢过度刺激综合征的发生 2. 尽量减少运动或骤然翻身,防止卵巢蒂扭转
	出院指导		1. 遵医嘱完成治疗计划 2. 穿刺部位局部干燥、无感染 3. 定期复查 4. 其他同康复指导	1. 鼓励进食易消化饮食,富含蛋白质,少量多餐 2. 定期测量腹围、体重 3. 适当运动,防止形成下肢血栓 4. 观察尿量,如果有尿量异常需及时就诊

二十、人 工 授 精

阶段	护理评估		护理措施	健康教育
	项目	内容		
	一般情况	1. 病史:一般情况、发育史、遗传病史、婚育史 2. 性生活情况 3. 月经周期及排卵情况 4. 夫妇双方有无不良嗜好	1. 与患者及家属沟通,使他们接受不孕症现实,愿意与别人交流,诉说自我感受并寻求支持系统帮助 2. 给予患者心理-社会评估,判断是否适合实施人工授精技术	1. 介绍各辅助生殖技术的方法、过程、需要的检查内容及相关的费用等 2. 讲解实施该技术的各种结果,使其能够接受任何助孕结果 3. 提示治疗不孕症

阶段	护理评估		护理措施	健康教育
	项目	内容		
一般情况		5. 身体评估:评估生殖器有无畸形或病变 6. 心理社会评估:情绪反应是否已影响生活 7. 婚姻有无危机	3. 进行伦理学评估,本次辅助生育技术的实施是否符合伦理学要求 4. 进行心理护理,使患者自觉焦虑程度减轻,在术前、术中、术后情绪稳定,能够积极配合各检查、治疗环节	可能的费用,避免有些患者治疗过程中遭遇经济窘迫 4. 改变不良生活习惯,夫妇双方戒除吸烟、酗酒等不良嗜好 5. 避免体重超重或肥胖 6. 避免接触毒素、放射性治疗 7. 解除心理压力,缓解紧张、焦虑情绪
专科体征		1. 有无腹胀、腹痛、尿少,及早预防卵巢过度刺激征 2. 多胎妊娠结局 3. 评估妊娠部位,及早发现异位妊娠 4. 心理 - 社会评估 5. 伦理学评估	督促患者尽快完成各项化验和检查	1. 卵泡多的病人应少运动、少翻身、多饮牛奶、橙汁、西瓜等利尿食品,注意尿量 2. 出现腹痛、阴道出血、胸闷、腹胀、少尿等不适现象,需及时就诊 3. 授精后避免向一侧长时间侧卧位,防止异位妊娠 4. 劳逸结合,避免重体力劳动及剧烈运动
术前		适应证: 1. 男方精液正常但因性功能障碍、生殖器畸形或心理因素等导致性交困难 2. 女方宫颈黏液异常、生殖道畸形或心理因素	1. 了解患者心理状态,及时心理疏导 2. 督促患者尽快完成各项化验及检查 3. 指导患者按时服用药物及注射,复诊时间 4. 指导患者测基础体温	术前 1. 介绍操作程序、相关知识,告知成功率、费用、可能的并发症及术后注意事项 2. 指导患者按时服用药物及注射,复诊时间

续表

阶段	护理评估		护理措施	健康教育
	项目	内容		
术前		3. 男方少精、弱精或精液液化异常 4. 男女任何一方抗精子抗体阳性 5. 不明原因性不孕 禁忌证：		3. 嘱咐使用促排卵药患者多休息,避免剧烈运动,防止卵巢蒂扭转 4. 告知精液收集的注意事项
术中		1. 女方因输卵管因素造成精子和卵子结合障碍	1. 观察有无腹痛及阴道出血并及时处理 2. 术中监测生命体征	向患者介绍过程,及时与患者沟通,消除紧张情绪
术后	治疗配合	2. 女方有严重躯体性疾病或传染病不宜妊娠,或妊娠后易导致疾病加重,严重者威胁生命安全 3. 女方生殖器官严重发育不全或畸形 4. 男女任何一方泌尿生殖系统急性感染、性传播疾病 5. 男女任何一方有严重精神疾病或遗传病 6. 有吸毒等严重不良嗜好 7. 男女任何一方接触致畸量的射线、毒物、药物并处于作用期 8. 患有《母婴保健法》规定不宜生育,目前无法进行胚胎植入前遗传学诊断的疾病	1. 观察有无腹痛、阴道出血、少尿等不适情况 2. 按时注射及服用药物 3. 术后平躺 1h,避免长时间向一侧侧卧,防止异位妊娠 4. 授精后 30 天做B超,宫内孕三胎必须减胎 5. 做好随访工作 6. 给予心理支持	1. 多食用易消化的食物 2. 授精后第 13 天验尿 HCG,14 天、21 天查血 HCG,做好随访工作 3. 卵泡多的病人应少运动、少翻身,多饮牛奶、橙汁、西瓜等利尿食品,注意尿量 4. 人工授精后平躺半小时,避免向一侧长时间侧卧位,防止异位妊娠 5. 出现腹痛、阴道出血、胸闷、腹胀、少尿等不适情况,需及时就诊
	康复指导		1. 按时注射或服用药物,定期检查 2. 人工授精后有下腹痛或阴道出血等需及时就诊	1. 给予高蛋白饮食,多饮牛奶、西瓜、橙汁等利尿食品 2. 卵泡数过多者应尽量减少运动或骤然翻身,防止卵巢蒂扭转

阶段	护理评估		护理措施	健康教育
	项目	内容		
出院指导			1. 遵医嘱完成治疗计划 2. 定期复查 3. 其他同康复指导 4. 按时注射或服用药物	1. 人工授精第13天验尿HCG,14天、21天查血HCG 2. 第30天做B超,判断胎数,如果为宫内孕三胎及以上必须减胎 3. 做好随访工作,及时解决患者问题 4. 未妊娠者,下一月经周期第2~4日来医院就诊进入下一ART周期

二十一、体外受精 - 胚胎移植

阶段	护理评估		护理措施	健康教育
	项目	内容		
一般情况		1. 病史:一般情况、发育史、遗传病史、婚育史 2. 性生活情况 3. 月经周期及排卵情况 4. 夫妇双方有无不良嗜好 5. 身体评估:评估生殖器有无畸形或病变 6. 心理社会评估:情绪反应是否已影响生活 7. 婚姻有无危机	1. 根据病人情况采取适宜健康教育方法,制定健康教育内容 2. 介绍各辅助生殖技术的方法、过程、需要的检查内容及相关的费用等 3. 患者与家属沟通使他们接受不孕症现实,愿意与别人交流,诉说自我感受并寻求支持系统帮助	1. 心理护理:缓解紧张、焦虑情绪。患者自述焦虑程度减轻,在术前、术中、术后情绪稳定,能够积极配合各检查、治疗环节 2. 讲解实施该技术的各种结果,使其能够接受任何助孕结果 3. 提示治疗不孕症可能的费用,避免有些患者治疗过程中遭遇经济窘迫 4. 夫妇双方戒除所有不良生活习惯,吸烟、酗酒等不良嗜好

续表

阶段	护理评估		护理措施	健康教育
	项目	内容		
	一般情况			5. 避免体重超重或肥胖 6. 避免接触毒素、放射性治疗
	专科体征	1. 给予患者心理-社会评估,判断是否适合实施体外受精-胚胎移植技术 2. 进行伦理学评估,本次辅助生育技术的实施是否符合伦理学要求 3. 有无腹胀、腹痛、尿少,及早预防卵巢过度刺激征 4. 多胎妊娠结局 5. 评估妊娠部位,及早发现异位妊娠、阴道出血 6. 有无腹胀、腹痛、尿少,及早发现卵巢过度刺激征	1. 按时注射或服用药物 2. 卵泡多的病人应少运动、少翻身、多饮牛奶、橙汁、西瓜等利尿食品,注意尿量	1. 告知患者及家属当出现腹痛、阴道出血、胸闷、腹胀、少尿等不适现象,需及时就诊 2. 告知患者及家属移植后避免长时间向一侧侧卧,防止异位妊娠发生 3. 卵泡多的病人应少运动、少翻身、多饮牛奶、橙汁、西瓜等利尿食品,注意尿量 4. 劳逸结合,避免重体力劳动及剧烈运动
术前		适应证: 1. 女方各种因素导致的配子运输障碍 2. 排卵障碍 3. 子宫内膜异位症 4. 男方少精、弱畸精症 5. 免疫性不孕 禁忌证: 1. 男女任何一方患有严重的精神疾病 2. 泌尿生殖系统急性感染、性传播疾病	1. 了解患者心理状态,及时心理疏导 2. 督促患者尽快完成化验及检查 3. 指导患者测基础体温 4. 术前阴道准备 5. 观察有无腹痛及阴道出血并及时处理 6. 术晨禁饮食	1. 介绍操作程序、相关知识,告知成功率、费用、可能的并发症及术后注意事项 2. 讲解留取精液注意事项 3. 指导患者按时服用药物及注射,复诊时间 4. 嘱咐使用促排卵药患者多休息,避免剧烈运动,防止卵巢蒂扭转

阶段	护理评估		护理措施	健康教育
	项目	内容		
术中		3. 男女任何一方有吸毒等不良嗜好 4. 男女任何一方接触致畸量的射线、毒物、药品并处于作用期	术中监测生命体征	术中向患者介绍过程，及时与患者沟通，消除紧张情绪
术后及移植后	治疗配合	5. 女方子宫不具备妊娠功能或严重躯体疾病不能妊娠者 6. 患有母婴保健法规定的不宜生育的、目前无法进行胚胎植入前遗传学诊断的遗传性疾病	1. 观察有无腹痛、阴道出血、少尿等不适现象 2. 给予易消化的食物 3. 按时注射及服用药物 移植后： 1. 移植后平躺 1 小时，避免向一侧长时间侧卧，防止异位妊娠 2. 做好随访工作	术后及移植后： 1. 移植后第 13 天验尿 HCG，14 天、21 天查血 HCG 2. 移植后 30 天做 B 超，宫内孕三胎必须减胎
	康复指导		1. 按时注射或服用药物，定期检查 2. 取卵或移植后有下腹痛或多量阴道出血等需及时就诊 3. 未妊娠且有冷冻胚胎保存者及时与医生联系确定冻融胚胎移植时间	1. 给予高蛋白饮食，多饮牛奶、西瓜、橙汁等利尿食品 2. 卵泡数过多者应尽量减少运动或骤然翻身，防止卵巢蒂扭转 3. 未妊娠且无冷冻胚胎保存者需 3 个月后再次就诊进入 ART 周期
	出院指导		1. 遵医嘱完成治疗计划 2. 定期复查 3. 其他同康复指导 4. 按时注射或服用药物 5. 做好随访工作，及时解决患者问题	1. 移植后第 13 天验尿 HCG，14 天、21 天查血 HCG 2. 第 30 天做 B 超，判断胎数，如果为宫内孕三胎及以上必须减胎 3. 未妊娠者，下一月经周期第 2~4 日来医院就诊进入下一个 ART 周期 4. 定期进行孕期检查

二十二、维生素 D 缺乏性佝偻病

护理评估		护理措施	健康教育
项目	内容		
一般情况	年龄、生命体征、缺钙程度、外观特点、饮食、营养状况	根据患儿一般情况采取适宜的健康教育方法,制定适合患儿的健康教育内容	1. 入院宣教的相关内容 2. 疾病相关知识介绍,以消除患儿家长的紧张与焦虑 3. 次日晨采集各种标本的注意事项及检查注意事项
专科体征	营养失调	1. 指导家长每日带患儿进行一定时间的户外活动,避免阳光直射 2. 提倡母乳喂养,按时添加富含维生素 D 和钙磷的食物	1. 提倡母乳喂养 2. 按时补充维生素 D 钙制剂
	潜在并发症	1. 患儿衣着柔软、宽松、床铺松软,避免早久坐、以防脊柱后突畸形 2. 避免早站、久站、早行走,以防下肢弯曲,形成"X"形或"O"形腿 3. 遵医嘱给予维生素 D 制剂,注意维生素 D 过量的中毒表现,如果过量立即停服	1. 鼓励尽早户外活动和晒太阳 2. 及时添加辅食及维生素 D 的补充
	有感染的危险	保持室内空气清新,温湿度适宜,阳光充足,避免交叉感染	1. 加强体格锻炼 2. 避免去公共场所
治疗配合	合理饮食,及时补充维生素 D、钙剂	1. 合理喂养、多晒太阳 2. 每日给予预防量口服 3. 加强锻炼	1. 讲解疾病的预防 2. 讲解使用药物的副作用及注意事项
安全告知	防低钙惊厥	及时补充钙剂及维生素 D	使用维生素 D 的注意事项
	避免维生素 D 过量	严格按医嘱执行	补充维生素 D 的注意事项
出院指导	指导	1. 鼓励母乳喂养 2. 按需补钙 3. 进行户外活动	合理喂养 监测补钙及一般情况
	随访	1. 定期电话随访 2. 了解患儿情况,及时处理不适	补钙情况 生长发育情况

二十三、发　热

护理评估		护理措施	健康教育
项目	内容		
一般情况	生命体征、体重、年龄、呼吸、面色、肌张力、意识、饮食	根据患儿一般情况采取适宜的健康教育方法,制定适合患儿的健康教育内容	1. 入院宣教的相关内容 2. 疾病相关知识介绍,以消除患儿家长的紧张与焦虑 3. 次日晨采集标本及检查注意事项
专科体征	体温过高	1. 维持室温为 18~20℃,湿度 55%~65%,通风良好,卧床休息 2. 根据医嘱按时监测体温、脉搏、呼吸 3. 注意口腔护理,每日用生理盐水棉球清洗口腔 2 次 4. 注意皮肤护理,大量出汗时,应及时更换床单及衣物 5. 应给高热量、高蛋白、高维生素易消化的流食或半流食,多饮水 6. 高热惊厥者,可在降温的同时给予抗惊厥处理	1. 监测体温的重要性 2. 根据体重、体温及病情选择不同的降温方法及降温方法讲解 3. 使用冰袋的注意事项 4. 观察病情,警惕高热惊厥的发生
	体液减少	1. 应给予高热量、高蛋白、高维生素易消化的流食或半流食,多饮水 2. 有虚脱表现,应注意保暖,饮水、入量不足者应静脉补液 3. 使用解热剂后应注意多饮水,以免大量出汗引起虚脱	1. 指导家长饮食 2. 虚脱的表现 3. 发热时多饮水的好处 4. 使用解热剂后的注意事项
治疗配合	降温、补液、对症支持治疗	1. 保持液体点滴通畅,观察有无外渗 2. 每 4 小时监测一次体温,并准确记录,退热处置 1 小时后复测体温 3. 遵医嘱物理或药物予以降温	1. 讲解药物的作用及注意事项 2. 观察液体点滴是否通畅 3. 观察降温的效果

续表

护理评估		护理措施	健康教育
项目	内容		
安全告知	防冻伤	使用冰袋时观察患儿情况,避免冻伤	使用冰袋的注意事项
	防火	吸氧时氧气筒应防火、防震,并置于阴凉处	吸氧的相关知识
出院指导	指导	1. 鼓励监测体温 2. 注意防止虚脱 3. 预防惊厥发作	1. 合理用药 2. 监测生命体征及一般情况
	随访	1. 定期电话随访 2. 了解患儿情况,及时处理不适	1. 发热的相关知识 2. 生长发育情况

二十四、光 照 疗 法

护理评估		护理措施	健康教育
项目	内容		
一般情况	生命体征、体重、日龄、黄疸程度、光疗箱的功能	根据患儿一般情况采取适宜的健康教育方法,制定适合患儿的健康教育内容	1. 入院宣教的相关内容 2. 疾病相关知识介绍,以消除患儿家长的紧张与焦虑 3. 次日晨采集各种标本的注意事项及检查注意事项
专科体征	体温的改变	1. 根据患儿日龄、体重,遵医嘱调节温湿度 2. 一般温度在30~32℃,湿度在55%~65%,使体温保持在36~37℃之间 3. 每小时测体温并做好详细记录,大于37℃小于36℃时通知医师	讲解监测体温的重要性
	潜在并发症	1. 操作前测量生命体征并记录,患儿裸体用遮光眼罩遮盖双眼,长条尿布遮盖会阴及肛门 2. 取头侧卧位保持呼吸道通畅	1. 告知遮盖眼睛及会阴的目的,更换尿布要关闭蓝光 2. 按时哺乳,及时清除大小便

续表

护理评估		护理措施	健康教育
项目	内容		
专科体征	知识缺乏	1. 光疗过程中密切观察患儿的面色、吃奶情况、有无皮疹、腹泻、呕吐、大小便情况 2. 按需哺乳,保证水分及营养的供给	讲述有关光疗的目的、作用及光疗过程中出现的副作用,消除其紧张心理
治疗配合	保暖、补液、退黄、对症支持治疗	1. 保持液体点滴通畅,观察有无外渗 2. 及时处理外渗处皮肤 3. 保持大小便通畅 4. 定期监测胆红素水平	1. 讲解药物的作用及注意事项 2. 观察液体点滴是否通畅 3. 观察大小便情况及黄染程度
安全告知	避免眼睛、外阴受损	保证眼睛及会阴的全部遮盖	蓝光对眼睛,会阴的伤害
	防火	吸氧时氧气应防火、防震并置于阴凉处	吸氧的相关知识
	避免误吸	哺乳后应取侧卧位、如若发生误吸应通知医生、将头偏向一侧,及时清除呼吸道分泌物、呕吐物,并刺激足底	哺乳后的注意事项
出院指导	指导	1. 母乳喂养 2. 注意保暖 3. 定时监测胆红素水平 4. 按时预防接种	合理喂养 监测黄染消退及一般情况
	随访	1. 定期电话随访 2. 了解患儿情况,及时处理不适	喂养相关知识 皮肤黄染情况

二十五、惊　厥

护理评估		护理措施	健康教育
项目	内容		
一般情况	生命体征、体重、年龄、皮肤、肌力、肌张力、	根据患儿一般情况采取适宜的健康教育方法,制定适合患儿的健康教育内容	1. 入院宣教的相关内容 2. 疾病相关知识介绍,以消除患儿家长的紧张与焦虑

续表

护理评估		护理措施	健康教育
项目	内容		
一般情况	意识、瞳孔反射		3. 次日晨采集各种标本的注意事项及检查注意事项
专科体征	体温过高	1. 维持室温为18~20℃,湿度55%~65%,防止室温过高影响体温 2. 根据患儿体温,遵医嘱给予物理或药物降温 3. 根据体重,遵医嘱使用镇静止惊药物 4. 降低氧耗,必要时予以吸氧,预防合并症	1. 监测体温的重要性 2. 根据体温、体重及病情选择不同的降温方法及降温方法讲解 3. 使用冰袋降温的注意事项
	窒息	1. 发作时就地抢救,平卧头偏向一侧,解开衣领 2. 清除口鼻腔分泌物、呕吐物,保证气道通畅 3. 观察患儿面色、呼吸、皮肤颜色,备好急救用品 4. 警惕舌后坠阻塞呼吸道 5. 按医嘱给予止惊药物,观察用药后的反应	1. 演示惊厥发作窒息时的急救方法 2. 告知家长患儿正常的呼吸频率和节律,如何清除口鼻腔的内容物 3. 血氧饱和度监测的相关知识 4. 如发生窒息时可按压人中、合谷穴,保持镇静,发作缓解时将患儿及时送往医院
	外伤	1. 患儿手中和腋下放纱布,防止皮肤摩擦受损 2. 上下臼齿间放置牙垫,防止舌咬伤 3. 牙关紧闭时,不要用力撬开,防止损伤牙齿 4. 床边放置床栏,防止坠床,并加放棉垫 5. 要有专人守护,以防发作时受伤	1. 放置牙垫的方法及注意事项 2. 床栏的使用方法 3. 放置纱布和棉垫的位置

护理评估		护理措施	健康教育
项目	内容		
治疗配合	镇静止惊、降温、对症支持治疗、病因治疗	1. 保持液体点滴通畅,观察有无外渗 2. 根据病情使用镇静止惊药物 3. 高热者给予降温处理 4. 针对不同病因,采取相应治疗措施	1. 讲解药物的作用及注意事项 2. 观察液体点滴是否通畅 3. 观察体温的波动
安全告知	防冻伤	使用冰袋物理降温时观察患儿情况,避免冻伤	冰袋放置位置和注意事项
	防火	吸氧时氧气应防火、防震并置于阴凉处	吸氧的相关知识
出院指导	指导	1. 指导家长掌握预防惊厥的措施 2. 及时控制体温是预防惊厥的关键 3. 监测生命体征 4. 按时合理服药	按时合理服药及观察药效 监测生命体征及一般情况
	随访	1. 定期电话随访 2. 了解患儿情况,及时处理不适	惊厥的病因和诱因 生长发育情况及有无神经系统后遗症

二十六、小儿急性喉炎

护理评估		护理措施	健康教育
项目	内容		
一般情况	生命体征、发热类型,饮食、大小便、精神状态	根据患儿一般情况采取适宜的健康教育方法,制定适合患儿的健康教育内容	1. 入院宣教的相关内容 2. 疾病相关知识介绍,以消除患儿家长的紧张与焦虑 3. 次日晨采集各种标本的注意事项及检查注意事项
专科体征	体温过高	1. 维持室温为24~28℃,湿度55%~65%,定时通风换气 2. 密切观察体温变化,发热时应卧床休息	1. 告知患儿家长良好的环境对疾病转归的重要性 2. 指导家长使用体温计的正确方法

续表

护理评估		护理措施	健康教育
项目	内容		
专科体征		3. 根据体重,成熟度及病情给予不同的降温措施,包括药物降温或物理降温 4. 注意保暖,避免受凉	3. 使用药物降温时告知家长使用的药物名称、作用、剂量、用法及不良反应 4. 及时更换衣物,保持皮肤干燥
	急性疼痛	心理护理	多与患儿家长交流,让家长给患儿提供喜爱的图书、玩具及适当的娱乐用品等,分散注意力,减轻疼痛
	潜在并发症	1. 密切观察病情变化,做好完全防护 2. 做好口腔护理 3. 随时做好气管切开的准备工作	1. 密切观察患儿精神及生命体征的变化,观察病情有无加重,警惕并发症的发生 2. 进食后漱口 3. 告知患儿家长疾病的严重性
	营养失调	1. 给予高蛋白、高热量、高维生素饮食,以增强体质 2. 给予适量的蔬菜类粗纤维食品,以保证大便通畅 3. 摄取足够多的水分,防止由于出汗过多引起虚脱	1. 指导患儿家属认识营养食谱以及各种食物的营养价值、含量 2. 监督鼓励患儿多饮水
治疗配合	抗感染、激素、中药、对症支持治疗	1. 保持液体点滴通畅,观察有无外渗 2. 及时处理外渗处皮肤 3. 保持大小便通畅 4. 定期监测患儿体重	1. 讲解药物的作用及注意事项 2. 观察液体点滴是否通畅 3. 观察大小便情况
安全告知	防止冻伤	使用冰块降温要经常更换部位	物理降温的注意事项
	防火	吸氧时氧气应防火、防震并置于阴凉处	吸氧的相关知识
出院指导	指导	1. 指导病人了解此病的起因、诱因和防治原则 2. 用药指导	1. 积极锻炼,提高身体素质 2. 告知家长使用药物的名称、作用、剂量、用法及不良反应
	随访	1. 定期电话随访 2. 了解患儿情况,及时处理不适	喂养相关知识 生长发育情况

二十七、小儿急性上呼吸道感染

护理评估		护理措施	健康教育
项目	内容		
一般情况	生命体征、发热类型,饮食、大小便、精神状态	根据患儿一般情况采取适宜的健康教育方法,制定适合患儿的健康教育内容	1. 入院宣教的相关内容 2. 疾病相关知识介绍,以消除患儿家长的紧张与焦虑 3. 次日晨采集各种标本的注意事项及检查注意事项
专科体征	体温过高	1. 维持室温为24~28℃,湿度55%~65%,定时通风换气 2. 密切观察体温变化,发热时应卧床休息 3. 根据体重,成熟度及病情给予不同的降温措施,包括药物降温或物理降温 4. 注意保暖,避免受凉	1. 告知患儿家长良好的环境对疾病转归的重要性 2. 指导家长使用体温计的正确方法 3. 使用药物降温时告知家长使用的药物名称、作用、剂量、用法及不良反应 4. 及时更换衣物,保持皮肤干燥
	急性疼痛	心理护理	多与患儿家长交流,让家长给患儿提供喜爱的图书、玩具及适当的娱乐用品等,分散注意力,减轻疼痛
	潜在并发症	1. 密切观察病情变化,做好完全防护 2. 做好口腔护理	1. 密切观察患儿精神及生命体征的变化,观察病情有无加重,警惕并发症的发生 2. 进食后漱口
	营养失调	1. 给予高蛋白、高热量、高维生素饮食,以增强体质 2. 给予适量的蔬菜类粗纤维食品,以保证大便通畅 3. 摄取足够多的水分,防止由于出汗过多引起虚脱	1. 指导患儿家属认识营养食谱以及各种食物的营养价值、含量 2. 监督鼓励患儿多饮水
治疗配合	抗感染、中药、对症支持治疗	1. 保持液体点滴通畅,观察有无外渗 2. 及时处理外渗处皮肤 3. 保持大小便通畅 4. 定期监测患儿体重	1. 讲解药物的作用及注意事项 2. 观察液体点滴是否通畅 3. 观察大小便情况

续表

护理评估		护理措施	健康教育
项目	内容		
安全告知	防止冻伤	使用冰块降温要经常更换部位	物理降温的注意事项
	防火	吸氧时氧气应防火、防震并置于阴凉处	吸氧的相关知识
出院指导	指导	1. 指导患儿家长了解此病的起因、诱因和防治原则 2. 用药指导	1. 积极锻炼,提高身体素质 2. 告知家长使用药物的名称、作用、剂量、用法及不良反应
	随访	1. 定期电话随访 2. 了解患儿情况,及时处理不适	喂养相关知识 生长发育情况

二十八、先天性心脏病

护理评估		护理措施	健康教育
项目	内容		
一般情况	生命体征、体重、母亲妊娠史、皮肤、肌力、运动方式、发育情况	根据患儿一般情况采取适宜的健康教育方法,制定适合患儿的健康教育内容	1. 入院宣教的相关内容 2. 疾病相关知识介绍,以消除患儿家长的紧张与焦虑 3. 次日晨采集各种标本的注意事项及检查注意事项
专科体征	活动无耐力	制定适合患儿活动量的生活制度,根据患儿的病情不同区别对待	1. 轻型无症状者应与正常儿童一样生活 2. 有症状患儿应限制活动,避免情绪激动和剧哭,以免加重心脏负担 3. 重型患儿应卧床休息,给予妥善的生活照顾
	预防感染	1. 病室要空气新鲜,穿着衣服冷热要适中,防止受凉 2. 强化洗手意识,严格消毒隔离 3. 注意体温变化	1. 向患儿及家长介绍自我保护,防止感染的知识 2. 洗手的方法、时间及洗手的重要性 3. 教会患儿家属体温计的

护理评估		护理措施	健康教育
项目	内容		
专科体征		4. 注意保护性隔离以免交叉感染	正确使用方法,如有异常及时通知护士 4. 应避免与感染性疾病患者接触
	营养失调	1. 给予高蛋白、高热量、高维生素饮食,以增强体质 2. 给予适量的蔬菜类粗纤维食品,以保证大便通畅 3. 适当限制食盐摄入 4. 重型患儿应少量多餐,以免导致呛咳、气促、呼吸困难等,必要时从静脉补充营养	1. 指导患儿家属认识营养食谱以及各种食物的营养价值、含量 2. 低盐饮食的重要性 3. 教会患儿家属正确的喂养方法
	潜在并发症心力衰竭	1. 注意心率、心律、脉搏、呼吸、血压及心杂音变化,必要时使用监护仪监测 2. 一旦发生心衰症状可立即置于膝胸卧位,吸氧,通知医师,并做好普萘洛尔、吗啡应用和纠正酸中毒等准备	1. 教会患儿家属正确识别并发症的常见症状 2. 防止患儿因哭闹、进食、活动、排便等引起缺氧发作
治疗配合	手术治疗,介入治疗	1. 保持液体点滴通畅,观察有无外渗 2. 及时处理外渗处皮肤 3. 保持大小便通畅 4. 定期监测患儿体重	1. 讲解药物的作用及注意事项 2. 观察液体点滴是否通畅 3. 观察大小便情况
安全告知	防烫伤	使用热水袋保暖时观察患儿情况,避免烫伤	使用热水袋的注意事项
	防火	吸氧时氧气应防火、防震并置于阴凉处	吸氧的相关知识
	避免剧烈运动	建立规律的生活作息习惯	尽量让孩子保持安静,避免过分哭闹,保证充足的睡眠
出院指导	指导	1. 严格遵照医嘱服药 2. 运动方式 3. 监测体重	服药相关知识 合理运动 观察一般情况
	随访	1. 定期电话随访 2. 了解患儿情况,及时处理不适	生长发育情况 发现不适立即就医

中医科"一病一优"优质护理服务规范

一、便　秘

阶段	评估项目	评估内容	护理措施
入院接诊	一般情况	身高、体重、年龄、文化程度、职业、生命体征等	热情接待患者,在患者平静的情况下,测量生命体征 根据患者的一般情况采取适宜的健康教育方法,制定适合患者的健康教育内容
	主要病情	诊断、现病史、既往史等	
	自理能力	详见自理能力评估表	填写自理能力评估表并标识
中医科特色评估	专科评估表	通过中医望、闻、问、切收集患者神、色、形、态、头面、五官、躯体、皮肤、舌象等资料,辨明其中医证型	1. 实秘 (1) 热秘:大便干结,小便赤短,面红心烦,或有身热,口干口臭,腹胀或痛,舌红苔黄燥,脉滑数 (2) 气秘:排便困难,大便干结或不干,嗳气频作,胁腹痞闷胀痛,舌苔薄腻脉弦 2. 虚秘 (1) 气虚便秘:大便不一定干硬,虽有便意而临厕努挣乏力,难于排出,挣则汗出,气短,便后疲乏,面白神疲,肢倦懒言,舌淡嫩,苔白,脉弱 (2) 血虚便秘:大便干结,面色淡白无华,心悸健忘,头晕目眩,唇舌淡白,脉细 (3) 阴虚便秘:大便干结,形体消瘦;或见颧红,眩晕耳鸣,心悸怔忡,腰膝酸软,大便如羊屎状,舌红少苔,脉细速

续表

阶段	评估项目	评估内容	护理措施
	专科评估表		3. 冷秘 **热秘**:大便干或不干,排出困难,小便清长,面色青白,手足不温,喜热怕冷,腹中冷痛,或腰脊冷重,舌淡,苔白,脉沉迟
中医科特色评估	健康处方(2~3天)	在中医整体观念的理论指导下,根据患者中医证型,从其生活起居、情志、饮食宜忌、中药护理、运动及其他注意事项等方面全方位向患者进行讲解交流	1. 生活起居 生活要有规律,尤其要养成定时排便的习惯,建立正常的排便规律,对于防治便秘是十分重要的。因此要按时登厕,排便时间不宜过长,不要极力努挣,更不要排便时看书看报,分散精力,应作到"速战速决"。只要坚持训练条件反射,日久即能养成良好的定时排便的习惯。保持适当的户外活动,加强体育锻炼,尤其是肌肤、膈肌、肛提肌的锻炼。久坐少动是人体力下降和排便困难的重要因素之一,适宜的锻炼可以增强体质,增强食欲,促进肠蠕动,从而预防便秘。必要时,可做腹部按摩或转腰动作,以利排便;做仰卧屈腿、深蹲起立、散步、打太极拳、骑自行车、慢跑、快走、游泳、爬山、练瑜伽运动等能加强腹部的运动,对排便也是有宜的 2. 饮食宜忌 (1) 高纤维饮食:膳食纤维本身不被吸收,能吸附肠腔水分从而增加粪便容量,刺激结肠,增强动力。含膳食纤维丰富的食物有麦麸或糙米、蔬菜;含果胶丰富的水果如芒果、香蕉等 (2) 补充水分:多饮水,建议每天饮水可在1500ml以上,使肠道保持足够的水分,有利粪便排出 (3) 供给足量B族维生素及叶酸:含B族维生素丰富的食物可促进消化液分泌,维持和促进肠管蠕动,有利于排便,如粗粮、酵母、豆类及其制品等;在蔬菜中,菠菜、包心菜,内含有大量叶酸,具有良好的通便作用 (4) 增加易产气食物:多食易产气食物,促进肠蠕动加快,有利排便;如洋葱、萝卜等 (5) 增加脂肪供给:适当增加高脂肪食物;植物油能直接润肠,且分解产物脂肪酸有刺激肠蠕动作用;干果的种仁(如核桃仁、松子仁、各种瓜子仁、杏仁、桃仁等)含有大量的油脂,具有润滑肠道、通便的作用

续表

阶段	评估项目	评估内容	护理措施
中医科特色评估	健康处方(2~3天)		(6) 忌食辛辣、生冷、燥热、煎炸等食物 (7) 脾虚气弱、脾肾阳虚、阴虚肠燥者服用蜂蜜水,既可补气血,又可润肠通便 (8) 肠道实热、肠道气滞者,可每晨饮冷开水一杯 (9) 气血两虚者宜益气、养血润燥,可进补益食物,如佛手、扁豆、山药、红枣、桂圆、蜂蜜、黑芝麻糊等 3. 情志护理 (1) 保持开朗乐观的心情。保持心情舒畅,避免忧思与恼怒 (2) 注意精神疏导,消除紧张情绪和焦虑忧郁,减轻精神负担,避免工作紧张,使患者明白一切持续、沉重的忧郁和焦虑都会引起或加重病症 (3) 平时要保持乐观向上的情绪,多参加娱乐活动,培养多种爱好,切忌忧愁、思虑 4. 养生指导 (1) 对于精神紧张、恐惧的病人每天至少进行20~30分钟松弛训练,可以做操、散步、跑、做深呼吸或气功、扭展腰肢等,可调节神经系统功能,可缓解因便秘产生的紧张、恐惧、焦虑等症状 (2) 给予足够的水分。餐前半小时喝1杯淡盐水或白开水,或者在睡前及起床后各饮1杯白开水,或用蜂蜜2匙冲水300ml饮服,如无禁忌每天至少摄入2000ml液体 (3) 腹部自我按摩:仰卧在床上,屈曲双膝,两手搓热后,左手平放在肚脐上,右手放在左手背上,以肚脐为中心,顺时针方向按揉。每天做2~3次,每次5~10分钟 (4) 刮痧疗法。取腋下肝脾区、脐部及骶疗刮痧,对气虚便秘者有一定的疗效 (5) 穴位按摩。方法一患者仰卧,中脘、天枢、大横、关元等穴位各1min,然后顺时针按摩腹部10分钟;方法二患者仰卧,一指禅推法沿脊柱两侧从肝俞、脾俞到八髎往返治疗,再用按、揉、摩法在肾俞、大肠俞、八髎、长强等穴治疗,往返2、3遍,时间约5分钟 (6) 针灸疗法:针刺大肠俞、天枢、支沟等穴。实秘用泻法,虚秘用补法,冷秘可加艾灸,热秘可加针刺合谷、曲池,气秘加针刺中脘、行间,气血虚弱加针刺脾俞、胃俞,冷秘可加灸神阙、气海

阶段	评估项目	评估内容	护理措施
中医科特色评估	健康处方(2~3天)		(7) 快步行走和慢跑:可促进肠管蠕动,有助于解除便秘 (8) 深长的腹式呼吸:呼吸时,膈肌活动的幅度较平时增加,能促进胃肠蠕动 5. 中药指导 实秘 (1) 热秘:治宜清热润肠,常用麻子仁丸 (2) 气秘:治宜顺气导滞,常用六磨汤 虚秘 (1) 气虚便秘:治宜补气健脾,常用黄芪汤 (2) 血虚便秘:治宜养血润燥,常用润肠丸 (3) 阴虚便秘:治宜滋阴补肾,常用六味地黄汤加麻仁、玄参、玉竹、蜂蜜之类,以滋阴润肠通便 冷秘 温润通便以济川煎为主,还可用附桂八味丸,加肉苁蓉、当归、锁阳或可用四神丸、理中丸等加味治疗
疾病治疗期	病情观察	并发症的发生	1. 单纯性便秘病程不长者,经过适当调治,其愈较易;习惯性便秘者多病程长久,平素常用刺激性较强的攻下之剂,因此顽固难治,反复不愈 2. 便秘日久肠道气机阻滞,可有腹胀腹痛、脘闷嗳气、食欲减退、甚则腹痛呕吐、浊阴不降、清阳不升、往往引起头晕、头胀痛、失眠,烦躁易怒等;大便干燥,可引起痔疮、肛裂、频频便血 3. 排便过度用力努挣,可以诱发疝气;若出现于消渴、瘿病等病症中,便秘的治疗效果取决于原发病证的治疗效果 4. 年老体衰者,便秘日久,可因粪块结滞成石,阻于肠道,引起气机痹阻,甚至产生血瘀,出现腹痛而引起腹胀肠鸣声响;呕吐不食之肠结急候 5. 对于原有胸痹、心悸、眩晕之证者,便秘又称为这些原发病证的诱发因素,许多患者多在用力屏便之时猝发心绞痛、中风、厥证等,甚至可危及生命
	评估反馈(4~10天)	对健康处方的依从性和执行力进行评估	通过访谈、提问等方法评估患者对健康处方中介绍的自身疾病知识、相关护理措施、保健措施等内容的了解程度及其依从性和执行力,对于掌握情况低于60%者要分析原因;自身依从性差的患者,加强指导,督促其提高执行力;沟通能力缺陷的患者要丰富指导方法,如增加图文并茂、卡片式教育等措施;同时加强对家属的指导,以更好地帮助患者了解病情

续表

阶段	评估项目	评估内容	护理措施
疾病恢复期	调整健康处方	仍从其生活起居、情志、饮食宜忌、中药护理、运动及其他注意事项等方面全方位向患者进行讲解交流	在中医辨证思想的指导下,要根据患者证型的变化及时更换护理健康处方(方法同本方案上部分内容),并向患者及家属做好解释工作,使之理解调整健康处方的好处
出院	出院前指导		1. 制定出院健康处方(方法同前),请患者携带回家继续执行 2. 建立温馨联系卡:制作患者与医院之间的联系卡,为出院患者提供科室联系电话、医生出诊表,方便患者在院外出现情况时及时向专业人员咨询求助 3. 告知患者及家属保持健康处方中相关指导内容的重要性 4. 协助患者养成定时排便的习惯 5. 养成每天 20 分钟以上的活动习惯,或作仰卧起坐运动,增强腹肌力量;或作吸气提肛运动,增强肛门括约肌的控制力 6. 每天喝 2000ml 以上的开水,早餐前喝 300ml 温开水或冷开水或果汁;饭后散步,可促进胃肠蠕动增加便意 7. 经常便秘的患者,长期服用泻药,会造成药物依赖,不用泻药时无法排便,切勿滥用泻药。应多食含纤维素丰富的食物,如蔬菜、水果、豆类、地瓜等,忌食油炸、熏烤、辛辣、海鲜等食物,同时要改掉不良的饮食习惯与嗜好,如偏食、吃零食、暴饮暴食、吸烟、饮酒等
	出院后随访		1. 定期电话随访 2. 了解患者的用药情况、有无原有症状加重或新的症状出现 3. 询问患者原有不良习惯是否改正、对健康处方的依从性
评价			在每一环节的使用过程中,及时评价,如遇不适及时调整,研讨制定更优的方案

二、咳　嗽

阶段	评估项目	评估内容	护理措施
入院接诊	一般情况	身高、体重、年龄、文化程度、职业、生命体征等	热情接待患者,在患者平静的情况下,测量生命体征根据患者的一般情况采取适宜的健康教育方法,制定适合患者的健康教育内容
	主要病情	诊断、现病史、既往史等	

续表

阶段	评估项目	评估内容	护理措施
入院接诊	自理能力	详见自理能力评估表	填写自理能力评估表并标识
中医科特色评估	专科评估表	通过中医望、闻、问、切收集患者神、色、形、态、头、面、五官、躯体、皮肤、舌象等资料,辨明其中医证型	1. 风寒咳嗽 (1) 风寒证:咳嗽,痰稀薄色白,咽痒,鼻塞流清涕,恶寒,头痛,无汗,骨节酸痛,舌苔白,脉浮 (2) 风热证:咳嗽,咳痰黄稠,口干,咽痛,发热,汗出,恶风,头痛。舌苔薄黄,脉浮数 (3) 燥热证:咳嗽,痰少,或干咳无痰,或痰黏难咳,或痰带血丝,咳引胸痛,鼻燥,咽干,咽痛,舌尖红,舌苔薄黄,脉细速 2. 内伤咳嗽 (1) 痰湿证:咳嗽痰多而白黏,胸脘作闷,纳呆,身重易倦,舌胖苔白腻,脉濡滑 (2) 痰热证:咳嗽,或气促,或喉中有痰声,痰多色黄质黏稠,咳痰不爽,或痰中带血,或咳痰有腥味,胸胁胀满,咳时引痛,或有身热面赤,口渴欲引,舌质红,舌苔黄腻,脉滑数 (3) 肝火证:气逆则咳,咳嗽阵作,痰黏难咳,面红咽干,口干口苦,咳引胸胁作痛,舌苔薄黄少津,脉弦数 (4) 气虚证:咳嗽咳痰清稀,面色㿠白,气短懒言,声音低微,喜温畏寒,自汗,容易感冒,舌质淡嫩,脉虚弱 (5) 阴虚证:干咳无痰,或痰少而粘,或痰中带血,咽干声嘶,五心烦热,午后潮热,舌红少津,苔薄,脉无力或细数
中医科特色评估	健康处方(2、3天)	在中医整体观念的理论指导下,根据患者中医证型,从生活起居、情志、饮食宜忌、中药护理、运动及其他注意事项等方面全方位向患者进行讲解	1. 各证型的护理 风寒咳嗽: (1) 忌食生冷瓜果及肥甘滋腻之品 (2) 咳嗽较重时,可临时服用咳嗽合剂 10ml,或复方甘草合剂,或通宣理肺丸;忌服梨膏冰糖蒸汁或冰糖蒸梨汁,以免滋润过早,邪不外达 风热咳嗽: (1) 痰粘难处,除翻身拍背排痰外等,可用鱼腥草或黄芪注射液雾化吸入,消炎止咳稀化痰液,便于排出 (2) 咳嗽时可服用止咳枇杷露 10~20ml,或服用橘红丸 (3) 平时可食梨、枇杷等水果 (4) 忌食辛辣、肥甘、厚味,戒烟慎酒

阶段	评估项目	评估内容	护理措施
中医科特色评估	健康处方(2、3天)		燥热咳嗽: (1) 干咳痰中带血时,密切观察出血量,出血多时报告医师 (2) 鼻干咽痒干咳,可服用止咳枇杷露、养阴清肺膏,也可梨膏加川贝粉调服 (3) 平时可食用川贝炖梨、百合银耳羹 痰湿咳嗽: (1) 病室温度不宜太高 (2) 注意保暖,防止受凉 (3) 注意饮食调护,食饮有节,配食健脾利湿化痰食品,如薏米、赤豆、山药;忌食糯米等黏甜食品,及肥厚油腻之品,以防碍脾助湿生痰 痰热壅肺: (1) 肺热咳嗽可配食枇杷叶粥,鲜芦根粥等 (2) 肺热咳嗽可用橘红丸、枇杷露 气虚咳嗽: (1) 咳痰无力时,要协助排痰 (2) 肺气虚易感外邪,慎起居,防感冒,勿汗出当风 (3) 注意休息,勿过劳,以免劳倦更伤正气 阴虚咳嗽: (1) 可配补养肺阴之食品,如玉竹粥、沙参粥、糯米阿胶粥等 (2) 可予养阴清肺膏10g,每日二次 (3) 干咳痰难咯出时,可予雾化吸入稀化痰液,湿润咽喉 (4) 观察有无痰中带血,血量多少,必要时报告医生予以止血治疗 2. 情志护理 (1) 学会自我调节,放松心情,勿紧张 (2) 鼓励、安慰患者 3. 养生指导 (1) 外感咳嗽愈后要重视锻炼身体,增强抗御外邪的能力 (2) 内伤咳嗽久病体虚,要重视合理调养,慎起居避风寒。戒烟酒,宜进补益食品;根据体力,适当散步、做呼吸操、太极、气功等轻量的体质锻炼,以逐渐增强正气 4. 中药指导 (1) 风寒证:疏风散寒,宣肺止咳。主方:杏苏散 (2) 风热证:疏风清热,宣肺化痰。主方:桑菊饮

阶段	评估项目	评估内容	护理措施
中医科特色评估	健康处方(2、3天)		(3) 燥热证:疏散外邪,润肺止咳。主方:桑杏汤 (4) 痰湿证:健脾燥湿,化痰止咳。主方:二陈汤 (5) 痰热证:清热解毒,化痰止咳。主方:清金化痰汤 (6) 肝火证:清肝降火,泻肺止咳。主方:泻白散 (7) 气虚证:益气固表,止嗽除痰。主方:六君子汤和玉屏风散 (8) 阴虚证:养阴清热,润肺止咳。主方:百合固金汤 　5. 用药指导 (1) 告知患者如何服药及用药注意事项和不良反应 (2) 遵医嘱准确服用祛痰止咳药物,并观察疗效 (3) 服糖浆类止咳药后暂勿饮其他饮料及水,以便于药物对气管黏膜起到安抚作用 　6. 针灸治疗 　风寒证:可选取列缺、合谷、外关、肺俞,用泻法,可加灸 　风热证:可选取尺泽、曲池、大椎、肺俞,用泻法,也可针刺放血 　痰湿证:可选取肺俞、脾俞、太渊、太白、丰隆、合谷,宜用泻法或加灸 　痰热证:可选取合谷、大椎、丰隆、鱼际、肺俞,用泻法 　肝火证:可选取肺俞、肝俞、经渠、太冲,用泻法 　气虚证:可选取肺俞、膻中、太渊、膏肓、足三里,用补法 　阴虚证:可选取肺俞、膏肓、足三里、孔最、太溪、阴郄,用补法
疾病治疗期	病情观察	观察咳嗽的声音、时间、性质、节律和咳出的痰的量、性状、颜色、气味以及有无恶寒、发热、紫绀、汗出等伴随症状	一般护理 　1. 观察咳嗽的时间、性质、咳声大小,有无吐痰,咳嗽时呼吸状况,以及伴随的全身症状 　2. 观察咳痰量,咳痰最多时间,观察痰液性状、颜色、咳出难易,有无带血等 　3. 痰液检查及时留取标本送检 　4. 咳嗽患者最需要洁净新鲜空气,病室要经常开窗通风,室内禁止吸烟,防止烟尘及特殊气味的刺激 　5. 外出时戴口罩,避免外邪侵袭;注意保暖,戒烟酒 　6. 准备好有刻度的痰具,及时清理痰液和消毒痰具 　7. 咳痰无力有困难者要协助排痰,定时翻身拍背,体位引流排痰,必要时吸痰 　8. 痰液黏稠难咳出者,可用超声雾化稀化痰液,便于排出

续表

阶段	评估项目	评估内容	护理措施
疾病治疗期	病情观察		9. 咳嗽有痰者不能使用麻醉止咳剂,可予以化痰止咳剂,消炎化痰剂,痰出炎消咳自止
	评估反馈 (4~10天)	由护士长和责任护士共同调查患者对健康处方的依从性和执行力	通过访谈、提问等方法评估患者对健康处方中介绍的自身疾病知识、相关护理措施、保健措施等内容的了解程度及其依从性和执行力,对于掌握情况低于60%者要分析原因,患者自身依从性差者,要加强指导,督促其提高执行力;患者沟通能力缺陷者要丰富指导方法,如增加图文并茂、卡片式教育等措施,并加强对主要陪侍人和家属的指导,以更好地帮助患者了解病情
疾病恢复期	调整健康处方	从生活起居、情志、饮食宜忌、中药护理、运动及其他注意事项等方面全方位向患者进行讲解	在中医辨证思想的指导下,要根据患者证型的变化及时更换护理健康处方(方法同本方案上部分内容),向患者及家属做好解释工作,使之理解调整健康处方的好处
出院	出院前指导		1. 制定出院健康处方(方法同前),请患者携带回家继续执行 2. 建立温馨联系卡:制作患者与医院之间的联系卡,为出院患者提供科室联系电话、医生出诊表,方便患者在院外出现情况时及时向专业人员咨询求助 3. 告知患者及家属保持健康处方中相关指导内容的重要性 4. 嘱患者不适随诊
	出院后随访		1. 定期电话随访 2. 了解患者的用药情况、有无原有症状加重或新的症状出现 3. 询问患者原有不良习惯是否改正、对健康处方的依从性
评价			在每一环节的使用过程中,及时评价,如遇不适及时调整,研讨制定更优的方案

三、淋　证

阶段	评估项目	评估内容	护理措施
入院接诊	一般情况	身高、体重、年龄、文化程度、职业、生命体征等	热情接待患者,在患者平静的情况下,测量生命体征根据患者的一般情况采取适宜的健康教育方法,制定适合患者的健康教育内容
	主要病情	诊断、现病史、既往史等	

续表

阶段	评估项目	评估内容	护理措施
入院接诊	自理能力	详见自理能力评估表	填写自理能力评估表并标识
中医特色评估	专科评估表	通过中医望、闻、问、切收集患者神、色、形、态、头面、五官、躯体、皮肤、舌象等资料,辨明其中医证型	1. 热淋　小便频数,点滴而下,尿色黄赤,灼热刺痛,急迫不爽,痛引脐中,或伴腰痛拒按;或现寒热口苦、恶心呕吐,或兼大便秘结;苔黄腻,脉濡数 2. 血淋 实证:尿色赤红,或夹紫暗血块,溲频短急,灼热痛剧,滞涩不利,甚则尿道满急疼痛,牵引脐腹;舌尖红、苔薄黄,脉数有力 虚证:尿色淡红,尿痛滞涩不著,腰痠膝软,五心烦热;舌红少苔,脉细速 3. 气淋 实证:小便滞涩,淋沥不畅,余沥难尽,脐腹满闷,甚则胀痛难忍;脉沉弦,苔薄白 虚证:尿频溲清,滞涩不甚,余沥难尽,小腹坠胀,空痛喜按,不耐劳累,面色㿠白,少气懒言;舌质淡,脉虚细无力 4. 石淋 实证:尿中时夹砂石,小便滞涩不畅;或尿不能卒出,窘迫难忍,痛引少腹;或尿时中断;或腰痛如绞,牵引少腹,连及外阴,尿中带血。苔薄白或黄,脉弦或数 虚实夹杂证:病久砂石不去,伴见少腹空痛,少气无力;或舌红少苔,手足心热;或腰痠隐痛,脉细而弱 5. 膏淋 实证:小便混浊不清,呈乳糜色,置之沉淀如絮状,上有浮油如脂,或夹凝块,或混血液,尿时不畅,灼热疼痛。舌质红、苔黄腻 虚证:病久不已,或反复发作,淋出如脂,涩痛不著,形体消瘦,腰痠膝软,头晕无力。舌淡苔腻,脉细速无力 6. 劳淋　病程较长,缠绵难愈,时轻时重,遇劳加重或诱发。尿液赤涩不甚,溺痛不著,淋沥不已,余沥难尽,不耐劳累,苔薄、脉细 肾劳:与房劳有关,兼见腰痛绵绵,小便频数,尿有热感,五心烦热,舌红少苔,脉细或数者为肾阴不足;腰膝痠软,尿频清长,面色㿠白无华,面浮肢紧,脉细或

226

阶段	评估项目	评估内容	护理措施
中医特色评估	专科评估表		沉,舌淡苔薄白者,为肾气虚;并见畏寒怯冷、四肢不温者,为肾阳虚 心劳:可因思虑劳心而加重。伴见小便滞涩,尿意不尽,小腹微胀,心悸气短,困倦乏力,口干舌燥,失眠多梦,舌尖红,苔薄白,脉细或数等阴气不足,虚热内生证象 脾劳:遇劳倦则病情加重。小腹坠胀,迫注肛门,便意不尽,小便点滴而出,精神困惫,少气懒言。脉细,苔薄白
	健康处方 (2、3天)	在中医整体观念的理论指导下,根据患者中医证型,从其生活起居、情志、饮食宜忌、中药护理、运动及其他注意事项等方面全方位向患者进行讲解	1. 生活起居 (1) 合理安排休息时间,起居有常,避免劳累,饮食有节,保持心情舒畅,防止情志内伤 (2) 卧床休息,取适宜体位。按不同主症处理:血淋:应卧床休息;石淋:应多运动,指导患者进行跳跃、拍打等活动,有利于排石。湿热淋症:应多饮水 (3) 做好个人卫生防止尿路感染,多饮水,勤排尿,避免憋尿 (4) 注意患肢保暖防寒,预防感冒 2. 饮食宜忌 (1) 规律饮食,宜清淡、营养、易消化食物。膏淋虚证和劳淋者注意饮食进补;石淋者应根据结石的成分、性质的不同注意饮食禁忌 (2) 多食蔬菜水果,多饮水,以通利湿热 (3) 忌烟、酒、煎炸、肥腻、辛辣刺激性食物,限制含钙及草酸丰富的食物 3. 情志护理 (1) 保持心情舒畅,避免急躁恼怒、多交谈,帮助患者了解疾病知识 (2) 积极主动与患者沟通,鼓励家属多安慰患者 (3) 培养患者其他兴趣爱好,采用移情疗法,将患者的注意力从疾病转移到其他方面 (4) 采用正面说导法,增强病人战胜疾病的信心 (5) 对于出现恐惧和对疾病认识不足的患者,采用释疑解惑法,向患者解释该疾病的有关知识,鼓励患者积极配合并避免产生焦虑的情绪

续表

阶段	评估项目	评估内容	护理措施
中医特色评估	健康处方(2、3天)		4. 养生指导 (1) 合理安排休息时间,起居有常,避免劳累,饮食有节,不宜过劳,应慎起居,避风寒,节制房事 (2) 增强人体正气,消除各种外邪入侵和湿热内生的有关因素,如忍尿,过食肥甘,纵欲过劳,外阴不洁,湿热丹毒等 (3) 保持稳定的情绪,防止情志内伤,有利于人体正气的康复 (4) 坚持体育锻炼,增强机体对外邪的抵御能力。根据自身情况选择相宜的方法锻炼,将会有利于预防本病的发生 (5) 热淋,高热不退时,遵医嘱针刺。石淋,肾绞痛发作时,穴位按压。膏淋,发作时按压肾俞、三阴交、足三里等穴位。劳淋,腰酸甚时,在睡眠时腰下垫棉垫 5. 中药指导 (1) 热淋:通淋除湿,清热解毒。常用八正散 (2) 血淋:实证当清热通淋,凉血止血;虚证宜滋补肾阴,清热止血。实证常用小蓟饮子;虚证常用地黄丸加龟版、阿胶、旱莲草、黄柏等 (3) 气淋:实证宜理气和血,通淋利尿;虚证宜补中健脾,益气升陷。实证常用沉香散;虚证常用补中益气汤 (4) 石淋:实证以涤除砂石,通淋利尿为主;虚证宜益肾消石,攻补兼施,常用石苇散 (5) 膏淋:实证宜清热除湿,分清泌浊,清心通络;虚证宜补肾固涩。实证常用草薢分清饮;虚证常用地黄丸合金锁固精丸 (6) 劳淋: 肾劳:补肾通淋。常用六味地黄丸 心劳:益气养阴,交通心肾,佐以清热除湿。常用清心莲子饮 脾劳:补中升陷。若心脾两亏者,补益心脾;若脾肾俱虚者,可双补脾肾。脾劳常用补中益气汤。若心脾两亏,无湿热征象者,用归脾汤补益心脾。若脾肾俱虚者,可早服补中益气丸,晚服地黄丸,双补脾肾 6. 针灸治疗: (1) 热淋:可选关元、气冲、次髎、太冲、合谷、外关穴,用泻法 (2) 血淋:可选取关元、行间、太溪、曲池、照海、血海、三阴交穴,用补泄兼施法

续表

阶段	评估项目	评估内容	护理措施
中医特色评估	健康处方(2、3天)		(3)气淋:可选用膀胱俞、中极、气海、水道穴。实证可配侠溪,虚证可配百会,用补泄兼施法 (4)石淋:可选肾俞、膀胱俞、关元、然谷、石门穴,用泻法 (5)膏淋:实证可选取膀胱俞、中极、阴陵泉、行间、太溪,用泻法;虚证可选取脾俞、肾俞、中极、气海俞、百会,用补法,并加灸 (6)劳淋:可选取气海、关元、肾俞、足三里、脾俞穴,用补法,可灸
疾病治疗期	病情观察	小便	小便的次数、量、色、性状以及有无伴随疼痛感等
	评估反馈(4~10天)	对健康处方的依从性和执行力进行评估	通过访谈、提问等方法评估患者对健康处方中介绍的自身疾病知识、相关护理措施、保健措施等内容的了解程度及其依从性和执行力,对于掌握情况低于60%者要分析原因,患者自身依从性差者,要加强指导,督促其提高执行力;患者沟通能力缺陷者要丰富指导方法,如增加图文并茂、卡片式教育等措施,并加强对主要陪侍人和家属的指导,以更好地帮助患者了解病情
疾病恢复期	调整健康处方	从生活起居、情志、饮食宜忌、中药护理、运动及其他注意事项等方面讲解	在中医辨证思想的指导下,要根据患者证型的变化及时更换护理健康处方(方法同本方案上部分内容),并向患者及家属做好解释工作,使之理解调整健康处方的好处
出院	出院前指导		1. 制定出院健康处方(方法同前),请患者携带回家继续执行 2. 建立温馨联系卡:制作患者与医院之间的联系卡,为出院患者提供科室联系电话、医生出诊表,方便患者在院外出现情况时及时向专业人员咨询求助 3. 告知患者及家属保持健康处方中相关指导内容的重要性 4. 告知患者如何服药及用药注意事项和不良反应,并做好记录 5. 病情观察,并做好护理记录。观察小便颜色、透明度、次数及有无尿痛,有无异物排出等 6. 告知患者按时复诊,如有发病征象及时就医,以免延误病情 7. 遵医嘱定时服药,切勿自行中断,以免复发

阶段	评估项目	评估内容	护理措施
出院	出院后随访	1. 定期电话随访 2. 了解患者的用药情况、有无原有症状加重或新的症状出现 3. 询问患者原有不良习惯是否改正、对健康处方的依从性	
评价		在每一环节的使用过程中,及时评价,如遇不适及时调整,研讨制定更优的方案	

四、内伤发热

阶段	评估项目	评估内容	护理措施
入院接诊	一般情况	身高、体重、年龄、文化程度、职业、生命体征等	热情接待患者,在患者平静的情况下,测量生命体征 根据患者的一般情况采取适宜的健康教育方法,制定适合患者的健康教育内容
	主要病情	诊断、现病史、既往史等	
	自理能力	详见自理能力评估表	填写自理能力评估表并标识
中医特色评估	专科评估表	通过中医望、闻、问、切收集患者神、色、形、态、头面、五官、躯体、皮肤、舌象等资料,辨明其中医证型	1. 阴虚发热　素体阴虚,或热证日久伤阴,或误用、过用温燥,导致阴液亏损,不能制火,阳亢乘阴,阴虚内热。症状:午后潮热,或夜间发热,发热不欲近衣,手足心热,烦躁,盗汗,失眠多梦,口干咽燥,舌质红,干燥少津或有裂纹,苔少或无苔,脉细数 2. 血虚发热　久病心肝血虚,或脾虚不能生血,或各种血证慢性失血过多,以致营血亏虚,而其本属阴,阴衰则阳盛,因而引起发热。症状:发热,热势或低或高,头晕眼花,身倦乏力,心悸不宁,面白无华,唇甲色淡,舌质淡,脉弱 3. 气虚发热　过度劳累、饮食失调,导致脾胃气虚,因而引起发热。症状:发热,热势或低或高,常在劳累后发作或加剧,倦怠乏力,短气懒言,食少便溏,自汗,易于感冒,舌质淡,苔薄白,脉弱 4. 阳虚发热　平素阳气不足,或寒证日久伤阳,或误用、过用寒凉,以致肾阳虚衰,阴寒内盛,或为戴阳,或为格阳,虚阳浮于外而见发热。症状:发热而欲近衣,形寒怯冷,四肢不温,头晕嗜睡,腰膝酸痛,舌质淡胖,或有齿痕,苔白润,脉沉细或浮大无力

阶段	评估项目	评估内容	护理措施
中医特色评估	专科评估表		5. 气郁发热　情志抑郁,气郁化火,或恼怒过度,肝火内盛,以致发热,皆称五志之火。症状:发热多为低热或潮热,热势常随情绪的变化而起伏,精神抑郁,烦躁易怒,胸肋闷胀,口干而苦,纳食减少,大便秘结,舌淡苔薄黄,脉弦数 6. 瘀血发热　气滞不行、气虚不运、寒凝经脉、热邪熏灼、跌仆损伤以及血证出血等多种原因都可导致瘀血内结。瘀血停积于体内,使气血不通,营卫壅遏,而引起发热。症状:下午或夜晚发热,或自觉身体某些部位发热,口燥咽干,但欲漱水不欲咽,肢体或躯干有固定痛处或肿块,面色萎黄或晦暗,皮肤粗糙甚至肌肤甲错,舌质青紫或有瘀斑、瘀点,脉弦或涩 7. 湿郁发热　关于湿邪郁而化热所致发热,外感湿邪者属外感发热的范畴,内伤者则由脾虚引起,脾胃阳气不足,不能运化水谷,水湿停留,久则郁而化热而引起内伤湿郁发热。症状:低热,午后热甚,胸闷,身重,纳少,呕恶,口不渴,或饮入即吐,大便稀薄或黏滞不爽,苔白腻或黄腻,脉濡或略数
	健康处方	在中医整体观念的理论指导下,根据患者中医证型,从其生活起居、情志、饮食宜忌、中药护理及其他注意事项等方面全方位向患者进行讲解交流	1. 生活起居 病室环境:病室应安静整洁,减少家属探访,定时开窗通风,禁止吹对流风。出汗较多者,宜擦干身体后换干爽衣服,以免受凉,并且注意保暖。热退后可适当活动,同时应保持充足的休息与睡眠,以利疾病的康复 2. 饮食宜忌原则 凡发热患者,饮食宜选择清淡而易于消化的流食或半流食,以补充人体消耗的水分,如汤汁、饮料、稀粥等生津、养阴的食品;宜吃富含维生素及纤维素的蔬菜瓜果;忌吃黏糯滋腻,难以消化的食品;忌吃高脂肪及油煎熏烤炒炸的食物 3. 情志护理 (1) 保持平静心情,避免情志内伤 (2) 创建舒适和谐的生活环境 (3) 使用放松技术,解除精神负担和心理压力 (4) 采用正面说导法,增强病人战胜疾病的信心 (5) 对于出现恐惧和对疾病认识不足的患者,采用释疑解惑法,向患者解释该疾病的有关知识,鼓励患者积极配合并避免产生焦虑的情绪

阶段	评估项目	评估内容	护理措施
中医特色评估	健康处方		4. 养生指导 (1) 平时加强锻炼,增强御邪能力,可从夏天开始进行冷水锻炼(冷水洗面,洗头或洗澡),坚持不懈 (2) 注意自身防护,随气候变化增减衣服,切忌贪凉,避免汗出当风 (3) 感冒流行期,尽量少去公共场所,外出时戴口罩,家中谢绝流感患者探视、来访,防止交叉感染;用抗流感病毒的中药或30%~50%的食醋熏蒸消毒空气 (4) 预防用药,如三根汤(葱根、白菜根、萝卜根)或贯众汤(贯众、苏叶、荆芥)连用三日,夏季可用藿香、佩兰、薄荷泡水代茶饮,连用三天 (5) 平素注意头发、眼、口鼻,尤其是双手卫生,用灭菌的香皂或洗手液洗净,尽量不要用手过度的接触头发、眼、口鼻,多吃富含维生素C的食物 5. 内服中药 (1) 阴虚发热型(治法:滋阴清热) 方药1:银柴胡、胡黄连、秦艽、鳖甲、地骨皮、青蒿、知母、甘草 方药2:青蒿、鳖甲、生地、知母、丹皮 (前方清退虚热之力较强,后方滋阴之力稍佳,可根据临床情况选用;服中药时忌喝茶水,忌食辛辣刺激的食物,早晚空腹〈餐前半小时到1小时或遵医嘱〉温服) (2) 血虚发热型(治法:补益气血) 方药1:黄芪、当归 方药2:党参、黄芪、白术、茯神、酸枣仁、桂圆肉、木香、炙甘草、当归、远志、生姜、大枣 (前方重在益气生血,后方重在益气生血之外,尚能健脾养心,可根据临床情况选用;服中药时忌喝茶水,忌食辛辣刺激的食物,早晚空腹〈餐前半小时到1小时或遵医嘱〉温服) (3) 气虚发热型(治法:益气健脾,甘温储热) 方药:人参、黄芪、白术、甘草、当归、陈皮、升麻、柴胡 (服中药时忌喝茶水,忌食辛辣刺激的食物,早晚空腹〈餐前半小时到1小时或遵医嘱〉温服) (4) 阳虚发热型(治法:温补肾阳) 方药1:桂枝、附子、熟地黄、山萸肉、山药、茯苓、丹皮、泽泻

阶段	评估项目	评估内容	护理措施
中医特色评估	健康处方		方药2:熟地黄、山药、山茱萸、枸杞子、杜仲、菟丝子、附子、肉桂、当归、鹿角胶 (服中药时忌喝茶水,忌食辛辣刺激的食物,早晚空腹〈餐前半小时到1小时或遵医嘱〉温服) (5)气瘀发热型(治法:疏肝解郁,情感泻热) 方药:当归、白芍、白术、柴胡、茯苓、甘草、生姜、薄荷、丹皮 (服中药时忌喝茶水,忌食辛辣刺激的食物,早晚空腹〈餐前半小时到1小时或遵医嘱〉温服) (6)血瘀发热型(治法:活血化瘀) 方药:当归、生地黄、桃仁、红花、枳壳、赤芍、柴胡、甘草、桔梗、川芎、牛膝 (服中药时忌喝茶水,忌食辛辣刺激的食物,早晚空腹〈餐前半小时到1小时或遵医嘱〉温服) (7)湿郁发热型(治法:宣化畅中,利湿清热) 方药:杏仁、蔻仁、苡仁、半夏、厚朴、通草、淡竹叶、滑石 (服中药时忌喝茶水,忌食辛辣刺激的食物,早晚空腹〈餐前半小时到1小时或遵医嘱〉温服) 6. 针灸治疗 (1)阴虚发热选穴:肾俞、命门、太溪(手法:补法进针) (2)血虚发热选穴:膈俞、肾俞、足三里,心悸加内关,失眠加命门(手法:补法进针,留针半小时,出针) (3)气虚发热选穴:中脘、关元、足三里、三阴交、脾俞(手法:补法进针,留针半小时,出针) (4)阳虚发热选穴:合谷、曲池、太冲、太溪、阳陵泉、巨阙(手法:补法进针,留针半小时,出针) (5)气瘀发热选穴:期门、行间、阳陵泉、三阴交(手法:泻法进针) (6)血瘀发热选穴:合谷、曲池、天枢、上脘、血海、交信、肝俞、心俞(手法:平补平泻进针法) (7)湿郁发热选穴:中脘、天枢、足三里、太冲、内庭(手法:泻法进针) (出针后30分钟内禁止洗澡或患处禁止沾水) 7. 其他方法 刮痧,适用于高热患者 方法:用光滑的汤匙或刮痧板蘸清水或食油刮脊背的两侧、颈部、胸腹肋间、肩肘屈侧等处,致皮肤出现紫红色为度

续表

阶段	评估项目	评估内容	护理措施
中医特色评估	健康处方		禁忌证: (1) 孕妇的腹部、腰骶部,妇女的乳头禁刮; (2) 白血病、血小板少者慎刮; (3) 心肾衰竭、肝硬化腹水、全身重度浮肿者禁刮; (4) 对下肢静脉曲张者,刮拭方向应从下向上,采用轻手法; (5) 凡刮治部位的皮肤有溃烂、损伤、炎症都不宜采用;大病初愈、重病、气虚血亏及饱食、饥饿状态下也不宜刮痧 刮痧注意事项:刮痧时注意保暖,避免受风,刮痧后应饮一杯温开水,擦干身上的水渍或油渍,30 分钟内禁洗冷水澡
疾病治疗期	病情观察	常规护理及注意事项	1. 常规护理 (1) 保持空气清新,定时开窗换气,避免对流风,做好空气消毒 (2) 每日观察患者体温 2~4 次,观察发热的程度及变化,发热身痛者宜卧床休息 (3) 若无汗应添加衣被或进食热粥,以遍身微汗为佳,勿大汗淋漓而伤阴亡阳,汗后及时用温毛巾擦干,勿风寒 (4) 若汗出热退身凉脉静则正胜邪退,汗出热退即可停药 (5) 高热无汗者不可冷敷或乙醇擦浴,以防毛窍闭塞而闭门留寇 (6) 观察舌象、脉象以辨别证型及判断病势的顺逆、有无变证先兆 2. 注意事项 内伤发热患者应注意休息,发热体温高者应卧床,部分长期低热的患者,在体力许可的情况下,可作适当户外活动。要保持乐观情绪,饮食宜进清淡、富于营养而又易于消化之品;由于内伤发热的患者常卫表不固而有自汗、盗汗,故应注意保暖、避免风寒
	评估反馈 (4~10 天)	对患者健康处方的依从性和执行力进行评估	通过访谈、提问等方法评估患者对健康处方中介绍的自身疾病知识、相关护理措施、保健措施等内容的了解程度及其依从性和执行力,对于掌握情况低于 60%者要分析原因,患者自身依从性差者,要加强指导,督促其提高执行力;患者沟通能力缺陷者要丰富指导方法,如增加图文并茂、卡片式教育等措施,并加强对主要陪侍人和家属的指导,以更好地帮助患者了解病情

续表

阶段	评估项目	评估内容	护理措施
疾病恢复期	调整健康处方	从生活起居、情志、饮食宜忌、中药护理、运动及其他注意事项等方面向患者进行讲解交流	在中医辨证思想的指导下,要根据患者证型的变化及时更换护理健康处方(方法同本方案上部分内容),并向患者及家属做好解释工作,使之理解调整健康处方的好处
出院	出院前指导		1. 制定出院健康处方(方法同前),请患者携带,出院后继续执行 2. 建立温馨联系卡:制作患者与医院之间的联系卡,为出院患者提供科室联系电话、医生出诊表,方便患者在院外出现情况时及时向专业人员咨询求助 3. 告知患者及家属健康处方中相关指导内容的重要性,鼓励继续保持 4. 告知患者注意事项及预防措施 5. 告知患者及家属定期复查
	出院后随访		1. 定期电话随访 2. 了解患者的用药情况、有无原有症状加重或新症状的出现 3. 询问患者原有不良习惯是否改正、对健康处方的依从性
评价			在每一环节的使用过程中,及时评价,如遇不适及时调整,研讨制定更优的方案

五、胃　脘　痛

阶段	评估项目	评估内容	护理措施
入院接诊	一般情况	身高、体重、年龄、文化程度、职业、心理状态、家庭支持力度、经济状况、饮食习惯、病史、过敏史等	1. 测量生命体征,引领入病室 2. 根据病人情况采取适宜的健康教育方法、制定健康教育内容 3. 标记过敏史
	主要病情	诊断、现病史、既往史等	
	自理能力	详见自理能力评估表	1. 填写自理能力评估表 2. 对自理能力不足的患者协助完成床上洗漱、进食、大小便、协助患者翻身、床上活动 3. 防跌倒、坠床措施的落实

阶段	评估项目	评估内容	护理措施
特色评估	专科评估表	通过望、闻、问、切,收集患者神、色、形、态、头面、五官、躯体、皮肤、舌象等资料,辨明其中医证型	1. 肝胃气滞证:胃脘胀满或胀痛,胁肋胀痛,症状因情绪因素诱发或加重,嗳气频作,胸闷不舒,舌苔薄白,脉弦 2. 肝胃郁热证:胃脘灼热疼痛,心烦易怒,嘈杂反酸,口干口苦,大便干燥,舌质红苔黄,脉弦或弦数 3. 脾胃湿热证:脘腹痞满,食少纳呆,口干口苦,身重困倦,小便短黄,恶心欲呕,舌质红,苔黄腻脉滑或数 4. 脾胃气虚证:胃脘胀满或胃隐痛,餐后明显,饮食不慎后易加重或发作,纳呆,疲倦乏力,少气懒言,四肢不温,大便溏薄,舌淡或有齿印,苔薄白,脉沉弱 5. 脾胃虚寒证:胃痛隐隐,绵绵不休,喜温喜按,劳累或受凉后发作或加重,泛吐清水,神疲纳呆,四肢倦怠,手足不温,大便溏薄,舌淡苔白,脉虚弱 6. 胃阴不足证:胃脘灼热疼痛,胃中嘈杂,似饥而不欲食,口干舌燥,大便干结,舌红少津或有裂纹,苔少或无,脉细或数 7. 胃络瘀阻证:胃脘痞满或痛有定处,胃痛拒按,黑便,面黄暗滞,舌质暗红或有瘀点、瘀斑,脉弦涩
	健康处方 (2~3天)	根据患者中医证型,从其生活起居、情志、饮食宜忌、中药护理、运动及其他注意事项等方面全方位向患者进行讲解	1. 生活起居 (1) 病室安静、整洁、空气流通、清新,温湿度适宜 (2) 生活规律,劳逸结合,保证睡眠 (3) 急性发作时,应卧床休息;病情缓解,可进行适当锻炼,避免过度劳累 (4) 指导患者养成良好的饮食卫生习惯,制定推荐食谱,改变以往饮食结构 (5) 避免腹部受凉,注意保暖,根据气候变化及时增减衣服 2. 饮食宜忌 (1) 肝胃气滞证:进食疏肝理气的食品,如合欢花、绿萼梅、芹菜、茼蒿、西红柿、萝卜、橙子、柚子、柑橘、香橼、佛手、荔枝、山楂、桃仁、大白菜、山药、茄子、生姜等;忌食壅阻气机的食物,如豆类、红薯、南瓜等,控制甜粘、油腻、厚味的食物 食疗方:合欢花粥、金橘山药粟米粥、萝卜粳米粥 (2) 肝胃郁热证:进食疏肝清热的食品,如栀子花、佛手瓜、苦瓜、黄瓜、杏仁、芹菜、苦荞麦、粳米、绿豆、香蕉、枇杷、生菜、丝瓜、冬瓜、豆腐、小米、薏苡仁、各种豆芽、莲子、海带、菠菜、白菜、菊花等;忌食羊肉、鳝鱼、虾、草鱼、栗子、红枣、樱桃、荔枝、龙眼、韭菜、红糖、蜂蜜 食疗方:苦瓜青果炖猪肚、香附菊花粥、牛蒡子炒肉丝

续表

阶段	评估项目	评估内容	护理措施
特色评估	健康处方(2~3天)		(3) 脾胃湿热证:进食清热除湿的食品,如西瓜、梨、萝卜、葫芦、荸荠、陈皮、半夏、白蔻仁、苦瓜、赤豆、冬瓜、绿豆等 食疗方:赤豆粥、豆蔻馒头、冬瓜汤 (4) 脾胃气虚证:进食补中健胃的食品,如鸡蛋、瘦猪肉、牛奶、羊肉、红枣、桂圆、黑鱼、蚕豆、扁豆、山药、竹笋、粳米、粟米、香菇、木耳 食疗方:砂仁羊肉汤(砂仁、羊肉、白胡椒、姜)、扁豆党参粟米粥、莲子山药粥 (5) 脾胃虚寒证:进食温中健脾的食品,如猪肚、草鱼、生姜、羊肉、鸡、鲤鱼、鲫鱼、糯米、小麦、桂圆肉、花生、荔枝、茄子、砂仁、红糖、粳米、玉米、狗肉、马铃薯、香菇、甘蓝、韭菜、红枣、栗子等;忌食冷油腻、苦寒之品,如荞麦、猪肉、鸭蛋、牛奶、西瓜、甘蔗、柿子、梨、枇杷、橘子、苦瓜、海带、紫菜、萝卜、冬瓜、芹菜 食疗方:生姜炖猪肚、桂圆糯米糕、熟附片煲狗肉汤、红枣粥(山药、红枣) (6) 胃阴不足证:进食健脾和胃的食品,如莲子肉、山药、白扁豆、百合、大枣、薏苡仁、枸杞、蜂蜜、苦瓜、萝卜、芹菜、绿茶、梨、莴苣、小麦、大麦、猪肉、鸭肉、乌骨鸡、蛋类、牛奶、西瓜、西红柿、甘蔗、菠菜、竹笋、苹果、豆腐、乌梅、柠檬等;忌油炸食品、羊肉、狗肉、酒类等助火之品 食疗方:山药百合大枣粥、芹菜粥、山药枸杞苡米粥、木耳炒百合(黑白木耳、百合) (7) 胃络瘀阻证:进食活血祛瘀食品,如桃仁、油菜、黑大豆,黑木耳、山楂、柑橘、红枣、赤小豆、生姜、大白菜、芹菜、白萝卜、荔枝、红莲藕、玉米、小米、大麦、牛肉等。忌粗糙、坚硬、油炸、厚味之品,忌食一切生冷性寒之物,如生荸荠、生地瓜、生黄瓜、生山芋、香蕉、柿子、螃蟹、蚌、蚬、蛤蜊、螺蛳、西瓜、苦瓜等 食疗方:桃仁炒黑木耳、当归白菜汤、红枣赤豆莲藕粥、三七藕蛋汤、桃仁粥 3. 情志调理 (1) 多与患者沟通,了解其心理状态,指导其保持心态平和,帮助其消除紧张、恐惧等不良情绪的影响,使其保持乐观情绪 (2) 告知病人情绪反应与疾病的发展及转归密切相关,提高病人情绪的自我调控能力及心理应急能力

237

阶段	评估项目	评估内容	护理措施
特色评估	健康处方(2~3天)		(3) 忧思恼怒、恐惧紧张等不良情志是诱发和加重本病的重要原因,指导采用移情相制疗法,转移病人的注意力,淡化甚至消除不良情志 (4) 此类患者大多属于病情易反复、迁延不愈的慢性患者,多有焦虑或抑郁的情绪变化,可采用暗示疗法或顺情从欲法对其进行情志护理 (5) 鼓励家属多陪伴患者,家庭温暖是疏导患者情志的重要方法 (6) 鼓励患者多沟通、多交流 4. 中药护理 内服中药:中西药之间间隔30分钟左右 (1) 肝胃气滞证:选用疏肝理气的药物 ① 理气类药性多走串通行,易于耗血、动血,虚证患者和有出血倾向者及月经过多者、孕妇,应慎用或禁用 ② 患者往往因情绪不好,症状反复加重,应协助其保持心情舒畅 (2) 肝胃郁热证:选用疏肝清热的药物 ① 清热类药多属苦寒,服药期间应注意病情变化,必须中病即止,不可多服久服,以免伤阳;苦寒燥湿药又可能伤阴,应予慎用 ② 清热类药宜饭后服用,服药期间宜服食清凉之品,忌辛辣油腻 ③ 服药后不宜过度劳累,病人应保持心情舒畅,以助药力顺达 (3) 脾胃湿热证:选用清热化湿的药物 ① 此类药多属苦寒,服药期间应注意病情变化,必须中病即止,不可多服久服,以免伤阳;苦寒燥湿药又可能伤阴,应予慎用 ② 清热类药宜饭后服用,服药期间宜服食清凉之品,忌辛辣油腻 ③ 病人应保持心情舒畅,以助药力顺达 ④ 脾胃虚寒者慎用 (4) 脾胃气虚证:选用健脾益气的药物 ① 补益类药应于饭前空腹服用,服后稍事休息,以利药物吸收 ② 补气药多属温阳之品,阴虚有热者当慎用 ③ 外感期间不宜使用补益类药 ④ 补益类药需长期服用方能见效,应鼓励病人坚持服药

阶段	评估项目	评估内容	护理措施
特色评估	健康处方(2~3天)		⑤ 服药期间应忌油腻、辛辣、生冷及纤维素多而不易消化食物 (5)脾胃虚寒证:选用温中健脾的药物 ① 服药期间宜保暖,防止风寒侵袭 ② 温热饮食宜加强药效,忌食生冷寒凉之品 ③ 温里类药性温燥,容易耗损阴液,故阴虚火旺、阴液亏少者慎用 ④ 温中祛寒药用于久病虚证,药力缓,见效时间长,嘱病人要坚持服药;服药期间观察病情,若见脘腹疼痛拒按,柏油样便或吐出咖啡样物,面色无华,脉细、胸闷气短,大汗淋漓等危重证候,立即通知医生,做好相应急救准备 ⑤ 脘腹满闷及呕吐频繁或呕吐蛔虫者均不宜使用温中补虚药;气虚自汗者服药后宜静卧,慎当风受凉 ⑥ 实热内结、湿热积滞、阴虚血热等而致腹痛者忌用温阳补虚药 ⑦ 服用温经散寒药,应注意保暖,尤以四肢及腹部切忌受寒;若见舌红、脉数的关节肿痛、月经不调等,则不宜服用此类药物;服药中出现咽喉疼痛、舌红、咽干等症时,为虚火上炎,应及时停药 ⑧ 危重昏迷病人服用回阳救逆药,可鼻饲给药;服药期间密切观察病情变化 (6)胃阴不足证:选用养阴益胃的药物 ① 补益类药应于饭前空腹服用,服后稍事休息,以利药物吸收 ② 补阴药多属寒凉、滋腻之品,阴虚及湿胜脾虚者慎用 ③ 外感期间不宜使用补益类药 ④ 补益类药需长期服用方能见效,鼓励病人坚持服药 ⑤ 服药期间应忌油腻、辛辣、生冷及纤维素多而不易消化食物 (7)胃络瘀阻证:选用活血通络的药物 ① 理气活血类药性多走串通行,易于耗血、动血,虚证患者和有出血倾向者及月经过多者、孕妇,应慎用或禁用 ② 服药期间忌生冷或坚硬食品 静脉给药:中药注射剂应单独使用,与西药注射剂合用时须前后用生理盐水间隔

阶段	评估项目	评估内容	护理措施
特色评估	健康处方(2~3天)		(1) 参麦:健脾益气,适用于胃阴不足证、脾胃气虚证;大剂量高浓度对心脏表现兴奋作用,故用药宜慢并适量稀释,本品不能与甘油果糖、抗生素类配伍使用 (2) 黄芪:健脾益气,适用于脾胃气虚证;应注意观察用药后的反应,若出现过敏反应立即处理 (3) 苦参碱注射液:清热燥湿,适用于脾胃湿热证;偶有轻度恶心、腹胀、头痛、眩晕等不良反应 (4) 丹参注射液:活血化瘀,适用于胃络瘀阻证,糖尿病患者慎用;偶见有皮疹,停药后可逐渐恢复正常,少数患者出现药物热、过敏性休克等不良反应 外用药 (1) 中药贴敷理气活血、温中散寒类的药物,如健胃散(白芥子300g,细辛300g,玄胡索100g,制附子100g,肉桂100g,川椒100g,以生姜汁调匀)、温胃散、胃元膏、金黄散;分别敷贴于脾俞、胃俞、肾俞、天枢、神阙、中脘、关元等穴,适用于脾胃虚寒证;每年三九时的每个九的第一天或三伏时的每个伏的第一天为最佳治疗时间 注意事项:贴敷前须清洁皮肤,严重皮肤疾病、过敏体质、吐衄者、妊娠勿用;注意保暖并保护患者隐私;药物涂抹薄厚均匀,部位准确,固定松紧适宜;贴敷期间,饮食要清淡,禁食生冷、肥甘、厚味、海鲜及辛辣刺激之品;局部出现红疹、水疱、瘙痒等过敏现象,应立即停止使用,报告医生,协助处理 (2) 行气理气、温中健脾的中药热奄包热熨胃脘部,可缓解胃脘部胀满、疼痛 注意事项:保暖并保护隐私;中药热奄包的温度应在60~70℃,不宜过高,以免烫伤;中药热奄包热熨部位要准确;局部皮肤出现红疹、瘙痒、水疱等过敏现象时,立即停止使用,报告医生,协助处理
疾病治疗期	病情观察	胃脘部疼痛、胀满、嗳气、反酸、纳呆、大便异常情况	1. 胃脘疼痛 (1) 观察疼痛的部位、性质、程度、时间、诱发因素及与寒热、饮食的关系 (2) 避免过度劳累,协助患者取适当的体位,缓解疼痛。急性发作时应卧床休息,取舒适体位,以缓解疼痛,待症状缓解时,可适当活动 (3) 指导患者进食温中散寒、健脾益气类食物,禁食酸辣刺激性食物 (4) 指导采用放松术,如深呼吸、全身肌肉放松、听音乐等方法来减轻焦虑,缓解疼痛

阶段	评估项目	评估内容	护理措施
疾病治疗期	病情观察		(5) 用药护理:遵医嘱用药时,注意观察药物的疗效及不良反应 (6) 局部热疗可达到疏通气血,减轻疼痛的作用 (7) 腹部按摩可自上而下,使气顺而痛缓 (8) 穴位贴敷:可选取中脘、胃俞、足三里、梁丘等穴位;外敷疏肝理气、行气活血的外用药如温胃散、胃元膏、金黄散等 (9) 针灸疗法:可选取针灸中脘、内关、足三里、合谷、胃俞等穴位 (10) 灸法:可选取中脘、足三里、天俞、神阙、气海、关元、脾俞、肾俞、胃俞等穴位,每次选用 3~5 个穴位,每穴每次施灸 10~20min,5~10 次为一疗程 (11) 耳穴埋豆:可选取脾、胃、交感、神门、肝胆、内分泌等耳穴 (12) 药熨法:可用活血行气、温中健脾的中药热奄包热熨胃脘部 (13) TDP 理疗、中频脉冲电治疗:可选取中脘、天枢、关元、中极等穴位 2. 胃脘胀满 (1) 观察胀满的部位、性质、程度、时间和诱发因素 (2) 鼓励病人多活动,特别饭后应协助病人适当活动,促进肠道活动,以缓解症状 (3) 进食健脾养胃食物,少食产气食物,如土豆、面食、豆类以及卷心菜、花菜、洋葱等 (4) 穴位注射:可选取双侧足三里、合谷等穴位 (5) 穴位贴敷:可选取脾俞、胃俞、肾俞、天枢、神阙、中脘、关元等穴位 (6) 艾灸:可选取神阙、上脘、中脘、下脘等穴位 (7) 口服木香顺气丸或逍遥丸 3. 嗳气、反酸 (1) 观察嗳气的频率,有无反酸烧心感 (2) 指导患者饭后不宜立即平卧,可适当活动,如散步;卧床休息时须抬高床头 30° (3) 饮食要有规律,进食速度要慢,要少量多餐,进易消化的食物,少食甜食及酸食,禁食含淀粉多的食物 (4) 反酸时让身体保持坐姿,可喝温开水稀释胃酸;若空腹时出现,应立即进食,即可缓解反酸造成的不适 (5) 避免恼怒、抑郁情志刺激,出现嗳气、反酸时指导患者思想上放松,分散注意力,消除患者紧张情绪

续表

阶段	评估项目	评估内容	护理措施
疾病治疗期	病情观察		(6) 穴位注射:可选取双侧足三里 (7) 灸法:可选取特效反射区(背部第九至第十一胸椎两侧 1.5 寸)或足三里、中脘、神阙等穴位 (8) 穴位按摩:可选取足三里、合谷、膻中、中脘、内关等穴位,每穴揉按 5min (9) 低频脉冲电治疗,可选取中脘、内关、足三里、合谷、胃俞、涌泉、膈俞等穴位 (10) 临时嚼服铝碳酸镁片 2 片,或铝镁合剂混悬液 1 袋 4. 纳呆 (1) 观察有无明显的畏食、贫血、体重减轻,记录患者每天进餐次数、量,了解摄入的营养素能否满足机体需要;定期测体重,监测有关营养指标的变化 (2) 指导患者少量多餐进食,宜食高热量、高蛋白、高维生素、易消化的饮食,忌肥甘厚味、甜腻、煎炸之品 (3) 鼓励病人晨起、睡前、进食前刷牙、漱口,保持口腔清洁 (4) 主动关心病人,多与其沟通,保持情绪稳定,心情舒畅 (5) 腹部按摩,服山楂水,酸枣以消积泻实,必要时遵医嘱给予消食导滞助消化药如保和丸、香砂六君子丸等 (6) 耳穴埋豆:可选取脾、胃、肝、小肠、心、交感等耳穴 (7) 穴位按摩:可选取足三里、阳陵泉、内关及两侧脊穴等耳穴 5. 大便异常 (1) 观察并记录大便的量、色、质、气味及次数,观察有无里急后重等情况 (2) 大便干结:①应适当运动,避免久坐久卧;②告知患者切勿过力排便,培养定时如厕排便习惯;③适当多食水果及粗纤维蔬菜,每晨可饮用温开水冲服蜂蜜 300ml,必要时给予缓泻剂如潘泻叶泡茶服;④顺时针按摩腹部;⑤饮食可进滋阴润燥食物,如银耳、梨、甘蔗、白萝卜等 (3) 大便溏薄:①可给予胃脘部保暖、热敷、逆时针按摩等;②进食温热散寒类食物;③便后用清水清洗肛门,保持肛周皮肤清洁;④穴位按摩:可选取足三里、天枢等穴位;⑤艾灸:可选取神阙、足三里、天枢等穴位;⑥耳穴埋豆:可选取脾、胃、大肠、小肠等耳穴;⑦给予健脾、益气、养胃易消化饮食,如山药、莲子等,少量多餐

续表

阶段	评估项目	评估内容	护理措施
疾病治疗期	评估反馈(4~10天)	对患者健康处方的依从性和执行力进行评估	通过访谈、提问等方法评估患者对健康处方中介绍的自身疾病知识、相关护理措施、保健措施等内容的了解程度及其依从性和执行力,对于掌握情况低于60%者要分析原因,患者自身依从性差者,要加强指导,督促其提高执行力;患者沟通能力缺陷者要丰富指导方法,如增加图文并茂、卡片式教育等措施,并加强对主要陪侍人和家属的指导,以更好地帮助患者了解病情
疾病恢复期	调整健康处方	从生活起居、情志、饮食宜忌、中药护理、运动及其他注意事项等方面全方位向患者进行讲解	在中医辨证思想的指导下,要根据患者证型的变化及时更换护理健康处方(方法同本方案上部分内容),并向患者及家属做好解释工作,使之理解调整健康处方的好处
出院	出院前指导		1. 制定出院健康处方(方法同前),请患者携带出院后继续执行 2. 建立温馨联系卡,为出院患者提供科科室联系电话、医生出诊表,方便患者在院外出现情况时及时向专业人员咨询求助 3. 告知患者及家属保持健康处方中相关指导内容的重要性 4. 协助家属及患者制定饮食方案 5. 指导患者及家属纠正不良饮食习惯,培养健康生活、饮食习惯 6. 告知患者及家属定期复查
	出院后随访		1. 定期电话随访 2. 了解患者的用药情况、有无原有症状加重或新的症状出现 3. 询问患者原有不良习惯是否改正、对健康处方的依从性
评价		在每一环节的使用过程中,及时评价,如遇不适及时调整,研讨制定更优的方案	

六、消　渴

阶段	评估项目	评估内容	护理措施
入院接诊	一般情况	身高、体重、年龄、文化程度、职业、生命体征等	1. 测量生命体征,引领入病室 2. 根据病人情况采取适宜的健康教育方法、制定健康教育内容 3. 标记过敏史
	主要病情	诊断、现病史、既往史等	

续表

阶段	评估项目	评估内容	护理措施
入院接诊	自理能力	评估自理能力	填写自理能力评估表并标识
中医科特色评估	专科评估表	通过望、闻、问、切收集患者神、色、形、态、头面、五官、躯体、皮肤、舌象等资料,辨明其中医证型	1. 肺胃燥热:烦渴引饮、消谷善饥,小便频数量多、尿色混黄,身体渐瘦,舌红苔少,脉滑数 2. 肠燥津伤:多食易饥、口渴引饮,大便燥结便闭不通,舌红少津、苔黄燥,脉实有力 3. 肝肾阴虚:尿频量多、混浊如脂膏、或尿甜,腰膝无力、头昏耳鸣,多梦遗精、皮肤干燥、全身瘙痒,舌红少苔,脉细速 4. 阴阳两亏:小便频数、混浊如膏、甚则饮一溲一,手足心热、咽干舌燥、面容憔悴、耳轮干枯、面色藜黑、腰膝无力、四肢欠温、畏寒怕冷、甚则阳痿,舌淡苔白而干、脉沉细无力 5. 脾胃气虚:口渴引饮、能食与便溏并见、或饮食减少,精神不振、四肢乏力,舌淡、苔白而干,脉细弱无力 6. 湿热中阻:渴而多饮、多食善饥、或仅有饥饿感,脘腹痞闷,舌苔黄腻,脉濡缓
	健康处方(2、3天)	在中医整体观念的理论指导下,根据患者中医证型,从其生活起居、情志、饮食宜忌、中药护理、运动及其他注意事项等方面全方位向患者进行讲解	1. 生活起居 (1) 协助患者建立有规律的生活,劳逸结合,适应气候的寒湿变化,预防外邪侵袭 (2) 注意参加文娱活动,体育运动和体力劳动,不宜食后则卧,终日久坐,坚持太极拳锻炼 2. 饮食宜忌 (1) 遵医嘱进食,控制总热量 (2) 节制肥甘厚味之品和面食 (3) 禁食糖、烟酒,少食煎炸食物 (4) 可适当增加蛋白质、水煮蔬菜类食物 3. 情志护理 (1) 保持心情舒畅,避免急躁恼怒、情志过激而使血糖波动 (2) 积极主动与患者沟通,鼓励家属多安慰患者,增强与慢性疾病作斗争的信心,积极配合治疗 4. 中药指导 (1) 严格按照医嘱服用降糖药物 (2) 注意观察用药后的反应

阶段	评估项目	评估内容	护理措施
中医科特色评估	健康处方(2、3天)		5. 保健指导 (1) 向患者讲解饮食疗法,使患者合理安排每日膳食 (2) 避免精神创伤和过度劳累 (3) 指导患者掌握自我监测血糖和尿糖的方法 (4) 讲解本病并发症的表现,如眼部病变、足部感染等,以便及早发现,及时处理 (5) 指导患者保持皮肤清洁干燥,勤洗澡、理发,修剪指甲,内衣鞋袜要柔软宽松,趾端要保暖 (6) 防止低血糖的发生,外出携带食品
疾病治疗期	病情观察	神志、血压、皮肤、视力、脉象	1. 患者突然出现心慌头晕、出虚汗、软弱无力等低血糖现象时,报告医生,并配合处理 2. 患者出现头痛头晕、食欲不振、恶心呕吐、烦躁不安、呼出烂苹果味时,报告医生,配合处理 3. 出现神昏,呼吸加快、血压下降、肢冷、脉微欲绝时,报告医生,并配合处理 4. 神昏者按神昏护理常规进行
	评估反馈(4~10天)	患者对健康处方的依从性和执行力的评估	通过访谈、提问等方法评估患者对健康处方中介绍的自身疾病知识、相关护理措施、保健措施等内容的了解程度及其依从性和执行力,对于掌握情况低于60%者要分析原因,患者自身依从性差者,要加强指导,督促其提高执行力;患者沟通能力缺陷者要丰富指导方法,如增加图文并茂、卡片式教育等措施,并加强对主要陪侍人和家属的指导,以更好地帮助患者了解病情
疾病恢复期	调整健康处方	从生活起居、情志、饮食宜忌、中药护理、运动及其他注意事项等方面全方位向患者进行讲解	在中医辨证思想的指导下,要根据患者证型的变化及时更换护理健康处方(方法同本方案上部分内容),并向患者及家属做好解释工作,使之理解调整健康处方的好处。通过访谈、提问等方法评估患者对健康处方中介绍的自身疾病知识、相关护理措施、保健措施等内容的了解程度及其依从性和执行力,对于掌握情况低于60%者要分析原因,患者自身依从性差者,要加强指导,督促其提高执行力;患者沟通能力缺陷者要丰富指导方法,如增加图文并茂、卡片式教育等措施,并加强对主要陪侍人和家属的指导,以更好地帮助患者了解病情

续表

阶段	评估项目	评估内容	护理措施
出院	出院前指导		1. 建立护患之间联系卡,制定出院健康处方(方法同前),请患者携带出院后继续执行 2. 建立温馨联系卡:为出院患者提供科室联系电话、医生出诊表,方便患者在院外出现情况时及时向专业人员咨询求助 3. 告知患者及家属保持健康处方中相关指导内容的重要性
	出院后随访		1. 定期电话随访 2. 了解患者的用药情况、有无原有症状加重或新的症状出现 3. 询问患者原有不良习惯是否改正、对健康处方的依从性
评价			在每一环节的使用过程中,及时评价,如遇不适及时调整,研讨制定更优的方案

七、眩　晕

阶段	评估项目	评估内容	护理措施
入院接诊	一般情况	身高、体重、年龄、文化程度、职业、生命体征等	1. 测量生命体征,引领入病室 2. 根据病人情况采取适宜的健康教育方法、制定健康教育内容 3. 标记过敏史
	主要病情	诊断、现病史、既往史等	
	自理能力	详见自理能力评估表	填写自理能力评估表并标识
中医科特色评估	专科评估表	通过中医望、闻、问、切收集患者神、色、形、态、头面、五官、躯体、皮肤、舌象等资料,辨明其中医证型	1. 肝阳上亢:眩晕,耳鸣,头胀痛,易怒,失眠多梦,脉弦,或兼面红、目赤、口苦、便秘、尿赤,舌红苔黄,脉弦数;或兼健忘,遗精,舌红少苔,脉弦细数;神火眩晕欲仆,泛泛欲恶,头痛如掣,肢麻震颤,语言不利,步履不正 2. 气血亏虚:眩晕,动则加剧,劳累即发,身疲懒言,气短声低,面白少华,或萎黄,或面有垢色,心悸失眠,纳减体倦,舌色淡,质胖嫩,边有齿印,苔少或厚,脉细或虚大;或兼食后腹胀,大便溏薄;或兼畏寒肢冷,唇甲淡白 3. 肾精不足:眩晕,精神萎靡,或遗精,耳鸣,发落,齿摇,舌瘦嫩或嫩红,少苔或无苔,脉弦细或弱或细数;或兼见头痛颧红,咽干,形瘦,舌嫩红,苔少或光剥,脉细速,或兼见面色晄白,形寒肢冷,舌淡嫩,苔白或根部有浊苔,脉弱

续表

阶段	评估项目	评估内容	护理措施
中医科特色评估	专科评估表		4. 痰浊内蕴:眩晕,倦怠或头重如蒙,胸闷或时吐痰涎,少食多寐,舌胖、苔浊腻或白厚而润,脉滑或弦滑,或兼头目胀痛,心烦而悸,口苦尿赤,舌苔黄腻,或兼头痛耳鸣,面赤易怒,肋痛
	健康处方(2~3天)	在中医整体观念的理论指导下,根据患者中医证型,从其生活起居、情志、饮食宜忌、中药护理、运动及其他注意事项等方面全方位向患者进行讲解	1. 生活起居 (1) 良好的休养环境。一般说来,眩晕患者居住的房间应整洁、安静,通风良好,阳光充分,防止阴暗潮湿。室内可放置盆景美化环境,使患者心情舒畅,消除患者的焦虑,消除大脑的兴奋灶,促使眩晕康复 (2) 加强安全设施,创造安全的住院环境,如病室布局应合理、安全、无障碍物,装有呼叫器,以便应急使用;改善如厕及洗浴条件,对存在的护理风险在醒目位置标记,采取预见性防护措施,避免意外受伤 (3) 卧床休息,取适宜体位,病室适当避光,减少刺激 (4) 告知眩晕患者及家属跌倒的危险及预防跌倒的注意事项,如上下床、起身速度宜缓慢,如厕、坐立应有人搀扶等 (5) 规律的生活起居,应注意起居定常、生活有规律,饮食有节制,睡眠、学习、锻炼等有条不紊,劳逸适当,按部就班,养成习惯,顺从人体生物钟的节拍,科学合理地安排生活起居,以增强人体正气 (6) 患者眩晕发作时,立即闭目平卧,坐位时头部紧靠在固定椅背或物体上,避免大幅度摇摆,避免头颈部活动及声光刺激,指导病人深呼吸、放松,同时用亲切的语言安慰、询问病人,以减轻其恐惧、紧张心理,及时处理各种噪音,协助做好生活护理;观察记录眩晕程度、持续时间及伴随症状,注意安全防护;平卧后症状改善不明显者,除病因治疗外,遵医嘱给予少量镇静剂或止吐剂 2. 饮食宜忌 (1) 肝阳上亢型患者的饮食应以清淡为主,可多食用山楂、淡菜、紫菜、芹菜、海蜇、荸荠、香菇等,禁食辛辣、油腻、黏滑及过咸之品 (2) 肾精亏损型患者的饮食应以营养丰富,易消化,有补益作用的食物,如黑芝麻、胡桃肉、红枣、山药、甲鱼、羊肝、猪肾等血肉有情之品

阶段	评估项目	评估内容	护理措施
中医科特色评估	健康处方(2~3天)		(3) 气血亏虚型患者的饮食宜少食多餐,以细软、滋补为主,鼓励患者食用各种粗粮、蜂蜜、山楂、香蕉、西瓜等 (4) 痰浊内蕴型患者的饮食可多食苡米、红小豆、西瓜、玉米、冬瓜、竹笋等清热利湿之物,禁忌甜黏、生冷、肥腻饮食 3. 情志护理 (1) 保持心情舒畅,避免急躁恼怒、情志过激而使疾病再度加重。眩晕患者要从思想上正确对待,保持稳定的心理状态,切勿过度紧张、忧郁,时刻保持乐观的情绪、开阔的心胸,从精神上力排各种消极因素,学会自我调整,积极配合治疗 (2) 积极主动与患者沟通,鼓励家属多安慰患者 (3) 培养患者其他兴趣爱好,采用移情疗法,将患者的注意力从疾病转移到其他方面 (4) 采用正面说导法,增强病人战胜疾病的信心 (5) 对于出现恐惧和对疾病认识不足的患者,采用释疑解惑法,向患者解释该疾病的有关知识,鼓励患者积极配合并避免产生焦虑的情绪 4. 养生指导 (1) 坚持适当的体育锻炼,其中太极拳、八段锦、气功等对预防和治疗眩晕证均有良好的作用 (2) 保持心情舒畅,乐观,防止七情内伤 (3) 注意劳逸结合,避免体力和脑力的过度劳累,节制房事,切忌纵欲过度 (4) 饮食尽量定时定量,忌暴饮暴食及过食肥甘厚腻,或过咸伤肾之品 (5) 尽可能戒除烟酒 (6) 避免突然、强力的主动或被动的头部运动,减少某些眩晕证的发生 5. 中医治疗 (1) 内服中药汤剂 肝阳上亢型(治法:平肝潜阳) 方药:天麻钩藤饮(天麻、钩藤、决明子、川牛膝、桑寄生、杜仲、山栀、黄芩、益母草、朱茯神、夜交藤)加菊花、白蒺藜;若肝火旺盛,加龙胆草、丹皮;若肝风偏盛,眩晕加剧,手足震颤,加珍珠母、龙骨、牡蛎

阶段	评估项目	评估内容	护理措施
中医科特色评估	健康处方(2~3天)		气血亏虚型(治法:补气养血) 方药:归脾汤(人参、黄芪、白术、甘草、茯神、远志、酸枣仁、龙眼肉、当归、木香、大枣、生姜)加减;若血虚甚,加阿胶、何首乌;心悸甚,加柏子仁、龙骨、牡蛎 肾精不足型(治法:偏阴虚者,宜滋阴补肾;偏阳虚者,宜温阳补肾) 方药:滋阴补肾用左归丸(熟地黄、山茱萸、怀山药、枸杞子、菟丝子、鹿角胶、龟甲胶、川牛膝);温阳补肾用右归丸(熟地黄、山茱萸、怀山药、枸杞子、菟丝子、鹿角胶、杜仲、附子、肉桂、当归);若眩晕甚者,二方均可加龟甲、鳖甲等 痰浊内蕴型(治法:燥湿祛痰,健脾和胃) 方药:半夏白术天麻汤(半夏、白术、天麻、陈皮、茯苓、甘草、大枣、生姜)。若眩晕较甚,加带泽泻、车前子,并重用茯苓;脘闷不食,加砂仁;肝郁化火,加黄连、黄芩、竹茹 (2) 针灸疗法 肝阳上亢型:可选取太冲、三阴交(补)、悬钟(泻)、攒竹(泻)、风池穴,宜补泻兼施 气血亏虚型:可选取百会、风池、膈腧、肾俞、足三里、脾俞穴,用补法加灸 肾精不足型:可选取肾俞、太溪、百会、风池、听宫穴;阳虚可配命门,用补法加灸 痰浊内蕴型:可选取中脘、阴陵泉、行间、印堂穴,用泻法
疾病治疗期	病情观察	发作原因、注意事项等	1. 做好护理记录,观察眩晕发作的时间、程度、诱发因素、伴随症状及血压变化 2. 要定时监测血压、血脂,给予低盐低脂饮食,坚持服药 3. 观察患者有无中风先兆症状,如血压升高(头痛、头晕)、言语不利,肢体麻木等 4. 告知患者改变体位时动作宜缓慢,尽量避免头部的转侧活动,如突然转头、深低头、旋转等动作 5. 防止摔伤、坠床 6. 轻症者闭目养神,眩晕严重时一定要卧床休息,及时通知医师处理,尽量避免自行活动,如起床、卧睡、翻身、饮食、梳洗、排泄等,由他人协助完成

续表

阶段	评估项目	评估内容	护理措施
疾病治疗期	病情观察	发作原因、注意事项等	7. 恶心,呕吐时不要过多翻身,呕吐时宜半卧位,重症患者头偏向一侧,观察呕吐的次数、色、质、量、气味 8. 呕吐后不宜立即进食,呕吐频繁时可轻拍背部,呕吐后用清水漱口
	评估反馈(4~10天)	评估患者对健康处方的依从性和执行力	通过访谈、提问等方法评估患者对健康处方中介绍的自身疾病知识、相关护理措施、保健措施等内容的了解程度及其依从性和执行力,对于掌握情况低于60%者要分析原因,患者自身依从性差者,要加强指导,督促其提高执行力;患者沟通能力缺陷者要丰富指导方法,如增加图文并茂、卡片式教育等措施,并加强对主要陪侍人和家属的指导,以更好地帮助患者了解病情
疾病恢复期	调整健康处方	从生活起居、情志、饮食宜忌、中药护理、运动及其他注意事项等方面全方位向患者进行讲解	在中医辨证思想的指导下,要根据患者证型的变化及时更换护理健康处方(方法同本方案上部分内容),并向患者及家属做好解释工作,使之理解调整健康处方的好处
出院	出院前指导		1. 制定出院健康处方(方法同前),请患者携带,出院后继续执行 2. 建立温馨联系卡,为出院患者提供科室联系电话、医生出诊表,方便患者在院外出现情况时及时向专业人员咨询求助 3. 告知患者及家属保持健康处方中相关指导内容的重要性 4. 环境宜安静舒适,空气新鲜,避免强光、噪音,外出佩戴变色眼镜 5. 饮食尽可能定时、定量,忌暴食、暴饮及过食肥甘厚味或过咸或伤肾之品;戒除烟酒 6. 合理安排作息时间,避免劳累,适当限量进行锻炼,其中太极拳、八段锦及其他医疗气功等,对预防和治疗眩晕均有良好的作用 7. 症状严重者一定要卧床休息及有人陪伴或住院治疗 8. 眩晕是由颈椎病引起的,睡眠要选用合适的枕头,仰卧时枕头宜低,侧卧时与肩等高,避免长期低头工作,注意颈项部保暖 9. 告知患者及家属定期复查
	出院后随访		1. 定期电话随访 2. 了解患者的用药情况、有无原有症状加重或新的症状出现 3. 询问患者原有不良习惯是否改正、对健康处方的依从性
评价			在每一环节的使用过程中,及时评价,如遇不适及时调整,研讨制定更优的方案

八、腰　痛

阶段	评估项目	评估内容	护理措施
入院接诊	一般情况	身高、体重、年龄、文化程度、职业、生命体征等	1. 测量生命体征,引领入病室 2. 根据病人情况采取适宜的健康教育方法、制定健康教育内容 3. 标记过敏史
	主要病情	诊断、现病史、既往史等	
	自理能力	详见自理能力评估表	填写自理能力评估表并标识
中医科特色评估	专科评估表	通过望、闻、问、切收集患者神、色、形、态、头面、五官、躯体、皮肤、舌象等资料,辨明其中医证型	1. 外感腰痛 (1) 寒湿腰痛:腰部冷痛重着,转侧不利,虽静卧亦不稍减或反而加重,遇阴雨天疼痛加剧,舌苔白腻,脉沉而迟缓 (2) 湿痰腰痛:腰部冷痛,牵引背胁,阴雨为甚,或见便泄,苔白腻,脉滑 (3) 湿热腰痛:腰髋疼痛,痛处有热感,梅雨季节或暑天腰痛加重,或见肢节红肿,烦热口渴,小便短赤,舌苔黄腻,脉濡数 (4) 风寒腰痛:腰痛拘急,或连脊背,或引脚膝,或见寒热,腰间觉冷,得温痛减,苔薄白,脉浮紧 (5) 风热腰痛:腰痛而热,小便热赤,或身热微汗,口干而渴,咽喉红肿。舌边有红刺,苔薄,脉浮数 (6) 风湿腰痛:腰背拘急,酸重疼痛,活动不利,或见发热恶风,或见颜面及四肢浮肿,苔薄腻,脉浮涩 2. 内伤腰痛 (1) 肾虚腰痛:腰痛以酸软为主,喜按喜揉,腿膝无力,遇劳更甚,卧则减轻,常反复发作,偏阳虚者则少腹拘急,手足不温,舌淡,脉沉细;偏阴虚者,则心烦失眠,口燥咽干,面色潮红,手足心热,舌红,脉弦细数 (2) 脾湿腰痛:腰痛重滞,纳食不馨,或见大便溏薄,苔白腻,脉濡或滑 (3) 肝郁腰痛:腰痛连胁腹胀满,似有气走注,忽聚忽散,不能久立行走;舌质偏红,苔薄,脉弦细或沉弦 (4) 瘀血腰痛:腰痛如刺,痛有定处,轻则俯仰不便,重则因痛剧而不能转侧,痛处拒按,日轻夜重;舌质紫暗,或有瘀斑,脉涩

续表

阶段	评估项目	评估内容	护理措施
中医科特色评估	健康处方(2、3天)	在中医整体观念的理论指导下,根据患者中医证型,从其生活起居、情志、饮食宜忌、中药护理、运动及其他注意事项等方面全方位向患者进行讲解	1. 生活起居 (1) 养成良好的作息规律,避免过度劳累,避免坐卧湿地,勿衣着湿冷 (2) 若涉水冒雨或身劳汗出即应换衣擦身,或服用生姜红糖水以发散风寒或寒湿 (3) 病室安静注意通风换气,避免对流风 2. 饮食宜忌 勿过食肥甘厚味,寒凉生冷之品如螃蟹、苦瓜、西瓜、冷饮、油炸食物、甜品、糕点、蒜、辣椒等 3. 情志护理 (1) 由于病程长,易反复或因病情未见好转而苦恼,情绪紧张,心理压力大,对疾病的康复失去信心,经常关心患者,多与患者交谈,做好健康教育,使患者了解病情和治疗方案及防病知识 (2) 对行动不便者给予生活上的照顾,对患者提出的合理要求尽可能满足,使患者保持心情舒畅,增强战胜疾病的信心,积极配合治疗 4. 中药指导 (1) 下焦湿热型中药宜温凉服用 (2) 肾气亏虚型中药宜温服 (3) 观察用药后反应并做好记录 5. 保健指导 (1) 功能锻炼:疼痛减轻后根据患者的情况选择合适的锻炼方式,改变肢体功能;早期锻炼不宜过多,从小到大,循序渐进,持之以恒,注意个体差异的原则,如练习俯卧撑、练习卧位骨盆转动,练习抬臀,燕飞、平衡等以锻炼腹肌及腰背肌肌力 (2) 急性腰痛,应及时治疗,适当休息,卧硬板床;慢性腰痛,应使腰部不受损伤,保暖或加用护腰带,指导正确使用腰围,避免重体力劳动 (3) 腰痛伴有水肿者,应限制盐和水分 (4) 进食之后不能立刻平卧,需做散步 (5) 保持大便通畅,每天定时解便,便秘患者适当予以缓泻剂
疾病治疗期	病情观察	疼痛性质、大小便情况、肢体活动等	1. 观察腰痛的部位、有无大小便失禁,有无下肢痛、肢体麻木、肢体活动度 2. 观察疼痛有无缓解及治疗后的反应 3. 症状加重时或疼痛缓解不明显应及时通知医生,配合处理

阶段	评估项目	评估内容	护理措施
疾病治疗期	评估反馈（4~10天）	评估患者对健康处方的依从性和执行力	通过访谈、提问等方法评估患者对健康处方中介绍的自身疾病知识、相关护理措施、保健措施等内容的了解程度及其依从性和执行力；对于掌握情况低于60%者要分析原因，患者自身依从性差者，要加强指导，督促其提高执行力；患者沟通能力缺陷者要丰富指导方法，如增加图文并茂、卡片式教育等措施，并加强对主要陪侍人和家属的指导，以更好地帮助患者了解病情
疾病恢复期	调整健康处方	从生活起居、情志、饮食宜忌、中药护理、运动及其他注意事项等方面全方位向患者进行讲解	在中医辨证思想的指导下，要根据患者证型的变化及时更换护理健康处方（方法同本方案上部分内容），并向患者及家属做好解释工作，使之理解调整健康处方的好处。通过访谈、提问等方法评估患者对健康处方中介绍的自身疾病知识、相关护理措施、保健措施等内容的了解程度及其依从性和执行力，对于掌握情况低于60%者要分析原因，患者自身依从性差者，要加强指导，督促其提高执行力；患者沟通能力缺陷者要丰富指导方法，如增加图文并茂、卡片式教育等措施，并加强对主要陪侍人和家属的指导，以更好地帮助患者了解病情
出院	出院前指导		1. 建立护患之间联系卡，为出院患者制定健康处方（方法同前），请患者携带，出院后继续执行 2. 建立温馨联系卡，为患者提供科室联系电话、医生出诊表等，方便患者在院外出现情况时及时向专业人员咨询求助 3. 告知患者及家属保持健康处方中相关指导内容的重要性 4. 协助家属及患者制定康复锻炼方案
	出院后随访		1. 定期电话随访 2. 了解患者的用药情况、有无原有症状加重或新的症状出现 3. 询问患者原有不良习惯是否改正、对健康处方的依从性
评价		在每一环节的使用过程中，及时评价，如遇不适及时调整，研讨制定更优的方案	

九、郁　证

阶段	评估项目	评估内容	护理措施
入院接诊	一般情况	身高、体重、年龄、文化程度、职业、生命体征等	1. 测量生命体征，引领入病室 2. 根据病人情况采取适宜的健康教育方法、制定健康教育内容 3. 标记过敏史

续表

阶段	评估项目	评估内容	护理措施
入院接诊	主要病情	诊断、现病史、既往史等	
	自理能力	评估自理能力	填写自理能力评估表并标识
中医科特色评估	专科评估表	通过望、闻、问、切收集患者神、色、形、态、头面、五官、躯体、皮肤、舌象等资料,辨明其中医证型	1. 肝气郁结:精神抑郁,情绪不宁,胸部满闷,胁肋胀满,痛无定处,脘闷嗳气,不思饮食,大便不调,苔薄腻,脉弦 2. 气郁化火:性情急躁易怒,胸肋胀满,口苦而干,或头痛、目赤、耳鸣,或嘈杂吞酸,大便秘结,舌红苔黄,脉弦数 3. 血行郁滞:精神抑郁,性情急躁,头痛,失眠,健忘,或胸肋疼痛,或身体某部有发冷或发热感,舌质紫暗,或有瘀点、瘀斑,脉弦或涩 4. 痰气郁结:精神抑郁,胸部闷塞,胁肋胀痛,咽中如有物梗阻,吞之不下,咯之不出,苔白腻,脉弦滑 5. 心阴亏虚:心悸、健忘、失眠、多梦、五心烦热、盗汗、口咽干燥,舌红少津,脉细速 6. 心脾两虚:多思善疑,头晕神疲,心悸胆怯,失眠、健忘、纳差,面色无华,舌质淡、苔薄白,脉细 7. 肝阴亏虚:眩晕,耳鸣,目干畏光,视物昏花,或头痛且胀,面红目赤,急躁易怒,或肢体麻木,舌干红,脉弦细或数 8. 心神惑乱:精神恍惚,心神不宁,多疑易惊,悲忧善哭,喜怒无常,或时时欠伸,或手舞足蹈,舌质淡、脉弦
	健康处方(2、3天)	在中医整体观念的理论指导下,根据患者中医证型,从其生活起居、情志、饮食宜忌、中药护理等方面全方位向患者进行讲解	1. 生活起居 (1) 保持室内安静,禁止喧哗,病室光线宜暗,避免强烈光线刺激 (2) 经常劝导多活动、少忧愁,以分散不良情绪 (3) 患者避免惊吓和过于兴奋及激动 (4) 注意劳逸结合,早卧早起,保证有充足的睡眠 2. 情志护理 (1) 肝气郁结:尊重并同情患者,在情感上给予支持、理解,得到患者充分信任,鼓励主动抒发心中的不满与郁结 (2) 气郁化火:对患者耐心,对其有时表现的蛮横、不讲理要理解,避免正面冲突,给予患者抒发自己心中的不满与郁结

续表

阶段	评估项目	评估内容	护理措施
中医科特色评估	健康处方（2、3天）		(3) 血行郁滞：由于病程长，患者自信心低，易出现自杀倾向，以怡情易性为护理原则，注意加强患者的自信心，减轻患者负性情绪的刺激，多鼓励患者，帮助其回顾自己的优点 (4) 痰气郁结：注意加强对患者行为和思维的监控，对患者的作息时间必须做硬性的规定，以开朗的情绪去影响患者，唤起其兴趣和自信心，用安慰性的语言和进行针对性的劝解，鼓励患者积极参加活动，转移注意力如散步、打太极等 (5) 心阴亏虚：避免刺激患者，给予患者关心与支持，对患者多疑易惊、喜怒无常等表现多忍耐，开导并疏解 (6) 心脾两虚：以稳定患者情绪为主，此类患者易多愁善感，情绪低落时甚至有自杀倾向，为防止意外事件发生，护理人员应首先与患者建立良好的人际关系，取得其信任，对患者的反常举动进行追踪观察，同时加强行为和思维的监控，恰当使用暗示法 (7) 肝阴亏虚：对于出现恐惧和对疾病认识不足的患者，采用释疑解惑法，向患者解释该疾病的有关知识，鼓励患者积极配合并避免产生焦虑的情绪 (8) 心神惑乱：鼓励与安慰患者，使其尽量说出自己的心事，对患者所表现出来的一些举动表示理解 3. 预防与调养 (1) 多参加体育活动和文娱活动，爱好广泛，以移情易性；生活规律，劳逸适当，防止情志内伤，避免忧愁思虑 (2) 正确对待各种事物，心胸开阔，乐观豁达，是预防本病的重要方面 (3) 加强饮食调护，宜食清淡而富有营养食品，进餐时心情愉快，避免气食交阻，诱发或加重病情 内服中药 (1) 肝气郁结（治法：疏肝解郁，理气畅中） 方药：柴胡、枳壳、白芍、甘草、川芎、香附、陈皮 (服药期间忌喝茶水，忌食辛辣刺激的食物，早晚空腹〈餐前半小时至一小时〉或遵医嘱，温服) (2) 气郁化火（治法：疏肝解郁，清肝泻火） 方药：柴胡、白芍、白术、茯苓、当归、薄荷、甘草、生姜、丹皮、栀子

续表

阶段	评估项目	评估内容	护理措施
中医科特色评估	健康处方(2、3天)		(服药期间忌喝茶水,忌食辛辣刺激的食物,早晚空腹〈餐前半小时至一小时〉或遵医嘱,温服) (3)血行郁滞(治法:活血化瘀,理气解郁) 方药:桃仁、红花、当归、生地、川芎、赤芍、牛膝、桔梗、柴胡、枳壳、甘草 (服药期间忌喝茶水,忌食辛辣刺激的食物,早晚空腹〈餐前半小时至一小时〉或遵医嘱,温服) (4)痰气郁结(治法:行气开郁,化痰散结) 方药:半夏、厚朴、茯苓、紫苏、生姜 (服药期间忌喝茶水,忌食辛辣刺激的食物,早晚空腹〈餐前半小时至一小时〉或遵医嘱,温服) (5)心阴亏虚(治法:滋阴养血,补心安神) 方药:生地、五味子、当归、天冬、麦冬、柏子仁、酸枣仁、人参、玄参、丹参、茯苓、远志、桔梗 (服药期间忌喝茶水,忌食辛辣刺激的食物,早晚空腹〈餐前半小时至一小时〉或遵医嘱,温服) (6)心脾两虚(治法:健脾养心,益气养血) 方药;白术、茯苓、党参、甘草、黄芪、龙眼肉、酸枣仁、木香、当归、志远 (服药期间忌喝茶水,忌食辛辣刺激的食物,早晚空腹〈餐前半小时至一小时〉或遵医嘱,温服) (7)肝阴亏虚(治法:滋养阴精,补益肝肾) 方药:熟地、山茱萸、山药、泽泻、丹皮、茯苓、枸杞、菊花 (服药期间忌喝茶水,忌食辛辣刺激的食物,早晚空腹〈餐前半小时至一小时〉或遵医嘱,温服) (8)心神惑乱(甘润缓急、养心安神) 方药:甘草、大麦、大枣 (服药期间忌喝茶水,忌食辛辣刺激的食物,早晚空腹〈餐前半小时至一小时〉或遵医嘱,温服) 其他治法 (1)食疗 玫瑰菊花粥:干玫瑰花 10g,白菊花 10g,糯米 50g 粳米 100g;洗净后同放入锅中,大火烧沸后,改小火煮至粥成;有理气解郁、疏肝健脾作用;可用于思虑过度、胸闷烦躁、食欲下降、容易疲劳之属于肝郁脾虚者 百合枣仁粥:百合 50g,酸枣仁 25g,粳米 100g。煎汤取汁,加入适量粳米熬粥;有滋阴养血安神的作用;可用于头晕神疲、心悸失眠、健忘、面色无华之属于阴血不足者

阶段	评估项目	评估内容	护理措施
中医科特色评估	健康处方(2、3天)		快气饼子:炒莱菔子60g,紫苏子30g,橘红30g,白豆,白豆蔻30g,白茯苓30g,共研细末,炼蜜和姜汁为饼,每次10~20g,嚼服;有理气作用;可用于气积或饮食郁滞而见胸膈腹胁满闷不适者; 　(2) 针灸治疗:以调神理气、疏肝解郁为治疗原则。主穴可选用水沟、内关、神门、太冲;肝气郁结者,加曲泉、膻中、期门;气郁化火者,加行间、外关;痰气郁结者,加丰隆、阴陵泉、天突;心神惑乱者,加通里、心俞、三阴交、太溪;心脾两虚者,加心俞、脾俞、足三里、三阴交;肝肾亏虚者,加太溪、三阴交、肝俞、肾俞 　(3) 其他:适当配合医疗气功、太极拳等辅助治疗,往往可收到较好的效果
疾病治疗期	自我调护		1. 郁病是可以完全治愈的,帮助患者树立战胜疾病的信心,尽量消除疑虑,稳定情绪,积极配合治疗 　2. 鼓励加强自我锻炼,用理智的态度处理所面临的一切,用积极主动的姿态去克服性格方面的缺陷 　3. 多参加集体娱乐活动,减少孤独、苦闷的情志
	评估反馈(4~10天)	评估患者对健康处方的依从性和执行力	通过访谈、提问等方法评估患者对健康处方中介绍的自身疾病知识、相关护理措施、保健措施等内容的了解程度及其依从性和执行力,对于掌握情况低于60%者要分析原因,患者自身依从性差者,要加强指导,督促其提高执行力;患者沟通能力缺陷者要丰富指导方法,如增加图文并茂、卡片式教育等措施,并加强对主要陪侍人和家属的指导,以更好地帮助患者了解病情
疾病恢复期	调整健康处方	从生活起居、情志、饮食宜忌、中药护理等方面全方位向患者进行讲解	在中医辨证思想的指导下,要根据患者证型的变化及时更换护理健康处方(方法同本方案上部分内容),并向患者及家属做好解释工作,使之理解调整健康处方的好处
出院	出院前指导		1. 制定出院健康处方(方法同前),请患者携带,出院后继续执行 　2. 建立温馨联系卡,为患者提供科室联系电话、医生出诊表,方便患者在院外出现情况时及时向专业人员咨询求助 　3. 告知患者及家属知晓并遵照执行健康处方中相关指导内容的重要性 　4. 症状严重者卧床休息及有人陪伴或住院治疗 　5. 合理安排作息时间,避免劳累,适当限量进行锻炼,其中太极拳、八段锦及其他医疗气功等

257

续表

阶段	评估项目	评估内容	护理措施
出院	出院前指导	6. 环境宜安静舒适,空气新鲜,避免强光、噪音 7. 避免惊吓和过于兴奋及激动	
	出院后随访	1. 定期电话随访 2. 了解患者的用药情况、有无原有症状加重或新的症状出现 3. 询问患者原有不良习惯是否改正、对健康处方的依从性	
评价		在每一环节的使用过程中,及时评价,如遇不适及时调整,研讨制定更优的方案	

十、中　风

阶段	评估项目	评估内容	护理措施
入院接诊	一般情况	身高、体重、年龄、文化程度、职业、心理状态、家庭支持力度、经济状况、饮食习惯、病史、过敏史等	1. 测量生命体征,引领入病室 2. 根据病人情况采取适宜的健康教育方法、制定健康教育内容 3. 标记过敏史
	主要病情	诊断、现病史、既往史等	
	自理能力	详见自理能力评估表	1. 填写自理能力评估表 2. 自理能力不足的患者,协助完成床上洗漱、进食、大小便、翻身、床上活动等 3. 防跌倒、坠床措施的落实
特色评估	专科评估表	通过望、闻、问、切收集患者神、色、形、态、头面、五官、躯体、皮肤、舌象等资料,辨明其中医证型	1. 中经络 (1) 肝阳暴亢证:半身不遂,舌强语塞,口舌歪斜,眩晕头痛,面红目赤,心烦易怒,口苦咽干,便秘尿黄;舌红或绛,苔黄或燥,脉弦有力 (2) 风痰阻络证:半身不遂,口舌歪斜,舌强语塞,肢体麻木或手足拘急,头晕目眩;舌苔白腻或黄腻,脉弦滑 (3) 痰热腑实证:半身不遂,舌强不语,口舌歪斜,口黏痰多,腹胀便秘,午后面红烦热;舌红,苔黄腻或灰黑,脉弦滑大 (4) 气虚血瘀证:半身不遂,肢体软弱,偏身麻木,舌歪语塞,舌足肿胀,而色淡白,气短乏力,心悸自汗。舌质暗淡,苔黄白或白腻,脉细缓或细涩

阶段	评估项目	评估内容	护理措施
特色评估	专科评估表		(5) 阴虚风动证:半身不遂,肢体麻木,舌强语塞,心烦失眠,眩晕耳鸣,手足拘挛或蠕动;舌红或暗淡,苔少或光剥,脉细弦或数 2. 中脏腑 (1) 风火蔽窍证:突然昏倒,不省人事,两目斜视或直视。面红目赤,肢体强直,口燥,项强,两手握紧拘急,甚则抽搐,角弓反张。舌红或绛,苔黄而燥或焦黑,脉弦数 (2) 痰火闭窍证:突然昏倒,昏聩不语,燥扰不宁,肢体强直。痰多息促,两目直视,鼻鼾身热,大便秘结,舌红,苔黄厚腻,脉滑数有力 (3) 痰湿蒙窍证:突然神昏嗜睡,半身不遂,肢体瘫痪不收。面色晦垢,痰涎壅盛,四肢逆冷。舌质暗淡,苔白腻,脉沉滑或缓 (4) 元气衰败证:神昏,面色苍白,瞳神散大,手撒肢厥,二便失禁,气息短促,多汗肤凉。舌淡紫或萎缩,苔白腻,脉散或微
	健康处方(2、3天)	在中医整体观念的理论指导下,根据患者中医证型,从其生活起居、情志、饮食宜忌、中药护理、运动及其他注意事项等方面全方位向患者进行讲解	1. 生活起居 (1) 卧床休息,取适宜体位,病室适当避光,减少刺激 (2) 注意患肢保暖防寒,保持肢体功能位置,避免搬动 (3) 若呕吐、流涎较多者,将头偏向一侧,以防发生窒息;烦躁不安者加床栏保护 (4) 加强口腔、眼睛、皮肤及会阴护理,用盐水或中药液清洗口腔;眼睑不能闭合者,覆盖生理盐水湿纱布 (5) 保持床单位清洁,定时为患者翻身拍背 (6) 尿失禁者给予留置导尿,定时进行膀胱冲洗 (7) 加强肢体功能训练:保护好患者,注意保暖,防止受压,加强肢体被动锻炼,如握拳、屈伸、按摩等,幅度由小到大,循序渐进,每日 3、4 次,每次 15~20min,防止久卧后畸形发生 2. 饮食宜忌 (1) 对于肝阳暴亢证的患者饮食以清淡甘寒为主,如绿豆、芹菜、菠菜、冬瓜等,忌羊肉、韭菜、大蒜等辛香走窜之品 (2) 对于风痰阻络的患者,见肢体瘫痪以软硬不显,或硬瘫为主,语言障碍,肢体麻木,口角歪斜。 痰浊主症:

续表

阶段	评估项目	评估内容	护理措施
特色评估	健康处方(2、3天)		苔白腻,苔黄腻。痰浊次症:头昏,口中涎多,纳差,脉滑 　饮食上宜食黑大豆、藕、香菇等,忌食羊肉、牛肉、狗肉等 　药膳:陈皮山楂粥(对中风患者痰多苔腻患者适用);生薏米 20g,山楂 10g,陈皮 5g(后下),加入小米 50g 煮为稀粥服食 　(3) 对于痰热腑实证的患者,见肢体偏瘫,瘫肢疼痛,瘫肢浮肿,语言障碍,肢体麻木。气虚主症:舌质淡,心悸,自汗,纳差,大便溏,肢体倦怠;血瘀主症:舌质紫暗,有瘀斑点 　饮食以清热、化痰、润燥为主,如萝卜、绿豆、丝瓜等,忌食羊肉、辣椒等 　药膳:黄芪当归粥(对中风体倦无力,大便不干燥患者适用);黄芪 10g,当归 10g,水煎取汁,加入枸杞 10g,长山药 50g,大枣 3 枚,加入大米 50g 煮为稀粥服食 　(4) 对于气虚血瘀证的患者,见肢体偏瘫,瘫肢疼痛,瘫肢浮肿,语言障碍,肢体麻木;气虚主症:舌质淡,心悸,自汗,纳差,大便溏,肢体倦怠;血瘀主症:舌质紫暗,有瘀斑点 　饮食宜益气健脾,如白菜、山药薏仁粥、莲子粥等 　药膳:黄芪当归粥(对中风体倦无力,大便不干燥患者适用);黄芪 10g,当归 10g,水煎取汁,加入枸杞 10g,长山药 50g,大枣 3 枚,加入大米 50g 煮为稀粥服食 　(5) 对于阴虚风动型的患者,见肢体偏瘫,或硬,语言障碍,肢体麻木,口角歪斜 　饮食应注意养阴清热为主,如百合莲子薏仁粥、银耳汤等 　药膳:珍珠牡蛎粥(对中风患者面红,燥热,烦躁不宁患者适用);珍珠 30g,牡蛎 30g,百合 20g,水煎取汁,加入麦冬 5g,天冬 5g,枸杞 5g,加入粳米 50g 煮为稀粥服食 　3. 情志护理 　(1) 保持心情舒畅,避免急躁恼怒、情志过激而使疾病再度复发 　(2) 积极主动与患者沟通,鼓励家属多安慰患者。对于肝阳暴亢证的患者要采取疏泄解郁法,协助患者发泄不良情绪

阶段	评估项目	评估内容	护理措施
特色评估	健康处方(2、3天)		(3) 培养患者其他兴趣爱好,采用移情疗法,将患者的注意力从疾病转移到其他方面 (4) 采用正面说导法,增强病人战胜疾病的信心 (5) 对于出现恐惧和对疾病认识不足的患者,采用释疑解惑法,向患者解释该疾病的有关知识,鼓励患者积极配合并避免产生焦虑的情绪 4. 养生指导 (1) 大病初愈,即使无后遗症,身体也很虚弱,不宜过劳,应慎起居,避风寒,节制房事,养成良好的生活习惯和饮食习惯,注意保持大便通畅,逐渐增加活动量 (2) 保持稳定的情绪,最好到清净的环境,安静休养,不受外界因素的干扰,保持心气平和,有利于人体正气的康复 (3) 对留有后遗症行走不便的患者,要有家属陪同。嘱患者勿猛蹲猛起,防止摔伤,再度发病或引起骨折;并应经常用温水浸泡患肢,以促进气血运行 (4) 本证在发作前常有先兆,尤其是中年人或恢复期患者,如出现头痛、头晕、肢体麻木、震颤,以及一时性语言不利等症状时,应注意血压的变化,及早到医院诊治 (5) 坚持体育锻炼,增强机体对外邪的抵御能力。根据自身情况选择相宜的方法锻炼,将会有利于预防本病的发生 5. 中药指导 对于中脏腑患者,清醒者可用吸管进药,中药宜少量多次频服,或浓煎后滴入,防止呛咳,必要时用鼻饲法给药,服药后尽量少搬动患者,并密切注意有无异常反应 (1) 内服中药 至宝丹:具有化浊开窍,清热解毒的功效;中风昏厥属肝阳上亢者禁用 苏合香丸:芳香开窍,行气止痛;每服半丸至1丸,去蜡壳,温开水送下 华佗再造丸:孕妇忌用 大活络丹:温黄酒或温开水送服,一次1~2丸,一日2次;孕妇忌用

续表

阶段	评估项目	评估内容	护理措施
特色评估	健康处方(2、3天)		(2) 静脉给药 ① 红花:静脉滴注,一次 15ml,一日一次,15~20 次为一疗程。静脉滴速不宜过快,儿童及年老体弱以 20~40 滴/分为宜,成年人以 40~60 滴/分为宜,防止不良反应的发生。静滴初始 30 分钟内应加强监护。月经期停用、孕妇禁用、出凝血时间不正常者禁用、有眼底出血的糖尿病患者禁用 ② 丹红:静脉滴注,一次 20~40ml,一日 1~2 次。有出血倾向者禁用,孕妇及哺乳期妇女忌用 ③ 疏血通:缓慢滴注,每日 6ml,15~21 日为一疗程 ④ 灯盏细辛:加强用药监护,密切观察用药反应,特别是开始用药 30 分钟内。禁止与喹诺酮类、西汀类、替汀类、脑蛋白水解物、维生素 C 药物混合使用,可能会产生混浊、沉淀或使药液产生异常颜色而发生意外 ⑤ 银杏达莫:有出血倾向者禁用 (3) 外用药 ① 当归红花液预防压疮:皮肤受压处用 1% 当归红花液按摩,每日 2 或 3 次,保持床单清洁干燥平整,无渣屑及皱褶;同时配合勤翻身,勤擦洗;注意观察患者皮肤,防止压疮的出现 ② 祛腐生肌膏治疗压疮:具有活血、祛腐、解毒、镇痛、润肤、生肌作用;主要用于疮疡溃后脓水将尽、烫伤、肉芽生长缓慢的患者
疾病治疗期	病情观察	大小便、肢体、痰液等	1. 二便失禁 (1) 对于排尿不畅及尿潴留的患者给予留置导尿,定时开放,进行膀胱冲洗,配合针刺疗法,增强膀胱收缩力;还可按摩腹部,虚者加艾灸 (2) 对于腹胀便秘患者,给予按摩腹部,病情稳定后,嘱病人增加活动量,遵医嘱给予通便中药内服 (3) 保持肛周皮肤清洁、干燥,协助患者清洗,做好尿道口护理,防止发生泌尿系感染 2. 半身不遂 (1) 注意患侧肢体正确摆放,观察患者肌张力的变化 (2) 配合针刺疗法,穴位按摩以四肢穴位为主,防止肌肉萎缩,每日 1 或 2 次 3. 痰多息促 (1) 给予痰热清静脉滴注或给予中药灌肠,同时应用漱口液清洁口腔,防止口腔感染

阶段	评估项目	评估内容	护理措施
疾病治疗期	病情观察		(2) 循经拍背法:背部是阳经和督脉循行的部位,是人体阳气循行的部位,循经拍打背部有利于振奋激活阳气。对于中风伴痰多的患者,振奋阳气,排出痰液,宣发肺气,排出肺内浊气,保持有效通气功能 根据排痰时间先后,排痰前方法为循经扣法:患者取侧卧位、坐位或俯卧位,嘱其全身放松,护士站在患者背侧,五指并拢呈掌状,沿脊柱的两侧,由下往上轻叩,每日至少 2 或 3 次,每次 20 分钟,利用腕部力量有节奏进行。根据痰液的多少,增加力度、时间、次数 排痰后的方法为循经点压搓法:为每次循经扣法后,沿脊柱两侧从髂前上棘连线中点至大椎穴之间所及督脉和阳经俞穴(肾俞:位于腰部第 2 腰椎棘突下旁开 1.5寸;脾俞:背部第 11 胸椎棘突下,脊中旁开 1.5 寸处;肺俞:背部第 3 胸椎棘突下旁开 1.5 寸处),逐个点压后,再用手掌由下往上搓,往返 2 或 3 次以上。以上方法有利于痰液的排出,同时有利于人体正气的恢复,以增强人体自身的抗病和康复能力 (3) 指压腹部排痰法:中医认为痰液的产生是由于人体水液代谢障碍形成的病理产物,痰液产生于脾(胃),储存于肺脏,中风痰多患者痰液外在表现为气管、肺之间。腹部是任脉和阴经循行的部位。脾胃功能障碍是痰液产生的根本,肺内的痰液同样影响脾胃的功能,中风痰多患者多合并脾胃功能障碍。任脉为阴脉汇聚之处,肺经、脾经等同属阴经。指压腹部通过反射促使痰液排出,疏通任脉和阴经的气血,以促进五脏功能的恢复 采用手法为由上往下点压腹部任脉及邻近阴脉所属俞穴,包括巨阙、上脘、中脘、下脘、鸠尾、神阙等,后沿腹正中线,用手掌重叠由下往上搓,往返 2 或 3 次以上,作为循经拍背排痰法的补充 4. 眩晕头痛 (1) 对于头痛剧烈的患者,口服中药汤剂并遵医嘱给予止痛剂减轻患者痛苦,并配合针灸、按摩如百会、风府、大椎等穴位 (2) 穴位按摩:按揉百会穴等穴位

续表

阶段	评估项目	评估内容	护理措施
疾病治疗期	病情观察		5. 心烦失眠 (1) 采用口服安定类药物治疗,配合穴位按摩,可按摩涌泉、神门,每次 80~100 次,用力适宜,促进患者睡眠 (2) 嘱患者保持心情稳定,避免焦虑烦躁的情绪 (3) 配合针刺疗法,辨证取穴,每日 1 次,疗程一般为四周
	评估反馈 (4~10 天)	评估患者对健康处方的依从性和执行力	通过访谈、提问等方法评估患者对健康处方中介绍的自身疾病知识、相关护理措施、保健措施等内容的了解程度及其依从性和执行力,对于掌握情况低于 60% 要分析原因,患者自身依从性差者,要加强指导,督促其提高执行力;患者沟通能力缺陷者要丰富指导方法,如增加图文并茂、卡片式教育等措施,并加强对主要陪侍人和家属的指导,以更好地帮助患者了解病情
疾病恢复期	调整健康处方	从生活起居、情志、饮食宜忌、中药护理、运动及其他注意事项等方面全方位向患者进行讲解	在中医辨证思想的指导下,要根据患者证型的变化及时更换护理健康处方(方法同本方案上部分内容),并向患者及家属做好解释工作,使之理解调整健康处方的好处
出院	出院前指导		1. 制定出院健康处方(方法同前),请患者携带,出院后继续执行 2. 建立温馨联系卡,为患者提供科室联系电话、医生出诊表,方便患者在院外出现情况时及时向专业人员咨询求助 3. 告知患者及家属健康处方中相关指导内容的重要性 4. 协助家属及患者制定康复锻炼方案 5. 培训家属,帮助患者做正确训练,指导病人穿衣和脱衣的正确方法 6. 对于语言障碍的患者,指导病人使用肢体语言和手势语言等多种沟通方式,可利用图片、字画,以及儿童读物等,从简单开始,按照字—词—语段的顺序,从简单开始,循序渐进 7. 对于吞咽困难的病人,进食时取侧卧位或平卧头侧位,并抬高床头;以半流质饮食或流质饮食为宜,指导病人缓慢进食,喂食时不要催促病人,从健侧喂入;餐毕用温开水漱口,清除口内残留食物 8. 生活环境指导:家庭改造如坐式便器,台阶改坡,门道加宽,浴室加扶等,以满足患者的日常生活需要;争取获得有效的社会支持系统,包括家庭、朋友、同事、单位等社会支持,早日回归社会 9. 告知患者及家属定期复查

续表

阶段	评估项目	评估内容	护理措施
出院	出院后随访		1. 定期电话随访 2. 了解患者的用药情况、有无原有症状加重或新的症状出现 3. 询问患者原有不良习惯是否改正、对健康处方的依从性
评价			在每一环节的使用过程中,及时评价,如遇不适及时调整,研讨制定更优的方案

其他科室疾病"一病一优"优质护理服务规范

手　术　室

一、技术名称:颅内肿瘤切除手术

阶段	护理评估		护理措施	健康教育
	项目	内容		
术前一日	术前访视	了解病人病情,意识情况,诊断,手术部位,全身情况,是否有手术史等	1. 护士自我介绍 2. 在不引起病人紧张、疲劳的基础上,10~15min 做好术前访视 3. 简介手术室环境 4. 询问患者是否有疑问 5. 做好心理疏导工作 6. 了解病人自理能力及全身活动能力,以便提前做好相关护理准备	1. 指导患者晚餐进食易消化有营养的食物 2. 告知禁止饮水的时间 3. 睡眠不好的患者嘱其告知医生必要时给予促进睡眠的药物 4. 术晨备皮后保持术野皮肤清洁,刷牙保持口腔清洁 5. 不化妆、不涂口红、不带金属配饰及活动义齿
手术日	术前护理	营造舒适、安全的手术环境	1. 与手术医生、麻醉师共同核对病人、手术部位、手术名称,三方确认并签字 2. 手术间温度保持在24~26℃,湿度 45%~55% 3. 舒缓的背景音乐 4. 手术床、推车性能良好,保证病人安全;床单洁净,感觉舒适,注意保暖及维护病人个人隐私	1. 巡回护士主动核对病人,确认无误后与病人沟通,减轻焦虑情绪 2. 进行各项操作前告知并征得病人的同意并耐心解答病人的问题 3. 清醒病人根据其心理状态随时问候,教会病人手术前自我调节及放松方式 4. 约束、固定病人的同时,

续表

阶段	护理评估		护理措施	健康教育
	项目	内容		
手术日	术前护理		5. 意识不清或行动不便者,专人看护、妥善固定、防止坠床	告知其必要性,取得合作
手术日	术中护理	做好术中生理、心理的护理	1. 麻醉前陪伴在病人身边,摆好体位,嘱病人不要乱动,有利于麻醉成功 2. 术中体位摆放符合人体生理曲度,保持功能位,关节处垫软枕或棉垫 3. 尽量减少隐私部位的暴露,避免病人因怕羞而不安 4. 做侵入性操作时(如导尿),尽量选择麻醉后进行,以减少病人不适 5. 各种管道妥善固定,保证术中液路通畅,管道不打折,不受压 6. 全麻病人用贴膜保护眼睛	1. 多数病人初次入手术室,清醒时会有焦虑、急躁心理,麻醉前后给予鼓励、安慰性的语言,减轻苦闷,使其积极配合手术 2. 摆放体位不可过度外展,以免骨折或神经受损 3. 麻醉后进行的操作可能在病人苏醒时有不适感的,要在麻醉前告知病人,以防术后躁动
手术日	术中护理	密切配合手术,观察病情变化	1. 器械护士集中精神,根据手术进展,主动传递器械 2. 巡回护士严密观察病人生命体征,准确及时执行医嘱 3. 做好术中清点、核查、记录 4. 术中妥善保存手术标本,术后督促医生将标本送病理检查;如需术中定性,标本送检过程中,做好记录	病理结果汇报为恶性时,注意尊重家属的要求;或根据情况妥善告知,以免焦虑、恐慌
手术后	术后护理	安全平稳转运病人	1. 全麻未完全清醒病人,护士需严密监护,不可离开病人床旁 2. 确认手术推车完好平稳,搬运病人时,将推车妥善固定于床旁,防止病人坠床 3. 妥善放置各种管道,防止脱出	1. 转运过程告知病人不可随意翻身,以免坠床;意识不清者给予适当约束 2. 告知病人及家属不可压迫或折弯各种管道,以免影响给药或导致引流不畅 3. 术后体弱,注意保暖

续表

阶段	护理评估		护理措施	健康教育
	项目	内容		
手术后	术后护理		4. 注意保暖,搬运及运送途中防止受凉 5. 转运过程中,严密观察病人面色和神志	4. 面色及神志变化为术后恢复提供了第一手资料,注意观察采集
	术后回访	术后随访	1. 术后第3天,手术室护士到病房做访视 2. 根据回访单要求,认真填写;发现不足,及时改进	1. 通过交谈,了解病人术后心理状况,树立康复信心,解答病人及家属疑虑,嘱病人安心恢复 2. 通过回访了解病人及家属的满意度,以便进一步持续改进

二、技术名称:子宫全切手术

阶段	护理评估		护理措施	健康教育
	项目	内容		
术前一日	术前访视	了解病人病情,诊断,年龄,文化程度,家庭状况,是否有手术史	1. 护士自我介绍 2. 在不引起病人紧张、疲劳的基础上,10~15min做好术前访视 3. 简介手术室环境 4. 询问患者是否有疑问 5. 做好心理疏导工作 6. 了解病人自理能力及全身活动能力,以便提前做好相关护理准备	1. 指导患者晚餐进食易消化有营养的食物 2. 禁止饮水的时间 3. 睡眠不好的患者嘱其告知医生必要时给予促进睡眠的药物 4. 术前晚清洁全身皮肤,术晨刷牙保持口腔清洁 5. 不化妆、不涂口红、不带金属配饰及活动义齿
手术日	术中护理	营造手术舒适、安全的环境	1. 与手术医生、麻醉师共同核对病人、手术部位、手术名称,三方确认并签字 2. 手术间温度保持在24~26℃,湿度45%~55% 3. 舒缓的背景音乐 4. 手术床、推车性能良好,保证病人安全;床单洁净,感觉舒适,注意保暖及维护病人个人隐私	1. 巡回护士主动核对病人,确认无误后与病人沟通,减轻焦虑情绪 2. 进行各项操作前告知并征得病人的同意并耐心解答病人的问题 3. 教会病人手术前自我调节及放松方式

续表

阶段	护理评估		护理措施	健康教育
	项目	内容		
手术日	术中护理	做好术中生理、心理的护理	1. 麻醉前协助麻醉师将病人摆好体位,嘱病人不要乱动,有利于麻醉穿刺成功 2. 术中体位摆放符合人体生理曲度,保持功能位,关节处衬垫软枕或棉垫 3. 术中清醒病人给予安慰或轻抚病人头部 4. 尽量减少隐私部位的暴露,避免病人因怕羞而不安	1. 麻醉前后给予鼓励、安慰性的语言 2. 术中关于病情的判断与交谈,声音不可过大,注意避免让病人知道,以免焦虑和恐慌
		密切配合手术,观察病情变化	1. 器械护士集中精神,根据手术进展,主动传递器械 2. 巡回护士严密观察病人生命体征,准确及时执行医嘱 3. 做好术中清点、核查 4. 术中妥善保存手术标本,术后督促医生将标本送病理,如需术中定性,标本送检过程中,做好记录	1. 多数病人初次入手术室,清醒过程中会有焦虑、急躁心理,适当给予安慰,减轻苦闷,使其积极配合手 2. 病理结果为恶性时,注意尊重患者家属的意见,或根据情况妥善告知,以免焦虑、恐慌
手术后	术后护理	安全平稳转运病人	1. 确认手术推车完好平稳,搬运病人时,将推车妥善固定于床旁,防止病人坠床 2. 妥善放置各种管道,防止脱出 3. 注意保暖,搬运及运送途中防止着凉 4. 转运过程中,严密观察病人面色和神志	1. 转运过程告知病人不可随意翻身,以免坠床 2. 告知病人及家属不可压迫或折弯各种管道,以免影响给药或导致引流不畅 3. 术后体弱,注意保暖 4. 面色及神志变化为术后恢复提供了第一手资料,注意观察采集
	术后回访	术后随访	1. 术后第2、3天,手术室护士到病房做访视 2. 询问是否下床活动,伤口愈合及疼痛情况	1. 通过交谈,了解病人术后心理状况,树立康复信心 2. 讲解下床活动的意义;如疼痛不缓解及时联系麻醉师、医生,将疼痛降到最低程度

肿 瘤 科

一、乳 腺 癌

护理评估		护理措施	健康教育
项目	内容		
一般情况	身高、体重、年龄、文化程度、职业、心理状态、家庭支持力度、经济状况、饮食习惯、病史、过敏史等	1. 根据病人情况采取适宜的健康教育方法,制定健康教育内容 2. 标记过敏史	1. 入院宣教的相关内容 2. 疾病简单介绍,以消除患者的紧张与焦虑 3. 次日晨采集各种标本的注意事项及检查注意事项
自理能力	详见自能力评估表,注意活动、转移、用厕等内容	1. 填写自理能力评估表 2. 协助自理能力不足的患者完成床上洗漱、进食、大小便 3. 协助患者翻身、床上活动	清洁及活动的意义:防止压疮发生,防止长时间卧床导致的身体不适
病因诱因	1. 遗传因素 2. 精神压力过大 3. 激素水平改变 4. 晚婚晚育少哺育 5. 电离辐射	针对病人性格特征及有关社会心理因素,帮助患者调节负性情绪,教会其训练自我控制能力,避免使用各种丰胸产品	指导患者养成良好的生活习惯,保持良好的心态,不鼓励晚育或哺育,避免多次流产,产后尽量母乳喂养。在医生指导下服药,切忌盲目服药,多吃含维生素,纤维素多的食物
专科体征	1. 酒窝征 2. 静脉扩张 3. 橘皮征 4. 乳头乳晕改变 5. 乳房局部隆起	1. 传统乳腺癌以化疗结合手术治疗为主,术前,做好病人心理护理,减轻思想顾虑及恐惧心理,讲解术后功能锻炼的意义,需植皮的病人准备好供皮区皮肤 2. 术后密切观察病人面色、呼吸、血压、脉搏和体温,及时发现病情变化 3. 病人清醒后如生命体征平稳,可取半卧位,保持呼吸道通畅,且有利于引流;告知患者胸部加压包扎的重要性,病人有呼吸紧迫感时给予吸氧	1. 乳腺癌的预防:避免高脂肪饮食,更年期妇女慎用激素。教会自查方法,嘱每月在经期后一周做乳腺自检 2. 对有家族史、一侧患癌病人、乳腺良性疾患等病人每年做乳腺检查,以早发现、早诊断、早治疗

护理评估		护理措施	健康教育
项目	内容		
专科体征		4. 术后常见的并发症有伤口积液、皮瓣坏死及术侧手臂淋巴水肿等。伤口积液,及时更换敷料;皮瓣坏死,必要时植皮;术侧手臂淋巴水肿,垫高手臂位置,早期进行功能锻炼	
治疗配合	1. 能否及时服药 2. 能否戒烟 3. 能否在知道病情后,及时调整心态,及时用药	1. 防寒保暖,防止感冒 2. 按时服药 3. 禁烟酒,控制自己的情绪不要过于激动 4. 保证病室空气清新	遵医嘱按时服药,劳逸结合,保证足够的睡眠,注意饮食以清淡、易消化、含优质蛋白饮食为主,避免进食高脂肪饮食,忌食辛辣刺激性食物,不吸烟
康复指导	1. 对乳腺癌的认知程度 2. 自己目前肿瘤的TNM 分期 3. 如何配合治疗 4. 如何改变自己的不良嗜好 5. 知道饮食起居应注意的细节 6. 化放疗期间的注意事项	1. 适当运动 2. 戒烟 3. 放化疗期间定时检查血细胞分析、以防因白细胞减少而引发感染 4. 良好的心态	1. 尽量减少到人员密集的公共场所活动 2. 家人的支持和关照
出院指导	1. 定时复查 2. 生活起居规律,饮食调整 3. 适量运动 4. 保持良好的心态,控制情绪;戒烟限酒,有疼痛等转移迹象及时就医	坚持服药,测量血压并做好记录,控制饮食,体重随时测量	1. 环境:安静适宜光线柔和避免噪音 2. 饮食指导:低脂含纤维多的食物为主 3. 日常活动:根据血压情况合理安排作息和活动 4. 心理指导:保持平和的心情,避免情绪激动及过度紧张、焦虑;当精神压力较大时设法缓解,如向亲人倾诉等 5. 用药指导:坚持服药,注意

护理评估		护理措施	健康教育
项目	内容		
出院指导			药物不良反应,学会自我观察及护理 　6. 复查时间和指征:出现头痛、恶心呕吐、视物模糊;服用降压药的过程中血压突然升高、低血压、低血钾等症状时随时到医院就诊

二、胃　癌

护理评估		护理措施	健康教育
项目	内容		
一般情况	生命体征(体温、脉搏、呼吸、血压、身高、体重)、性别、年龄、职业、婚姻、民族、籍贯、文化程度、医疗费用支付形式、家族史、既往史、吸烟史;疼痛程度、生活习惯及对疾病的认识程度、渴求度等	1. 根据病人情况采取适宜的健康教育方法、制定健康教育内容 2. 标记过敏史 3. 测量生命体征,体温大于37.5℃以上或危重患者每4~6h测量一次;体温较高或波动较大者随时测量 4. 疼痛者根据程度遵医嘱给予止痛药	1. 向患者介绍病室环境,尽快熟悉环境避免患者紧张 2. 讲解住院制度 3. 安全教育 4. 介绍责任护士、主管医生 5. 讲解诊断所要进行的各种检查、治疗以及需要病人如何配合
自理能力	详见自理能力评估表,注意活动、转移、用厕等内容	1. 填写自理能力评估表 2. 协助自理能力不足的患者完成床上洗漱、进食、大小便 3. 协助患者翻身、床上活动	清洁及活动的意义:防止压疮发生,防止长时间卧床导致的身体不适
病因诱因	1. 遗传因素 2. 饮食与环境因素 3. 幽门螺旋杆菌感染 4. 癌前病变	针对病人性格特征及有关社会心理因素,帮助患者调节负性情绪,教会其训练自我控制能力,防止便秘,必要时给予润滑剂	1. 指导患者养成良好的生活习惯,食盐量每日小于6g 2. 在医生指导下服药,切记乱服药 3. 开展卫生宣教,提倡多食富含维生素C的蔬菜水果及营养丰富易消化的食物

续表

护理评估		护理措施	健康教育
项目	内容		
专科体征	1. 吞咽困难 2. 恶心呕吐 3. 呕血黑便 4. 骨转移和其他脏器转移的体征;如头痛、呕吐、腰背部疼痛等	1. 观察呕吐物和大便的量、颜色,给病人心理安慰,营养失调者及时补充营养;出血量多者及时补充血容量 2. 根据呕血黑便的严重程度,做好生命体征的监测,配合医生止血 3. 了解疼痛的程度,给予心理疏导,减轻疼痛症状,必要时遵医嘱给予止痛药	1. 告知患者吞咽困难、恶心时调整饮食,出现呕血黑便时严格禁水禁食,卧床休息 2. 教会病人评价疼痛程度的方法及减轻疼痛的方法 3. 保证病人充足的睡眠
治疗配合	1. 能否及时服药 2. 能否在知道病情后,及时调整心态,及时用药	1. 每日监测生命体征 2. 防寒保暖,防止感冒 3. 按时服药 4. 禁烟酒,忌刺激性饮食,控制情绪勿过于激动 5. 保证病室空气清新,减少陪探视人员	1. 遵医嘱按时服药,告知药物的作用、注意事项 2. 告知休息的重要性 3. 以清淡易消化高蛋白的饮食为主,避免进食刺激性食物,禁烟酒
康复指导	1. 对胃癌的认知程度 2. 目前肿瘤的 TNM 分期 3. 如何配合治疗 4. 知道饮食起居应注意的细节 5. 化放疗期间的注意事项	1. 适当运动 2. 调整饮食 3. 放化疗期间定时检查血细胞分析、以防因白细胞减少而引发感染 4. 良好的心态	1. 建议减少到人员密集的场所 2. 加强家人的支持和关照
出院指导	1. 定时复查 2. 生活起居规律,饮食调整 3. 适量运动 4. 保持良好的心态,控制情绪,有疼痛等转移迹象及时就医	坚持服药,测量血压并做好记录,注意个人卫生	1. 环境:安静适宜光线柔和避免噪音 2. 饮食指导:对能进食者鼓励尽可能进食易消化、营养丰富的流质或半流质饮食 3. 日常活动:根据血压情况合理安排作息和活动 4. 心理指导:保持平和的心

续表

护理评估		护理措施	健康教育
项目	内容		
出院指导			情,避免情绪激动及过度紧张、焦虑;当精神压力较大时设法缓解,如向亲人倾诉等 5. 用药指导:坚持服药,注意药物不良反应,学会自我观察及护理 6. 复查时间和指征:出现呕血黑便、低血钾等症状时随时到医院就诊

介 入 科

一、原发性肝癌

阶段	护理评估		护理措施	健康教育
	项目	内容		
入院	一般情况	身高、体重、年龄、文化程度、职业、心理状态、家庭支持力度、经济状况、饮食习惯、病史、过敏史等	1. 测量生命体征,引领入病室 2. 根据病人情况采取适宜的健康教育方法、制定健康教育内容 3. 标记过敏史 4. 病情危重者,完成专科评估后立即采取救治措施,各项措施到位后再进行一般评估	1. 入院宣教的相关内容 2. 介入治疗的简单介绍,以消除患者的紧张与焦虑 3. 次日晨采集各种标本的注意事项及检查注意事项
	自理能力	详见自理能力评估表,注意活动、转移、用厕等内容	1. 填写自理能力评估表 2. 对自理能力不足的患者,协助完成床上洗漱、进食、大小便、协助患者翻身、床上活动 3. 防跌倒、坠床措施的落实	1. 清洁及活动的意义:防止压疮发生,防止长时间卧床导致的身体不适 2. 床栏、轮椅、推车正确的使用方法 3. 防跌倒、坠床措施的告知与传授

续表

阶段	护理评估		护理措施	健康教育
	项目	内容		
入院	病因诱因	原有基础疾病	1. 视基础疾病采取相关措施 2. 询问相关科室疾病注意事项	以各科疾病教育为主
入院	专科体征	腹痛,多为右上腹,持续性钝痛;肝肿瘤破裂出血时可出现剧痛	1. 卧床休息,避免劳累 2. 严密观察腹痛的性质和程度,严重者通知医生,必要时镇痛 3. 必要时遵医嘱鼻导管吸氧 4. 严密观察生命体征的变化	1. 卧床休息的重要性,告知情绪波动和劳累的原因 2. 吸氧的好处 3. 呼吸频率、血氧饱和度的正常值及观察意义 4. "三高一低"饮食介绍
		消化道症状,如食欲不振、恶心、呕吐、腹胀等	1. 观察呕吐物的量及性质 2. 观察恶心的程度,必要时通知医生,适当应用止吐剂 3. 少量多餐,避免进食易引起腹胀及便秘的食物,如红薯、汽水、豆类等	1. 放松心情,勿紧张及悲观 2. 告知患者将呕吐物吐于广口带盖透明容器内,以便观察 3. 呕吐后注意口腔清洁,卧床休息
		发热,多为低、中度发热	1. 监测体温的变化 2. 超过38.5℃时,通知医生,遵医嘱进行物理降温,如温水擦浴等措施	1. 放松心情,多饮水,多排尿 2. 温水擦浴时的顺序和注意事项 3. 出汗多时注意保暖,以免着凉
术前1天	治疗配合		1. 观察患者的呼吸、心率、血压、血氧饱和度等,出现异常情况,及时与医生取得联系 2. 遵医嘱备齐药物,完成碘过敏试验,抗生素皮试 3. 检查医嘱落实是否全部到位 4. 手术区备皮 5. 锻炼床上排尿	1. 讲解介入手术方式、部位、备皮范围 2. 视天气情况建议患者洗澡,注意保暖 3. 讲解术前禁食水6~8h的目的及意义 4. 练习床上排尿的意义 5. 讲解术前准备的其他内容、目的、注意事项 6. 保护患者,避免磕碰
术日			1. 遵医嘱准确用药(包括剂量、时间、注射部位),建立静脉通路(用留置针,尽量避开手术	1. 建立静脉留置针的目的以及意义 2. 指导放松心情,保护患

276

续表

阶段	护理评估		护理措施	健康教育
	项目	内容		
术日	治疗配合		穿刺处)便于术中用药 2. 更换病号服,核对患者信息,护送入导管室,并双人核对签字 3. 备齐术后用药及抢救用药 4. 手术回病房后指导患者取平卧位 5. 密切观察生命体征变化、消化道症状、腹痛、栓塞后综合征、胸闷及药物应用等情况 6. 检查加压包扎处的松紧度,观察穿刺部位有无渗血、淤血及血肿,检查穿刺侧肢体皮温及足背动脉搏动情况 7. 出现异常情况,及时与医生取得联系 8. 观察患者排尿情况,如不畅可行诱导,必要时遵医嘱导尿 9. 指导进食,如无恶心、呕吐,术后即可进食;督促患者多饮水,约 2000~3000ml 10. 观察大便通畅情况,必要时应用缓泻剂或遵医嘱灌肠	者,避免磕碰 3. 讲解术后平卧位的目的和意义,教会床上活动的要领及注意事项,防止发生下肢静脉血栓 4. 告知患者穿刺侧肢体可能出现的不适症状,一旦出现立即说明 5. 讲解床上排尿的注意事项 6. 讲解所用药品的作用和常见不良反应 7. 讲解多饮水的目的:以利造影剂的排出,减少肾脏并发症 8. 保持大便通畅的重要意义 9. 告知患者进食时注意事项,防止发生呛咳;饮食准备宜清淡易消化;进食时少量多餐,细嚼慢咽。忌油腻、酸辣以及辛辣、陈腐、霉变、油炸食物等致癌物质;宜健脾、和胃之物,如大枣、小米、陈皮、生姜汁等,以及大蒜、胡萝卜、甲鱼、木耳等防癌、抗癌物质
术后1~3天			1. 严密观察介入治疗后并发症的发生 2. 卧床休息 3. 富含纤维素、易消化饮食	1. 指导活动适度 2. 告知患者如有不适及时告知医生护士 3. 对有下肢静脉血栓高危患者,讲解不能挤压、按摩下肢的原因 4. 强调大便通畅的重要性 5. 多饮水

续表

阶段	护理评估		护理措施	健康教育
	项目	内容		
	康复指导	指导	1. 遵医嘱完成治疗计划 2. 定期复查:每次间隔30~40天或视情况而定 3. 必要时住院复查 4. 其他内容同康复指导	出院宣教的相关内容
	出院指导	随访	1. 定期电话随访 2. 了解患者用药情况、有无症状加重或新的症状出现	视情况进行相关内容教育

二、食管狭窄

阶段	护理评估		护理措施	健康教育
	项目	内容		
入院	一般情况	身高、体重、年龄、文化程度、职业、心理状态、家庭支持力度、经济状况、饮食习惯、病史、过敏史等	1. 测量生命体征,引领入病室 2. 根据病人情况采取适宜的健康教育方法、制定健康教育内容 3. 标记过敏史 4. 病情危重者,完成专科评估后立即采取救治措施,各项措施到位后再进行一般评估	1. 入院宣教的相关内容 2. 介入治疗的简单介绍,以消除患者的紧张与焦虑 3. 次日晨采集各种标本的注意事项及检查注意事项
	自理能力	详见自理能力评估表,注意活动、转移、如厕等内容	1. 填写自理能力评估表 2. 对自理能力不足的患者,协助完成床上洗漱、进食、大小便、协助患者翻身、床上活动 3. 防跌倒、坠床措施的落实	1. 清洁及活动的意义:防止压疮发生,防止长时间卧床导致的身体不适 2. 床栏、轮椅、推车正确的使用方法 3. 防跌倒、坠床措施的告知与传授
	病因诱因	恶性肿瘤造成的食管狭窄	1. 视基础疾病采取相关措施 2. 询问相关科室疾病注意事项	以各科疾病教育为主

阶段	护理评估		护理措施	健康教育
	项目	内容		
入院	专科体征	主要表现为吞咽梗噎感、吞咽疼痛、胸骨后闷胀不适、食管内异物感、上腹部疼痛、咽喉部紧缩感,初期症状轻微,易被忽视	1. 注意休息,避免劳累 2. 严密观察疼痛的性质和程度,严重者通知医生,对症处理 3. 必要时遵医嘱鼻导管吸氧 4. 严密观察生命体征的变化	1. 明白休息的重要性 2. 吸氧的好处 3. 呼吸频率、血氧饱和度的正常值及观察意义 4. 随时了解体重的变化
		进行性加重的吞咽困难、疼痛、呕吐、体重减轻、呕血、便血、穿孔症状、锁骨上淋巴结肿大、声音嘶哑、肝肿大等	饮食以流食为主,进食速度宜慢,勿强行吞咽,必要时遵医嘱禁食	1. 放松心情,勿紧张及悲观 2. 遵医嘱补液治疗 3. 加强营养评估
术前1天	治疗配合		1. 观察患者的呼吸、心率、血压、血氧饱和度等,出现异常情况,及时与医生取得联系 2. 遵医嘱备齐术前中后的药物 3. 检查医嘱落实是否全部到位 4. 锻炼憋气,喘气等必要的动作	1. 讲解介入手术方式 2. 视天气情况建议患者洗澡,注意保暖 3. 讲解术前禁食水 6~8h 的目的及意义 4. 讲解术前准备的其他内容、目的、注意事 5. 保护患者,避免磕碰
术日			1. 遵医嘱准确用药(包括剂量、时间、注射部位),建立静脉通路(用留置针,尽量避开手术穿刺处)便于术中用药 2. 更换病号服,核对患者信息,护送入导管室,并双人核对签字	1. 建立静脉留置针的目的以及意义 2. 指导放松心情,保护患者,避免磕碰 3. 告知患者穿刺留置针侧肢体可能出现的不适症状,一旦出现立即说明

阶段	护理评估		护理措施	健康教育
	项目	内容		
术日	治疗配合		3. 备齐术后用药及抢救用药 4. 手术回病房后指导患者取半坐卧位 5. 密切观察生命体征变化、食管、消化道症状、腹痛、胸闷及药物应用等情况 6. 出现呛咳,吞咽困难等异常情况,与医生取得联系,及时处理 7. 观察患者排尿情况,如不畅可行诱导,必要时遵医嘱导尿 8. 指导进食,术后 2h 即可少量饮水,温度适宜;严忌生冷、油炸、过硬、过热的食物 9. 观察大便通畅情况,必要时应用缓泻剂或遵医嘱灌肠	4. 讲解所用药品的作用和常见不良反应 5. 告知患者进食时注意事项,防止发生呛咳;饮食准备宜清淡易消化;进食时少量多餐,细嚼慢咽 6. 术后 3 天可进温热流质饮食,然后改半流食,1 周内过渡到普食,进食应多咀嚼,1 个月内避免大块肉类食物及含大量纤维素食物
术后1~3天			1. 严密观察支架置入治疗后并发症的发生 2. 术后 3 天可进温热流质饮食。然后改半流食,1 周内过渡到普食,进食应多咀嚼 1 个月内避免大块肉类食物及含大量纤维素食物	1. 指导活动适度 2. 告知患者如有不适及时告知医生护士
康复指导	指导		1. 遵医嘱完成治疗计划 2. 定期复查 3. 必要时,住院复查 4. 其他内容同康复指导	出院宣教的相关内容
出院指导	随访		1. 定期电话随访 2. 了解患者用餐情况、有无症状加重或新的症状出现	视情况进行相关内容教育

三、阻塞性黄疸

阶段	护理评估		护理措施	健康教育
	项目	内容		
入院	一般情况	身高、体重、年龄、文化程度、职业、心理状态、家庭支持力度、经济状况、饮食习惯、病史、过敏史等	1. 测量生命体征,引领入病室 2. 根据病人情况采取适宜的健康教育方法、制定健康教育内容 3. 标记过敏史 4. 病情危重者,完成专科评估后立即采取救治措施,各项措施到位后再进行一般评估	1. 入院宣教的相关内容 2. 介入治疗的简单介绍,以消除患者的紧张与焦虑 3. 次日晨采集各种标本的注意事项及检查注意事项
	自理能力	详见自理能力评估表,注意活动、转移、如厕等内容	1. 填写自理能力评估表并标识 2. 对自理能力不足的患者协助完成床上洗漱、进食、大小便、协助患者翻身、床上活动 3. 防跌倒、坠床措施的落实	1. 清洁及活动的意义:防止压疮发生,防止长时间卧床导致的身体不适 2. 床栏、轮椅、推车正确的使用方法 3. 防跌倒、坠床措施的告知与传授
	病因诱因	原有基础疾病	1. 视基础疾病采取相关措施 2. 询问相关科室疾病注意事项	以各科疾病教育为主
	专科体征	1. 巩膜和皮肤发黄,早期呈金黄色,中期呈黄绿色,晚期呈绿褐色甚至近于黑色 2. 小便浓茶样 3. 大便灰白色或呈白陶土样 4. 皮肤瘙痒 5. 肝功能检查首先以直接胆红素升高为主	1. 卧床休息,避免劳累 2. 严密观察腹痛的性质和程度,严重者通知医生,必要时镇痛 3. 必要时遵医嘱鼻导管吸氧 4. 严密观察生命体征的变化 5. 观察皮肤颜色,大小便颜色的变化 6. 定期复查肝功能	1. 卧床休息的重要性,告知情绪波动和劳累的原因 2. 吸氧的好处 3. 呼吸频率、血氧饱和度的正常值及观察意义 4. "三高一低"饮食介绍 5. 皮肤黏膜、大小便颜色的变化与病情的关系 6. 患者知道复查肝功能的重要性

续表

阶段	护理评估		护理措施	健康教育
	项目	内容		
入院	专科体征	6. 肝脏常有肿大,其质地较硬,压痛不明显 7. 后期可出现脾肿大和腹腔积液等门脉高压表现		
		食欲不振、恶心、呕吐、腹胀等	1. 观察呕吐物的量及性质 2. 观察恶心的程度,必要时通知医生,适当应用止吐剂 3. 少量多餐,避免进食易引起腹胀及便秘的食物,如红薯、汽水、豆类等	1. 放松心情,勿紧张及悲观 2. 告知患者将呕吐物吐于广口带盖透明容器内,以便观察 3. 呕吐后注意口腔清洁,卧床休息
		或伴有寒战,高热等	1. 监测体温的变化 2. 超过38.5℃时,通知医生,遵医嘱进行物理降温,如温水擦浴等措施	1. 放松心情,多饮水,多排尿 2. 温水擦浴时的顺序和注意事项 3. 出汗多时注意保暖,以免着凉
术前1天			1. 观察患者的呼吸、心率、血压、血氧饱和度等,出现异常情况,及时与医生取得联系 2. 遵医嘱备齐术前,术中,术后药物,完成碘过敏试验,抗生素皮试 3. 检查医嘱落实是否全部到位 4. 手术区必要时备皮(体毛较重者) 5. 锻炼憋气,呼气等动作	1. 讲解介入手术方式、部位、备皮范围 2. 视天气情况建议患者洗澡,注意保暖 3. 讲解术前禁食水6~8h的目的及意义 4. 讲解术前准备的其他内容、目的、注意事项 5. 保护患者,避免磕碰
术日	治疗配合		1. 遵医嘱准确用药(包括剂量、时间、注射部位),建立静脉通路(用留置针,尽量避开手术穿刺处)便于术中用药	1. 建立静脉留置针的目的以及意义 2. 指导放松心情,保护患者,避免磕碰 3. 讲解术后平卧位或

阶段	护理评估		护理措施	健康教育
	项目	内容		
术日	治疗配合		2. 更换病号服,核对患者信息,护送入导管室,并双人核对签字 3. 备齐术后用药及抢救用药 4. 手术回病房后指导患者取平卧位 5. 密切观察生命体征变化、引流管的保护,避免脱出 6. 观察穿刺部位有无渗血,敷料要保持干燥,如有异常及时更换 7. 出现异常情况,及时与医生取得联系 8. 观察患者排尿情况,如不畅可行诱导,必要时遵医嘱导尿 9. 指导进食,如无恶心、呕吐,术后即可进食 10. 观察大便通畅情况,必要时应用缓泻剂或遵医嘱灌肠	半坐卧位的目的和意义 4. 教会床上活动的要领及注意事项,防止引流管脱出的发生 5. 注意保持引流管通畅,勿折、拖、拉等,观察引流液的量,色,定期更换引流袋 6. 讲解所用药品的作用和常见不良反应 7. 讲解饮水的目的:以利造影剂的排出,减少肾脏并发症 8. 保持大便通畅的重要意义 9. 告知患者进食时注意事项,防止发生呛咳;饮食准备宜清淡易消化;进食时少量多餐,细嚼慢咽。忌油腻、酸辣以及辛辣、陈腐、霉变、油炸食物等致癌物质;宜健脾、和胃之物,如大枣、小米、陈皮、生姜汁等,以及大蒜、胡萝卜、甲鱼、木耳等防癌、抗癌物质
术后1~3天			1. 严密观察介入治疗后(PTCD)并发症的发生 2. 卧床休息 3. 富含纤维素、易消化饮食	1. 指导活动适度 2. 告知患者如有不适及时告知医生护士 3. 对发生寒战患者,讲解发生原因,使其勿紧张 4. 强调大便通畅的重要性 5. 多饮水

续表

阶段	护理评估		护理措施	健康教育
	项目	内容		
康复指导	指导		1. 遵医嘱完成治疗计划 2. 定期复查 3. 必要时住院复查 4. 其他内容同康复指导	出院宣教的相关内容
出院指导	随访		1. 定期电话随访 2. 了解患者用药情况、有无症状加重或新的症状出现	视情况进行相关内容教育

康 复 科

脑 卒 中

护理评估		护理措施	健康教育
项目	内容		
一般情况	身高、体重、年龄、文化程度、职业、心理状态、家庭支持力度、经济状况、饮食习惯、病史、过敏史等	1. 根据病人情况采取适宜的健康教育方法、制定健康教育内容 2. 标记过敏史 3. 病室要清洁,安静,光线柔和,空气新鲜	1. 入院宣教 2. 疾病简单介绍,以消除患者及家属的紧张与焦虑 3. 次日晨采集各种标本的注意事项及检查注意事项
自理能力	评估自理能力,注意活动、转移、用厕等内容	1. 填写自理能力评估表 2. 指导并协助患者完成床上洗漱、进食、大小便 3. 指导并协助患者翻身、床上活动	1. 清洁及活动的意义:防止压疮发生,防止长时间卧床导致的身体不适,防跌倒告知 2. 指导提高日常生活能力的方法
病因诱因	原有基础疾病如高血压、糖尿病、房颤、高血脂等	1. 基础疾病采取相关措施 2. 通过控制饮食,规律服药,降低危险因素	1. 疾病健康教育;饮食、用药指导,避免不良生活方式 2. 生活有规律,睡眠充足,适当运动,劳逸结合,保持大便通畅

护理评估		护理措施	健康教育
项目	内容		
专科体征	偏瘫 偏侧感觉障碍	1. 观察瘫痪肢体情况 2. 注意保暖,防止受凉;感觉障碍者注意防止烫伤	1. 合理佩戴支具,并做好佩戴指导 2. 指导病人及家属进行自我护理
治疗配合	药物治疗	1. 遵医嘱准确用药(包括剂量、时间、注射部位) 2. 观察注射部位有无淤青及硬结 3. 密切观察药物疗效及反应	1. 治疗的目的以及意义 2. 按时服药,进行口服药指导 3. 坚持完成治疗计划的重要性
康复指导	康复训练	1. 根据病情制定相应的康复计划 2. 床上移动翻身→坐位→坐位平衡→双膝立位平衡→单膝立位平衡→坐到站→站立平衡→步行→上下楼梯;在康复训练过程中,应强调的是重建正常运动模式,其次才是加强软弱肌力训练;训练中应包含患侧恢复和健侧代偿	1. 指导患者主动参与康复及康复训练贯彻始终的思想 2. 自我训练指导:应对患者、家属及陪护进行基本的康复知识和训练技能指导 3. 指导:良肢位的摆放、床轮椅转移、偏瘫体操、各关节被动活动
出院指导	指导	1. 遵医嘱完成治疗计划 2. 按计划进行家庭康复 3. 必要时住院复查	出院宣教
	随访	1. 定期电话随访 2. 了解患者用药、有无症状加重或新的症状出现 3. 询问患者原有不良习惯是否改正 4. 家庭康复实施情况	视情况进行相关内容教育

感 染 科

病毒性肝炎

护理评估		护理措施	健康教育
项目	内容		
一般情况	身高、体重、年龄、文化程度、职业、心理状态、家庭支持、经济状况、饮食习惯、病史、过敏史等	1. 根据病人情况采取适宜的健康教育方法,制定健康教育内容 2. 标记过敏史	1. 完成入院宣教的相关内容 2. 疾病知识简单介绍,消除患者的紧张与焦虑 3. 次日晨采集各种标本的注意事项及检查注意事项
自理能力	详见自理能力评估表,注意活动、转移、用厕等内容	1. 填写自理能力评估表 2. 根据评估结果完成生活护理	1. 告知清洁及活动的意义 2. 防止长时间卧床导致的身体不适或压疮
病因诱因	原有基础病	1. 基础疾病采取相关措施 2. 询问相关科室疾病注意事项	以各科疾病教育为主
专科体征	活动无耐力	1. 休息与活动:应卧床休息,减轻肝脏负担,利于肝细胞修复 2. 心理指导:消除紧张及焦虑情绪 3. 生活护理	1. 告知卧床休息的重要性 2. 心理疏导,鼓励患者保持豁达心情
	营养失调	1. 进食清淡易消化饮食 2. 适当增加蛋白质摄入,优质蛋白为主 3. 少量多餐,避免进食刺激性食物	详细介绍饮食要求并督促落实
	黄疸	中重度患者因胆盐沉积刺激皮肤末梢神经引起皮肤瘙痒,避免抓挠,必要时温水擦浴	1. 指导穿衣:选择宽松,舒适,棉质衣物 2. 告知避免抓挠的重要性,告知缓解的方法

续表

护理评估		护理措施	健康教育
项目	内容		
专科体征	潜在并发症:出血	1. 观察患者皮肤黏膜色泽及大便的颜色及性状 2. 若牙龈出血,应用软毛牙刷	1. 消除恐惧心理 2. 切忌剔牙
	潜在并发症:感染	1. 行干扰素治疗时,定期检测血小板及白细胞变化 2. 注意体温、脉搏、血压、呼吸、意识、瞳孔的变化	1. 使用干扰素的作用及定期检测血常规的意义和作用 2. 监测生命体征的重要性
治疗配合		1. 预防出血:使用止血药物,必要时遵医嘱输入新鲜血浆或凝血因子复合物,观察输血后反应 2. 遵医嘱备齐药物,保肝对症支持治疗 3. 保持液路通畅,防止药液外渗 4. 使用干扰素的患者,出现体温偏高等上呼吸道感染症状时,监测白细胞变化 5. 卧床休息,避免劳累,清淡饮食,少量多餐 6. 给予退黄药物时观察效果 7. 出现异常情况及时与医生联系	1. 保持静脉通路,防止外渗 2. 指导患者及家属观察各种出血征象 3. 保护患者,注意休息 4. 合理饮食
康复指导	心理指导	消除患者紧张焦虑情绪;向患者及家属讲解疾病相关知识	介绍疾病相关知识的重要性
	隔离指导	患者排泄物、分泌物及污染物具有传染性,应专人专用,定期消毒	隔离的意义
	饮食指导	保证足够的热量、维生素和蛋白质,少量多餐,不可过饱	饮食的重要性

续表

护理评估		护理措施	健康教育
项目	内容		
康复指导	劳逸指导	卧床休息可增加肝脏供血量,促进肝细胞修复再生,恢复期可适当看书或室内活动,以不感到劳累为宜	卧床休息的重要性
出院指导		1. 急性肝炎患者出院休息 1~3 个月,恢复工作后应定期复查 2. 慢性肝炎者可从事力所能及的轻工作,避免重体力劳动;肝功能正常 3 个月以上者可恢复原来的工作 3. 出院后遵医嘱定期复查肝功能,有症状者随时检查肝功能及病原学检查 4. 若出现胃部不适、呕血、黑便或皮肤出血点、定向力减退、行为异常等肝性脑病的先兆,应及时就诊	出院宣教相关内容

核 医 学 科

甲状腺机能亢进症

护理评估		护理措施	健康教育
项目	内容		
一般情况	身高、体重、年龄、文化程度、职业、心理状态、家庭支持力度、经济状况、饮食习惯、病史、过敏史等	1. 根据病人情况采取适宜的健康教育方法、制定健康教育内容 2. 标记过敏史	1. 入院宣教的相关内容 2. 疾病简单介绍,以消除患者的紧张与焦虑 3. 当日晨采集各种标本的注意事项及检查注意事项

续表

护理评估		护理措施	健康教育
项目	内容		
自理能力	详见自理能力评估表,注意活动、转移、用厕等内容	1. 生活自理的患者给予督促完成生活护理 2. 生活不能完全自理的患者给予协助完成	1. 清洁及活动的意义:防止压疮发生,防止长时间卧床导致的身体不适 2. 防止坠床的发生,告知床栏的使用,并加强巡视病房
病因诱因	与遗传、自身免疫、环境因素有关	根据诱因采取相关措施	根据疾病原因给予相关健康教育
专科体征	心动过速	1. 卧床休息,禁止重体力劳动 2. 指导患者遵医嘱服药,及时询问有无不适,并按顿提醒患者服药,重点核对药物名称、剂量、服用方法 3. 密切观察生命体征变化,根据心率调整药量	1. 卧床休息的重要性 2. 告知患者遵医嘱服药的重要性 3. 心率的正常值及观察意义
	肝功能损害	1. 停止口服抗甲状腺药物治疗 2. 检查肝功能,了解肝功能损害的程度 3. 指导患者遵医嘱服保肝药物,及时询问有无不适,并按顿提醒患者服药,重点核对药物名称、剂量、服用方法	1. 告知停服抗甲状腺药物治疗的重要性 2. 告知检验肝功能的意义和重要性 3. 告知患者遵医嘱服药的重要性
	粒细胞减少	1. 停止口服抗甲状腺药物治疗 2. 检查血细胞分析,了解粒细胞减少的程度 3. 指导患者遵医嘱服用升白细胞的药物,及时询问有无不适,并按顿提醒患者服药,重点核对药物名称、剂量、服用方法	1. 告知停服抗甲状腺药物治疗的重要性 2. 告知血常规检查的意义和重要性 3. 告知患者遵医嘱服药的重要性

续表

护理评估		护理措施	健康教育
项目	内容		
专科体征	周期性麻痹	1. 采集血标本检查电解质变化,了解血钾降低的程度 2. 根据检验结果给予口服补钾药物,严重者可在服 ^{131} 碘治疗前给予静脉补钾	1. 告知检验的意义和重要性 2. 告知患者遵医嘱服药的重要性
治疗配合	口服 ^{131} 碘治疗	1. 根据摄碘率和甲状腺扫描结果定服 ^{131} 碘剂量 2. 密切观察患者生命体征,如有异常及时通知医师 3. 定时巡视病房,询问患者病情 4. 告知患者低碘饮食的内容 5. 督促患者按时服药 6. 为服 ^{131} 碘治疗后的无家属患者采买生活用品 7. 如发生甲亢危象,应及时通知医师,并配合医师进行抢救	1. 治疗的目的以及意义 2. 指导患者及家属观察生命体征变化 3. 保护患者,避免坠床 4. 低碘饮食的意义,纠正患者原有的饮食习惯 5. 告知患者放射性废物处理的重要性 6. 坚持完成治疗计划的重要性
	控制心率治疗	1. 遵医嘱治疗前查心电图 2. 密切观察心率变化,根据结果调整用药量 3. 卧床休息,禁止重体力劳动 4. 出现异常情况,及时与医生取得联系	1. 治疗的目的以及意义 2. 指导患者及家属观察生命体征变化 3. 卧床休息的重要性 4. 坚持完成治疗计划的重要性
	升白细胞治疗	1. 遵医嘱观察血细胞分析结果,根据结果调整用药剂量 2. 出现异常情况及时与医生取得联系 3. 督促患者按医嘱服药	1. 治疗的目的以及意义 2. 坚持完成治疗计划的重要性
	保肝治疗	1. 遵医嘱观察患者肝功能结果,根据结果调整用药的量	1. 治疗的目的以及意义 2. 坚持完成治疗计划的重要性

续表

护理评估		护理措施	健康教育
项目	内容		
治疗配合		2. 出现异常情况及时与医生取得联系 3. 督促患者按医嘱服药	
	升钾治疗	1. 密切观察患者血钾情况,根据结果给予补钾治疗,一般口服补钾,严重者可在服 ^{131} 碘治疗前配合静脉补钾 2. 密切观察患者病情,避免患者发生严重周期性麻痹时摔伤 3. 告知患者定期复查血钾	1. 治疗的目的以及意义 2. 坚持完成治疗计划的重要性
康复指导		1. 服 ^{131} 碘治疗后休息1个月,1周内需卧床休息,避免体力劳动 2. 纠正不良的生活习惯 3. 注意低碘饮食 4. 自我观察心率,根据心率快慢调整药量 5. 遵医嘱服药,一般患者3个月后复查甲状腺功能,如有甲亢合并粒细胞减少、甲亢合并肝损害或甲亢合并周期性麻痹,应告知患者正确的用药方法、时间、剂量;确切的肝功、血细胞分析和电解质复查时间和注意事项 6. 教会患者放射性排泄物的自我管理,与正常成人隔离5天,孕妇与婴幼儿隔离1个月 7. 坚持完成治疗计划并定期复诊,不适随诊	

续表

护理评估		护理措施	健康教育
项目	内容		
出院指导	指导	1. 遵医嘱完成治疗计划 2. 定期复查:服 ^{131} 碘后 3 个月复查,如有甲亢合并粒细胞减少、甲亢合并肝损害或甲亢合并周期性麻痹,应告知患者正确的用药方法、时间、剂量;确切的肝功、血细胞分析和电解质复查时间和注意事项 3. 其他内容同康复指导	出院宣教的相关内容
	随访	1. 定期电话随访 2. 了解患者用药情况、有无症状加重或新的症状出现 3. 询问患者原有不良习惯是否改正	视情况进行相关内容教育

附录　山西医科大学第一医院住院患者基础护理等级评估表（自理能力评估表）

科室		床号	姓名　　　　性别　　　　诊断			
序号	项目	评分	标准	评估日期(日 / 月)		
1	大便	0	失禁或昏迷			
		5	偶有失禁			
		10	控制			
2	小便	0	失禁或昏迷或导尿			
		5	偶有失禁(24 小时 <1 次)			
		10	控制			
3	修饰	0	需要帮助			
		5	自理(洗脸　梳头　刷牙　剃须)			
4	用厕	0	依赖他人			
		5	需要部分帮助			
		10	自理(去和离开厕所　使用厕所　穿脱裤子)			
5	进食	0	较大或完全依赖			
		5	需要部分帮助			
		10	完全自理(能进各种食物,但不包括取饭、做饭)			
6	转移	0	完全依赖他人,无座位平衡			
		5	需要大量帮助(1 或 2 人,需身体帮助);能坐			
		10	需少量帮助(言语或身体帮助)			
		15	自理			

续表

序号	项目	评分	标准	评估日期(日/月)			
7	活动	0	不能步行				
		5	在轮椅上能独立行动				
		10	需1人帮助步行(言语或身体帮助)				
		15	独立步行(可用辅助器,在病房及附近)				
8	穿衣	0	依赖他人				
		5	需要一半帮助				
		10	自理(自己系纽扣,开关拉链或穿鞋)				
9	上下楼梯	0	不能				
		5	需要帮助(言语、身体、手杖帮助)				
		10	独立上下楼梯				
10	洗澡	0	依赖				
		5	自理(无指导能进出浴池并自理洗澡)				
总评分							
评定等级							
评估人							
责任组长							

备注:

1. 护士应将患者病情与量表相结合评定基础护理等级。

2. 评估时间:患者入院或发生病情、生理状况、自理能力发生变化时。

3. 评定标准:

A:0~20分,极严重功能缺陷,生活完全需要依赖

B:25~45分,严重功能缺陷,生活需要很大帮助

C:50~70分,中度功能缺陷,生活需要帮助

D:75~95分,轻度功能缺陷,生活基本自理

E:100分,生活完全自理

参 考 文 献

1. 曹伟新 . 外科护理学 [M]. 第 4 版 . 北京 : 人民卫生出版社 , 2006

2. 尤黎明 . 内科护理学 [M]. 第 4 版 . 北京 : 人民卫生出版社 , 2006

3. 郑修霞 . 妇产科护理学 [M]. 第 4 版 . 北京 : 人民卫生出版社 , 2006

4. 崔焱 . 儿科护理学 [M]. 第 4 版 . 北京 : 人民卫生出版社 , 2006

5. 姜安丽 . 新编护理学基础 [M]. 北京 : 人民卫生出版社 , 2006

6. 王斌全 . 急救护理学 [M]. 北京 : 人民卫生出版社 , 2007

7. 席淑新 . 眼耳鼻咽喉口腔科护理学 [M]. 第 2 版 . 北京 : 人民卫生出版社 , 2008

8. 化前珍 . 老年护理学 [M]. 北京 : 人民卫生出版社 , 2010

9. 王斌全 . 护理实训指南 [M]. 北京 : 人民卫生出版社 , 2009

10. 王宝珠 . 临床护理告知程序 [M]. 第 2 版 . 北京 : 人民卫生出版社 , 2013